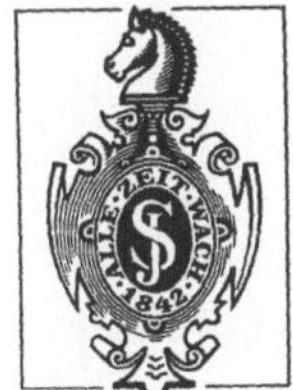

Rolf Marquardt Michael A. Lemp (Hrsg.)

Das trockene Auge in Klinik und Praxis

Mit 89 zum großen Teil farbigen Abbildungen

Springer-Verlag
Berlin Heidelberg New York
London Paris Tokyo
Hong Kong Barcelona
Budapest

Professor Dr. med. R. Marquardt
Baldingerweg 8
W-7900 Ulm, Bundesrepublik Deutschland

Professor Dr. med. M.A. Lemp
Georgetown University Medical Center
Center for Sight
Department of Ophthalmology
3800 Reservoir Road, NW
Washington, DC 20007, USA

ISBN-13:978-3-540-53307-8

Die Deutsche Bibliothek — CIP-Einheitsaufnahme
Das trockene Auge in Klinik und Praxis/Rolf Marquardt;
Michael A. Lemp (Hrsg.). — Berlin; Heidelberg; New York;
London; Paris; Tokyo; Hong Kong; Barcelona; Budapest:
Springer, 1991
  ISBN-13:978-3-540-53307-8   e-ISBN-13:978-3-642-76181-2
  DOI: 10.1007/978-3-642-76181-2

NE: Marquardt, Rolf [Hrsg.]

Satz: Satz & Druck Storch, Wiesentheid
25/3130-543210 — Gedruckt auf säurefreiem Papier

Vorwort

Über Pathophysologie, Diagnostik und Therapie des trockenen Auges, ein Krankheitsbild der Ophthalmologie, das zu schwerwiegenden Komplikationen unseres Sehorganes führen kann und über das wir erst seit den letzten 40 Jahren genaueres wissen, herrscht vielfach noch Unklarheit. Zwar liegt eine Vielzahl von Publikationen über interessante und wichtige Teilergebnisse zu dieser Problematik vor, es fehlt aber bislang ein Textbuch für den praktizierenden Augenarzt, das ihm die notwendigen Richtlinien für die Diagnostik und Therapie dieses Krankheitsbildes vermittelt. Um diese Lücke zu schließen, gelang es, auf diesem Gebiet führende Wissenschaftler zu gewinnen. Dies war nur möglich durch die großzügige Unterstützung der Firma Dr. Mann-Pharma, Berlin, der unser besonderer Dank gilt. Erst mit deren Hilfe ermöglichten wiederholte fachliche Kontakte zwischen allen Koautoren eine umfassende Beschreibung dieses Krankheitsbildes.

Ulm/Washington, April 1991   R. Marquardt
                                                              M. A. Lemp

Inhaltsverzeichnis

Kapitel 4
**Grundlagen und Klassifizierung von Funktionsstörungen
des trockenen Auges**
Michael A. Lemp. Mit 13 Abbildungen und 2 Tabellen 101

Kapitel 5
Diagnostische Methoden
Mogens S. Norn. Mit 23 Abbildungen und 1 Tabelle 133

Kapitel 6
Therapie des trockenen Auges
Rolf Marquardt. Mit 6 Abbildungen und 7 Tabellen 189

Kapitel 7
Zur Problematik des trockenen Auges beim Kontaktlinsenträger

Mitarbeiterverzeichnis

Dartt, Darlene A., Professor Dr., Eye Research Institute
of Retina Foundation, 20 Stanford Street, Boston, MA 02114, USA

Lemp, Michael A., Professor Dr., Georgetown University Medical Center
for Sight, Department of Ophthalmology, 3800 Reservoir Road, NW,
Washington, DC 20007, USA

Lütjen-Drecoll, Elke, Professor Dr., Anatomisches Institut II,
Krankenhausstr. 9, W-7900 Ulm, Bundesrepublik Deutschland

Marquardt, Rolf, Professor Dr., em. Ordinarius für Augenheilkunde
der Universität Ulm, Baldingerweg 8, W-7900 Ulm,
Bundesrepublik Deutschland

Murube del Castillo, Juan, Professor Dr., Hospital „Ramón y Cajal",
Department of Ophthalmology, Apatado 37, Madrid 34, Spanien

Norn, Mogens, Professor Dr., Klovervej 15, 3600 Frederikssund, Dänemark

Rohen, Johannes W., Professor Dr. Dr. h.c., Anatomisches Institut II,
Krankenhausstr. 9, W-8520 Erlangen, Bundesrepublik Deutschland

Roth, Hans-Walter, Institut für Medizinische Kontaktoptik, Im Grund 73,
W-7900 Ulm, Bundesrepublik Deutschland

Einleitung

Eine ausreichende und gleichmäßige Befeuchtung unserer Augen ist für ein beschwerdefreies Sehen unerläßlich. Voraussetzung dafür sind eine ausreichende und normale Zusammensetzung unserer Tränenflüssigkeit, ein normaler Lidschluß und ein regelmäßiges Blinken, wodurch immer wieder eine neue präkorneale Tränenschicht aufgebaut und gereinigt sowie unser Sehorgan vor Austrocknung bewahrt wird. Für diese im übertragenen Sinne zu nennende „Scheibenwaschanlage" unserer Augen ist die Zusammensetzung und das Volumen der Tränenflüssigkeit von besonderer Bedeutung.

Die präkorneale Tränenflüssigkeit, die einen komplizierten Aufbau aus einer inneren mukösen und äußeren fettigen Schicht hat, zwischen denen die wäßrige Schicht liegt, welche den größten Anteil der Tränenflüssigkeit ausmacht, ist keinesfalls ein stabiles, sondern vielmehr ein labiles System, das rasch durch eine Vielzahl von Störfaktoren aus dem Gleichgewicht gebracht werden kann. Die Ursachen hierzu sind vielartig und reichen von anlagebedingten über erworbene wie Lidschlußinsuffizienz, chemische, medikamentöse, allergische, chronisch entzündliche, systemische bis zu umweltbedingten Störungen. Was letztere anbetrifft, so führt die zunehmende Chemisierung unserer Umwelt mit ihren manigfaltigen Schadstoffen insbesondere an unserem Sehorgan, das durch eine reich vaskularisierte Bindehaut einen besonders engen Kontakt zur Umwelt hat, immer häufiger zu krankhaften Reaktionen. Die Folgen sind Bindehautreizungen mit Trockenheitsgefühl, Brennen, Reiben und Sandkorngefühl. Diese Störungen ändern Menge und Zusammensetzung der Tränenflüssigkeit und führen, wenn sie längere Zeit auf unser Sehorgan einwirken, zu strukturellen Veränderungen an Binde- und Hornhaut, dem Krankheitsbild des trockenen Auges. Die starke Zunahme daran Erkrankter hat in den letzten Jahrzehnten Wissenschaftler und Augenärzte herausgefordert, nicht zuletzt weil dieses für den Betroffenen lästige Leiden in schweren und schwersten Fällen zu erheblicher Beeinträchtigung der Sehfunktion führen kann.

Das trockene Auge hat insbesondere in den letzten 20 Jahren in allen Kulturstaaten an Häufigkeit so zugenommen, daß heute etwa jeder 5. Patient, der einen Augenarzt aufsucht, davon betroffen ist.

Als therapeutische Maßnahmen kommen in erster Linie, sofern möglich, die Behandlung des Grundleidens in Frage. Als nächstes müssen Störfaktoren wie exogene Reizstoffe, zu geringe Luftfeuchtigkeit, Brechungsfehler oder eine gestörte beidäugige Zusammenarbeit eliminiert werden. Die medikamentöse Therapie beinhaltet Pharmaka, welche die Tränensekretion anregen, eine Therapiemaßnahme, die nur sinnvoll ist, wenn noch genügend funktionsfähiges Tränengewebe vorhanden ist, oder aber die Substitution des pathologischen oder insuffizienten Tränenfilms. Hierzu stehen visköse Tränenersatzmittel oder Augengele zur Verfügung. Darüber hinausgehende Maßnahmen sind der passagere oder endgültige Verschluß der tränenabführenden Wege, in schweren Fällen ein Schutz der Augen durch feuchte Kammer.

Leider wird dieses Krankheitsbild häufig als infektiöse, allergische oder reizbedingte Bindehautentzündung fehlgedeutet. Folge dieser Fehldiagnose ist nur zu häufig eine falsche Behandlung mit Augentropfen gegen Bindehautentzündungen, die vasokonstriktorische Stoffe enthalten und damit das Krankheitsbild noch verstärken, bzw. mit Antibiotika oder Kortikoiden, die hierzu weitgehend wirkungslos sind.

Um Wissenslücken zu schließen wurde dieses Buch von Augenärzten und Wissenschaftlern geschrieben, die sich seit Jahren mit der Physiologie, Pathophysiologie, Diagnostik und Therapie dieses Krankheitsbildes befassen und internationales Ansehen genießen. Es ist für den Augenarzt verfaßt, der in seiner ärztlichen Tätigkeit mit dieser Problematik konfrontiert ist.

Kapitel 1

Das trockene Auge: Geschichte und Entdeckung. Ursachen des Syndroms

Juan Murube del Castillo

1 Die historische Entwicklung des Tränensystems und seine Funktion

Vor 360 Millionen Jahren entwickelten sich die Crosopterygian-Fische wegen des ökologischen Druckes durch andere Tiere oder wegen drastischer klimatischer Veränderungen in ihrem Lebensraum zu Amphibien. Zu den zahlreichen Veränderungen, die diese Tiere durchliefen, gehört auch die Ausbildung eines Tränenapparats. Dieser entwickelte sich bei den verschiedenen auf dem Land lebenden Spezies auf unterschiedliche Weise, hatte aber immer die Funktion, das Auge feucht zu halten und ein trockenes Auge zu verhindern.

Im Laufe der menschlichen Evolution hat sich der Tränenapparat nur sehr wenig geändert. Die wichtigste Entwicklung in vorgeschichtlicher Zeit war das „psychische Weinen". Man könnte es auch „hilfesuchenden Tränenfluß" nennen, wenn es von Angst, Einsamkeit oder Verzweiflung ausgelöst wird. Darwin (1) stellte die Hypothese auf, daß das Weinen durch Ausdrücken der Tränendrüsen verursacht würde. Montagu (2) glaubte, daß es sich ursprünglich um reflektorisches Weinen handele, um beim Schluchzen den Nasenrachenraum feucht zu halten. Garcia de la Torre (3) sah den Tränenfluß als charakteristisches Zeichen einer nervösen Anspannung. Frey et al. (4) waren der Meinung, mit dem Tränenfluß würden einige durch Gefühlsregung entstandene biologische Produkte ausgeschieden. Später kam noch der „unterstützende Tränenfluß" dazu, der erhabenere Gefühle wie Liebe, ästhetisches Empfinden, Rührung, Mystizismus begleitete. Davon abgesehen gab es auch die Hypothese (5), daß gegensächliche Ursachen wie z.B. das Zähnezeigen, das Angriff oder Lachen bedeuten kann, auch für die Auslösung des Tränenflusses in Frage kommen.

Aus vorgeschichtlicher Zeit datiert unser erstes Wissen über die Dacryologie und sehr bald gab es auch einen Namen dafür. In den indogermanischen Sprachen scheinen die verschiedenen Worte für „Tränen", wie dies der nachfolgenden Zusammenstellung zu entnehmen ist, denselben Ursprung zu haben, nämlich Dakru.

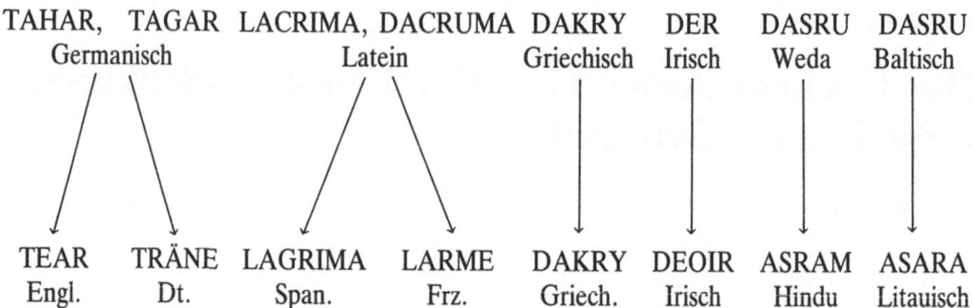

Nach Bopp (6) wird das Wort dakru aus „dans" (beißen) und der Nachsilbe „-ru" gebildet. Pokorny (7) schlägt die Vorsilbe „d-" und „akru" (scharf/ätzend, Salzlösung) vor. Ich vertrete eine dritte Hypothese, die besagt, daß dakru eine Kombination aus „udar" (fließendes Wasser) und „oku" (Auge) ist (5, 8). Diese Hypothese wird bestätigt, wenn man andere Sprachen betrachtet. Zum Beispiel Mandarin: yen-lei (Auge-Wasser); Koreanisch: nun-mul (Auge-Wasser); Indonesisch: air-mata (Wasser-Auge); Madegassisch: ranu-masu (Wasser-Auge); Ibo (Nigeria): anya-miri (Auge-Wasser); Nahuatl: ixayotl (Gesichts-Wasser).

Die Vorstellung vom Tränen war immer mit dem Bild verbunden, daß Tropfen aus dem Auge fallen, weshalb man stets von den Tränen sprach, als handle es sich um mehrere eigenständige Partikel. Ich denke, es ist an der Zeit, im Singular von der Träne zu sprechen, wie es auch beim Speichel oder Urin der Fall ist.

1500 vor Christus (Ebers Papyrus) (9) glaubten die Ägypter, daß Tränen aus dem Herzen kämen. Hippokrates (4.–5. Jh. v. Chr.) war der Meinung, sie würden vom Gehirn gebildet (10), während Plato (11) annahm, sie seien eine Mischung aus der natürlichen Feuchtigkeit des Auges und dem „Sehfeuer". Galen (12) entdeckte die Tränenpünktchen und sprach ihnen eine doppelte Funktion zu: die Ableitung der Tränen in die Nase und Einleitung in die Augen durch eine obere und eine untere Drüse. Mit dem Einzug der arabischen Kultur in den folgenden Jahrhunderten gingen die Vorstellungen über die Tränendrüse verloren und die Araber meinten, die Tränen kämen aus den Venen der Stirn und der Schläfen oder aus dem Gehirn (13, 14). Selbst in der Neuzeit gab es immer noch Diskussionen darüber, ob die Tränen im Gehirn produziert und durch die Lamina cribrosa (15) oder die Nerven (16) in den Bindehautsack gelangen oder ob sie sogar direkt aus der Bindehaut entstehen könnten (17). Als jedoch Steno (18) die Ausführungsgänge der Tränendrüse und die Haupttränendrüsen beschrieb, stand fest, daß die Tränen dort entstehen. Im 19. Jahrhundert wurden dann die akzessorischen Tränendrüsen entdeckt (19–26). Die Existenz weiterer Bestandteile der Tränenflüssigkeit erkannte man durch die Entdeckung der Meibom- (15, 27), Zeis- (28), Moll- (20, 29) und muzinbildenden Drüsen (30, 31, 32). Obwohl das reflektorische und psychische Weinen seit Anbeginn der Menschheit bekannt waren, blieb die Basislakrimation bis vor kurzem unbekannt. In der Vergangenheit wurde angenommen, daß sich die äußere Oberfläche des Auges selbst befeuchtet [Aristoteles,

4. Jh. v. Chr. (33)]. Die Möglichkeit, daß die Sekretion aus der Konjunktiva kommen könnte, wurde dann im 17. und 18. Jahrhundert (17, 34, 35) erwogen; daß die Basissekretion aus der Haupttränendrüse und den akzessorischen Tränendrüsen stammt, erkannte man erst im 19. Jahrhundert (32, 36).

2 Der Begriff des trockenen Auges

Der primitive Mensch litt oft unter den verschiedensten Krankheiten. Die häufigsten waren Nervenkrankheiten, Wunden, Knochenbrüche, Dermatosen, Darmparasiten, Bronchitis, gynäkologische Infektionen und Entzündungen der Augen. Letztere nannten die Griechen Ophthalmie. Traten diese in Verbindung mit Trockenheit auf, sprach man von Xerophthalmie, wobei über deren Ursache falsche Vermutungen existierten. Im Griechenland zur Zeit des Hippokrates hieß trocken sowohl „auos" als auch „xerós", wobei „xerós" auch die Bedeutung „Härte" beinhaltet. Hippokrates unterschied zwischen feuchter und trockener Ophthalmie, wobei letztere seiner Ansicht nach durch die Konstitution des Patienten und durch Luft verursacht wurde. Nach seiner Auffassung verursachten die Kombination von Südwind und mildem Regenwetter im Winter und Nordwind mit trockenem kalten Wetter im Frühjahr, besonders bei Menschen mit reizbarer Konstitution, die Xerophthalmie. Diese ist stets eine ernstere Erkrankung als die feuchte Ophthalmie, weil sich als deren Folge schnell Perforationen des Auges entwickeln können und dies besonders, wenn der trockene Wind im Sommer anhält (37, 38, 39).

Es scheint, daß im alten Griechenland eine leichte Xerophthalmie nicht immer als „richtige" Xerophthalmie, sondern auch als Myopie, Trachom oder Sykosis angesehen wurde. Myopie („myo", zusammenziehen; „óps", Auge, Gesicht) drückt das Zusammenkneifen der Augenlider aus und ist nicht nur bei Myopie, sondern auch bei Astigmatismus, Photophobie, Konjunktivitis usw. zu beobachten. Die Begriffe Trachom („trachys", rauh, krätzig) und Sykosis („sykon", Feige, Rauheit des Feigenblattes) führten sicher manchmal zu Verwechslungen mit dem „trockenen Auge".

Im Römischen Reich wurde die Xerophthalmie oder arida lippitudo als eine Augenkrankheit ohne Schwellung und Tränenfluß, in schweren Fällen zusammen mit Rötung und Juckreiz beschrieben, wobei nachts die Augenlider, die nicht verhärtet sind, durch Schleimabsonderungen verkleben (40). Andere Bezeichnungen der Konjunktivitis, z.B. aspritudo (Rauheit) oder scabrities (Skabies, Rauheit) konnten auch für verschiedene Formen des trockenen Auges verwendet werden. Auch wurden besondere Stempel (sigilla) für Augentropfen zur Behandlung trockener Augen (ad siccam lipp) gefunden (41).

In der griechisch-römischen Medizin definiert Galen (42) die Xerophthalmie als Rauheit und Jucken des Auges, Geschwüre in den Augenwinkeln, palpebrale Rötung und Absonderung salziger Flüssigkeit, Sklerophthalmie als Rötung des Auges mit Verhärtung und eingeschränkter Beweglichkeit der

Lider. Im alten Griechenland hieß „sklerós" hart (als Gegenteil von „hygrós", naß). Beide Definitionen können heute als korrespondierende Formen des trockenen Auges gelten.

Aetius von Amida (43) beschrieb neben Xerophthalmie, Sklerophthalmie und anderen Augenkrankheiten auch die Psorophthalmie als Rötung von Augen und Lidern, Geschwüre in den Augenwinkeln und Absonderung salziger, ätzender Flüssigkeit.

Das Wort „xerophthalmie" wird auch in anderen Schriften aus der Antike gebraucht (44, 45, 46, 47). Das Wort „knipótes", von Erotianus (44) als Synonym für Xerophthalmie benutzt, zitieren auch Hippokrates (48), Galen (49) und Aetius (43).

Während des Mittelalters und zu Beginn der Neuzeit wurde das Wissen über das trockene Auge nur geringfügig erweitert. Zwei klare, aber diagnostisch wenig differenzierte Kategorien wurden erkannt: eine mit Nachtblindheit und eine ohne Nachtblindheit. Als Ursachen für diese Erkrankung wurden die Persönlichkeit oder die Körpersäfte des Patienten ebenso wie klimatische Einflüsse, Ernährung oder sogar übernatürliche Kräfte angesehen.

Im 19. Jahrhundert begann man mit der Identifizierung unterschiedlicher klinischer·Bilder: Mackenzie (50) unterschied das trockene Auge durch Tränenmangel vom trockenen Auge aufgrund Mangels an Schleim, Hubbenet (51) beschrieb sklerotische Plaques auf der Konjunktiva der Patienten mit Hemeralopie, und Leber (52) befaßte sich mit der Keratitis filamentosa. Zur selben Zeit wurde das Wissen über früher gewonnene ätiologische Ursachen (Körpersäfte, Mangelerscheinungen) hinaus durch neue Erkenntnisse nach Entfernung der Tränendrüsen und über bakterielle Infektionen erweitert. Die letzteren hielt man für die Ursache fast aller Formen des trockenen Auges.

Zu Beginn unseres Jahrhunderts, unterteilte Parson (53) das trockene Auge in 2 Formen:
1. in eine schwächere Form, charakterisiert durch Bitot-Flecke,
2. in eine schwerere Form, charakterisiert durch Keratomalazie.
Man nahm an, daß für die 2. Form ursächlich Narbenbildungen nach Trachom, Verbrennungen, Pemphigus, Diphterie usw. in Frage kommen. Auch wurden Ektropionierung der Lider oder Lagophthalmus als Ursachen in Betracht gezogen.

Als Wolff 1946 sein Konzept über die Schichtung des Tränenfilms darlegte hatte er Vorgänger in Terson (54) und Schirmer (55). Aber Wolff (57, 58) ging weiter, er unterteilte den Tränenfilm in eine Lipidschicht, eine seröse Schicht und eine Muzinschicht. Es folgten dann weitere Studien über die Verteilung des Muzins in der serösen Schicht (59), über Sekretion von Muzin durch die Bindehautschleimhaut (60) und über die Oberflächenspannung der Tränenflüssigkeit und Hornhaut (61−68).

Aus dieser Evolution neuer Vorstellungen und Ideen über den Tränenfilm, über das trockene Auge aus Mangel an seröser Sekretion, Muzin oder Lipid-Sekretion, systemische Erkrankungen und Immunreaktionen entwickelten sich neue Perspektiven zur Erforschung des Dry-eye-Syndroms. Im folgenden Abschnitt wird die Entwicklung dieser Ideen dargestellt.

3 Die Ursachen des trockenen Auges.
Ein geschichtlicher Überblick

3.1 Das infektiös bedingte trockene Auge

Im Laufe der Geschichte wurden die häufigsten unter der Bezeichnung Xerophthalmie auftretenden Augenkrankheiten dem Trachom zugeordnet. Bis zum Ende des letzten oder Anfang dieses Jahrhunderts wurde die Xerophthalmie weder klinisch noch ätiologisch richtig erkannt. Erst mit Beginn des Zeitalters der Mikrobiologie war es möglich, die verschiedenen, durch Infektionen hervorgerufenen Formen des trockenen Auges wissenschaftlich zu klassifizieren. Die Entdeckung des Xerose-Bazillus gab Anlaß zu der Diskussion, ob er Ursache oder Folge von Trockenheit, Bitot-Flecken oder Keratomalazie sei. Heute kennt man andere Formen der infektiösen Konjunktivitis, wie z.B. Viruskonjunktivitiden (69), die eine verminderte Muzinsekretion, korneale Hypästhesie und eine gestörte seröse Sekretion zur Folge haben können.

Die infektiöse Tränendrüsenentzündung, die früher häufiger vorkam als heute, war keine übliche Ursache für das trockene Auge. Heute sind Entzündungen der Tränendrüsen seltener, werden jedoch wegen direkter (70) oder indirekter (71) Beteiligung mit als Gründe für das trockene Auge angegeben.

Seit kurzem werden einige Viren (Mononukleose, Zytomegalievirus, AIDS) als Verursacher des trockenen Auges infolge Immunantwort oder Läsion der Tränendrüsen genannt (72–75).

Veränderungen an den Meibom-Drüsen mit oder ohne übermäßiger Seborrhö können eine verkürzte TISC/BUT (Tempus initii siccitatis corneae/Break-up time), Keratokonjunktivitis und Trockenheit zur Folge haben (76–79).

3.2 Das trockene Auge durch Mangelernährung

Eine *Hypovitaminose* kann eine weitere Ursache für das Dry-eye-Syndrom sein. Die Schule des Hippokrates (39) sagte, daß „Menschen mit zuwenig Tränenflüssigkeit nachtblind werden", was aber nicht heißt, daß damals ein Zusammenhang zwischen Irritationen des Auges und Nachtblindheit vermutet wurde. Trotz sehr spezifischer Symptome konnte dieser Zusammenhang nicht eindeutig hergestellt werden, bis Hubbenet (51) und Bitot (80) viel später die fleckförmigen Degenerationen in der Konjunktiva beschrieben und Leber (52) Hemeralopie und Keratomalazie als ein Krankheitsbild identifizierte, wenn sie in Verbindung mit einem trockenen Auge auftreten. Er führte dies jedoch ursächlich auf eine infektiöse Enzephalitis zurück.

Im Jahr 1909 wurden die Vitamine entdeckt, und die Erfahrungen des 1. Weltkrieges zeigten, daß Lebensmittel ohne Fettgehalt trockenes Auge und Nachtblindheit zur Folge haben können (81, 82). Venco (83) lieferte den Beweis, daß ein Mangel an Vitamin A diese Krankheit auslöst. Seit dieser Zeit brachten zahlreiche Studien mehr Klarheit in dieses Krankheitsbild (84–90).

Der Mangel an Vitamin A, der sehr oft irrtümlich unter den Oberbegriff Xerophthalmie eingereiht wird, ist heute in unterentwickelten Ländern eine häufige Ursache für das trockene Auge und Blindheit und ist auf Mangelernährung zurückzuführen.

Weniger Bedeutung für das trockene Auge haben andere Mangelzustände wie *Unterernährung* (91, 92), *Alkoholismus* (89) und *Flüssigkeitsverlust* (93, 94).

3.3 Das durch Schwund von Drüsengewebe bedingte trockene Auge

Das Zugrundegehen der lipid- und schleimbildenden Drüsen der Lider, Karunkel oder Bindehaut durch Schwund, Verbrennung oder Kauterisation führt nicht selten zu einem trockenen Auge oder, was häufiger ist, auch zu Epiphora infolge Zerstörung der normalen anatomischen Struktur des Bindehautsackes. Galen glaubte, die Karunkel sei der Pförtner der Tränenpünktchen, weil durch Schwund dieser der normale Tränenfluß behindert wird. Durch all die Zeiten und bis vor kurzem wurde über zahlreiche ähnlich gelagerte Störungen berichtet (95).

Gegenüber früher spielt heute der Schwund oder das Fehlen der Tränendrüse keine so große Rolle mehr für das Entstehen eines trockenen Auges. Während der ersten Hälfte des 19. Jahrhunderts wurde festgestellt, daß die Entfernung der Haupttränendrüse, sei es wegen eines Tumors oder wegen Hypertrophie, kein trockenes Auge zur Folge hat (35, 96, 97). Dies veranlaßte Bernard (95) und Textor (98) bei chronischer Epiphora die Drüse zu entfernen. In der zweiten Hälfte des 19. Jahrhunderts entfernten Hunderte von Operateuren die Tränendrüse teilweise oder ganz (54, 55, 99–103). Diese Operationen gingen an Zahl zurück als Epiphora, bedingt durch vermehrte Tränenbildung, durch die Toti-Operation angegangen wurde. Bemerkenswert ist jedoch, daß als Folge dieser Operation gelegentlich ein trockenes Auge induziert wurde (104–108). Durch diese Vorgehen wurden viele Informationen gewonnen, so z.B. das Fehlen einer Stimulation der Innervation auf die akzessorischen Drüsen (109) oder ein Abfall der Albumin- und Lysozymkomponente der Tränenflüssigkeit durch Beseitigung der Haupttränendrüse (110). Manche dieser Konzepte werden z.Zt. überprüft.

3.4 Das „neurogene" trockene Auge

Als zuerst erkannte Ursache eines neurogen bedingten trockenen Auges galt ein *Mangel an Neurosekretion.* 1868 schrieb Herzenstein (111), daß die Sekretion des 1. Astes des Nervus trigeminus das reflektorische und psychische Weinen unterdrücke, 1876 veröffentlichten Goldzieher (112) und Hutchinson (113) mehrere Fälle von einseitigem trockenen Auge bei gleichzeitiger Gesichtslähmung. Zu dieser Zeit wußte man noch nicht viel über die sekretorische Innervation der Tränendrüsen, und selbst bis zum Beginn des 20. Jahrhunderts galt es nicht als gesichert, daß eine Verletzung des Gesichtsnervs zwi-

schen seinem Kern und Ganglion geniculi ein trockenes Auge zur Folge hat.
Später erschienen dann Veröffentlichungen, die einen Zusammenhang zwischen einem trockenen Auge und Verletzungen des Nervus petrosus superficialis major (114), des Nervus vidianus (115) und des Ganglion sphenopalatinum (116, 117) aufzeigten.

In unserem Jahrhundert wurden viele Fälle von unzureichender Tränenproduktion bei Patienten mit Veränderungen am *zentralen Nervensystem* beobachtet (118–121). Die neurosensorisch bedingte Minderung des Tränenflusses und die daraus resultierende Schädigung der Hornhaut infolge Austrocknung, Vernarbung oder unvollständigem Lidschlag, traumatischer Ursache, Mangel an neurotrophen Reizen, bedingt durch eine Unterbrechung des Trigeminus wurde von Decker (122) zunächst beim Kaninchen, später von Feuer (123), Gaule (124) und Ollendrof (125) am Menschen beobachtet.

3.5 Das trockene Auge in Verbindung mit systemischen Hauterkrankungen

Fälle von trockenem Auge in Verbindung mit systemischen Erkrankungen von Haut- und Schleimhäuten beim Menschen sind schon seit der Antike bekannt. Aber erst in diesem Jahrhundert wurden Erkrankungen wie Ekzeme (126), Pemphigus (127–130), Dysplasia ectodermica anhydrotica (131), Dysplasia ectodermica hydrotica (132), Fiessinger-Rendu-Stevens-Johnson-Syndrom (133–135), Curtius-Syndrom (136), Zinsser-Engmann-Cole-Syndrom (137–138), Lyell-Syndrom (139), primäre Epitheliopathie (140) etc. genauer identifiziert und voneinander unterschieden, und ihre Beziehung zum trockenen Auge wurde klarer.

3.6 Das trockene Auge bei Erkrankungen der endokrinen Drüsen

Bei der Basedow-Krankheit kommt es im allgemeinen zu einer vermehrten Tränenproduktion, jedoch schon von Graefe (141) berichtete 1857 von einer reduzierten Tränenproduktion bei dieser Erkrankung. Dieselbe Beobachtung machten später auch andere Autoren (142, 143). In diesem Jahrhundert wurde eine reduzierte Tränenproduktion auch bei Diabetes mellitus (144, 145), Phäochromozytom (146) nach Ovariektomie (147, 148), bei pränatalen Schädigungen und Hyperthyreoidismus (149), aber auch bei endokrin bedingten Störungen des Menstruationszyklus (150), in der Menopause (151, 152) und durch Altersinvolution (153) beschrieben.

3.7 Das trockene Auge bei Erkrankungen der exokrinen Drüsen

Seit dem letzten Jahrhundert kennt man Erkrankungen exokriner Drüsen, die den Tränenfluß und die Stabilität des Tränenfilms negativ beeinflussen (154, 155). Fuchs (156) berichtete über eine schmerzlose Vergrößerung der Tränen- und Ohrspeicheldrüsen durch lymphatische Infiltration, Mikulicz (157)

beschrieb einen ähnlichen Fall mit Infiltration kleiner runder Zellen in die
Speicheldrüsen. 1893 veröffentlichte Fraser (158) einen Fall von Trockenheit
des Auges, des Mundes und der Nase. Haeckel berichtete 1902 (159) über symmetrische Störungen der Tränen- und Speicheldrüsen. Gougerot (160) wiederum berichtete über Patienten mit Trockenheit der Augen, des Mundes und
der Vulva. Sjögren verfaßte zwischen 1930 und 1940 (161, 162) mindestens 17
Veröffentlichungen über derartige Störungen, die heute als „Sjögren-Syndrom" in die Nomenklatur eingingen.

3.8 Das trockene Auge bei Erkrankungen des Bindegewebes

Bei Hippokrates (36, 39) heißt es, daß Patienten mit Xerophthalmie für
Arthrithis, Lumbago, Dysenterie und andere Krankheiten besonders anfällig
sind, daß ein trockenes Auge aber seltener vorkommt oder weniger stark in
Erscheinung tritt, wenn der Patient Fieber oder einen Hexenschuß hat. Es ist
weiter vermerkt, daß Frauen mit chronischem Ausfluß gefragt werden sollen,
ob sie auch schlecht sehen, Zahnkrankheiten oder Lumbalgien haben. Hippokrates stellte aber auch fest, daß ein ausgeprägt trockenes Auge eine Besserung erfährt, wenn der Patient eine Lumbalgie bekommt.

Zur Symptomatik: Trockenes Auge und Rheuma muß insofern erläutert
werden, als „rheuma" damals eine andere Bedeutung hatte als heute (163,
164). Es wurde eine Sekretion oder ein Fluß aus einem beliebigen Körperteil
angenommen, während Entzündungen oder Schmerzen in den Gelenken als
„Arthritis" bezeichnet wurden.

Fischer (165) veröffentlichte als erster eine Arbeit über den Zusammenhang chronischer Arthritis deformans und Fädchenkeratitis. Seine Ergebnisse
wurden später von anderen Autoren bestätigt (126, 166, 167). Das trockene
Auge bei rheumatoider Arthritis wurde später dem Sjögren-Syndrom zugeordnet. In den 60er Jahren wurden wiederholt trockene Augen durch maligne
Lymphoblastome beschrieben (168, 169). Ungefähr zur selben Zeit stellte man
fest, daß auch andere Bindehauterkrankungen wie Lupus erythematosus,
Sklerodermie oder Polymyositis zusammen mit einem trockenen Auge auftreten können. Später wurden Zusammenhänge von Sjögren-Syndrom mit
bestimmten Alloantigenen (170, 171) und bestimmten Autoantikörpern
(172–174) bekannt. Da sich die Ergebnisse unterschieden, je nachdem ob der
Patient gleichzeitig Erkrankungen des Bindegewebes hatte oder nicht, schlu-
gen Frost Larsen et al. (175) vor, das Sjögren-Syndrom zu unterteilen in eine
primäre Form, wenn dieses ohne Bindegewebserkrankungen einhergeht, und
in eine sekundäre mit Bindegewebserkrankung. Da bislang das Sjögren-Syndrom unzureichend definiert ist, werden verschiedene diagnostische Kriterien
vorgeschlagen: Copenhagen (178), La Joya (179), Griechenland (180) und
Pisa (181).

3.9 Das trockene Auge bei angeborenen Mißbildungen

Ein Dry-eye-Syndrom mit oder ohne klinische Ausprägung wurde bei Riley-Day-Syndrom (120), Kieferbogen-Syndrom (182, 183), beim Fehlen der Becherzellen in Verbindung mit Dysgenese der Iris (184, 185), beim Fehlen der Tränendrüse und Caruncla lacrimalis, beim Bonnevie-Ullrichs-Syndrom (186), beim Fehlen der Meibom-Drüsen (187) und beim Fehlen der Tränenpünktchen (188, 189) beschrieben.

3.10 Trockenes Auge durch Medikamente oder Toxine

Seit dem letzten Jahrhundert ist bekannt, daß Atropin vorübergehend die Tränensekretion vermindert (191, 192). Dies kann entweder zum Bild des klinischen trockenen Auges führen oder bei Mangelfällen den Lysozymspiegel ansteigen lassen (193). Weitere Medikamente, die einen negativen Einfluß auf die Tränensekretion haben, sind Kontrazeptiva (94, 194, 195), Tranquilizer (195, 196), Acetylsalizylsäure (196), die das Tumorwachstum hemmende Substanz Busulfan (197), Perhexilin gegen Angstgefühle (198), Dihydroergotamin (199), alpha-adrenergische Substanzen (200, 201) und Betablocker (202).

Auch Toxine können zu Trockenheit der Augen führen, so z.B. vergälltes Rapsöl (203), Botulinusgift (204) oder Typhus (205).

3.11 Trockenes Auge durch mechanische Faktoren

Seit der Antike ist als Ursache für ein trockenes Auge ein unvollständiger Lidschluß bekannt, der durch Ektropium, Liddeformationen, Exophthalmus oder Lagophthalmus bedingt sein kann. Neuerdings wurde auch beobachtet, daß bestimmte Veränderungen der Oberfläche der Augen eine Verteilung der Tränenflüssigkeit behindern und so ein trockenes Auge bewirken können. In Frage kommen das Flügelfell oder Niveauveränderungen einer Keratoprothese (207). Andererseits können auch Hornhautgeschwüre am Limbus oder Dellen ein Pterygium induzieren (208).

Ein unvollständiger Lidschlag wie bei Gesichtslähmung, altersbedingter Schwäche oder Enophthalmus, aber auch ein zu seltener Lidschlag bei neurosensorischer Deprivation oder neurologischen Erkrankungen sind ungewöhnliche Gründe für ein trockenes Auge.

3.12 Trockenes Auge aufgrund zu starker Verdunstung

Über die Bedeutung einer Verdunstung des präkornealen Tränenfilms gibt es schon aus den vergangenen Jahrhunderten Hypothesen (113, 206, 208, 209), die sich in diesem Jahrhundert bestätigten (39, 55, 210–214). So verdunstet mehr Flüssigkeit in heißem trockenen Klima (215), im Flugzeug (93), durch Fahrtwind beim Autofahren (216) oder bei Störung der Lipidschicht des Tränenfilms (57).

3.13 Das trockene Auge bei Hysterie

Ein trockenes Auge bei Hysterie wurde von Borel (217) und Garcia Mansilla (218) beschrieben.

4 Die Diagnose des trockenen Auges. Ein geschichtlicher Überblick

Im Altertum wurde die Diagnose „trockenes Auge" durch direkte Beobachtung der objektiven und subjektiven Symptome gestellt: Trübungen, Geschwüre oder Narben auf dem Augapfel, wenig Tränenfluß bei reflektorischem oder psychischem Weinen und während des Schlafs. Da es sich hier vorwiegend um Spätsymptome handelt, wurden damals wohl nur schwere Fälle von trockenen Augen diagnostiziert. Ein trockenes Auge mittelschwerer Ausprägungen dagegen wurde oft mit anderen Krankheiten verwechselt, besonders wenn zusätzliche Symptome wie Rötung, reflektorischer Tränenfluß oder Verhärtung der Lider hinzukamen. Die leichte Form des trockenen Auges wurde überhaupt nicht registriert.

Die Diagnose „trockenes Auge" hat sich in den letzten Jahrhunderten immer weiter verfeinert und ist besonders in unserem Jahrhundert weiter entwickelt worden. Man kann vier Methoden der Diagnose unterscheiden:

4.1 Visuelle Untersuchung

Die primäre Art der Diagnosefindung ist das Betrachten des Auges. Mit dieser als erstes durchzuführenden Untersuchung findet man gröbere Veränderungen wie Ektropium, Symblepharon, Lagopthalmus, Geschwüre der Hornhaut, Gefäßbildungen oder Trübungen der Hornhaut und ähnliches. Im vorigen Jahrhundert fand diese Untersuchung mittels schräger Beleuchtung statt. Heute verwendet man dazu die Spaltlampe, die ein besseres Bild ermöglicht. Man kann damit die Schleimhäute beurteilen, Schrumpfungen von Karunkel und Bindehaut oder eine Leukoplakie (219) feststellen. Auch kann der Tränenmeniskus, seine Höhe und darin enthaltene Gewebstrümmer (76), die oberflächliche Schicht des Tränenfilms, ihre Eigenschaft (221, 226), der Glanz der Hornhaut (222) ebenso ein beginnendes Ödem (223), die Lidränder und der Zustand der Meibom-Drüsen usw. beurteilt werden.

Schäden am Hornhaut- und Bindehautepithel konnten erstmals im vergangenen Jahrhundert mit *Vitalfarbstoff* sichtbar gemacht werden. Fluoreszein wurde im Jahr 1871 synthetisiert und von Pflüger (224) dazu benutzt, die Hornhaut von Kaninchen anzufärben. Straub tat 1888 dasselbe am Menschen (225). Das Derivat Bengalrosa wurde 1882 entwickelt und später von Schirmer (226) und vielen anderen (108, 140, 227–230) als Vitalfarbstoff am äußeren Auge eingesetzt. Die Anfärbung des trockenen Auges mittels Bengalrosa ist das

Verdienst von van Bijsterveld (231). Andere Färbemittel sind Eosin, „blue water", Nigrosin und Indulin (232), Methylenblau, Scharlachrot und Mercurochrom (108), Bromthymolblau (233), Tetrazoliumrot, Formazan und Trypanblau (130), Lissamin-Grün (234) u.a.

Filamente, die aus Epithelzellen und mukofibrinösem Material bestehen und sich auf der Hornhaut durch Schädigung des Epithels bilden, wurden erstmals von Leber 1883 (52) publiziert. Weitere Erkenntnisse brachte das 19. Jahrhundert (165, 235, 236) sowie Forschungsergebnisse dieses Jahrhunderts (69, 126, 161, 237). Derartige Filamente findet man aber nicht nur beim trokkenen Auge, sondern auch z.B. bei Herpes simplex, Herpes zoster und beim Frühjahrskatarrh. Schleimfäden und Plaques aus Schleim im Tränensee lassen sich besser beobachten, wenn man sie mit Alcianblau und Tetrazolium (130) oder PAS (238) anfärbt.

Trockene Stellen auf der Hornhautoberfläche wurden zuerst bei neuroparalytischer Keratitis beobachtet. Decker (122) fand solche trockenen Stellen beim Kaninchen nach Durchschneiden des Trigeminusnerv. Später wurden sie auch beim Menschen beschrieben (123, 124, 207, 239). Differenzierte Ausprägungen dieser Trockenstellen der Hornhaut sind die Gaule-Grübchen und Fuchs-Dellen (207).

Vor Marx (240) und Go Ing Hoen (241) gab es keine gründlichen Studien über diese trockenen Stellen auf der Hornhaut. Diese Autoren, welche die trockenen Flecken ohne Anfärbung des Tränenfilms mit Hilfe der Spaltlampe untersuchten, fanden heraus, daß die Zeit bis zum Auftreten trockener Stellen mittels *TISC/BUT* (Tempus initii siccitatis corneae/Break-up time) normalerweise 60—67 Sekunden beträgt, wobei die Streubreite allerdings erheblich ist. Erst in neuerer Zeit fand diese Erkenntnis besondere Beachtung (64, 65, 242—246). Diese trockenen Stellen der Hornhaut lassen sich heute am besten nach Anfärbung mit Fluoreszein und Untersuchung im ultravioletten Licht feststellen. Verwendet man ein sog. Toposkop (Veränderung eines auf die Hornhaut projizierten Gittermusters), so kann man auf die o.g. Hilfsmittel sogar verzichten (247).

Interferenzerscheinungen der Lipidschicht des Tränenfilms wurden zuerst von Marx (246) beobachtet. Er glaubte aber, daß sie vom gesamten Tränenfilm gebildet würden, bzw. stellte zumindest nicht fest, daß sie von der Lipidschicht gebildet werden. Der erste, der den Entstehungsort klar erkannte, war Klein im Jahre 1949 (248). In den vergangenen Jahrzehnten hat Hamano (268) sich besonders mit den Farbmustern beim Sjögren-Syndrom beschäftigt. In jüngster Zeit entwickelte Kilp (221) und Olsen (125) eine Methode zur photometrischen Messung dieser Schicht.

4.2 Mengenmäßige Bestimmung der Tränensekretion

Eine zweite Testreihe, die chronologisch auf die vorhergehende folgte, galt der Bestimmung der Menge der Tränensekretion. Eine erste Messung erfolgte zwischen dem 18. und 19. Jahrhundert durch *direktes Sammeln der Tränen.*

Daraus schloß man auf eine normale Tränensekretion von 60 g pro Tag (34), 3,18 g pro Tag (191) bzw. jede ½ Stunde 1 Tropfen (249). Demtschenko (250) und Tepliachine (251) verwendeten im vergangenen Jahrhundert im Tierversuch erstmals feuchtigkeitsabsorbierende Papiere. Am Menschen erprobte diese Methode erstmals Köster (252). Er legte Filterpapierstücke (10 × 10−20 mm) in den Bindehautsack ein und reizte die Nasenschleimhaut mit einer Bürste. 1903 (55) benutzte Schirmer Filterpapierstreifen von 5 × 35 mm, die er für 5 min mit einem Ende in den seitlichen unteren Bindehautsack einhängte. Er verwendete sonst dieselbe Methode, wobei eine Stimulation lediglich durch den Lidschlag erfolgte (Schirmer I). Bei einer 2. Methode (Schirmer II) wurde mit Kokain die Bindehaut anästhesiert und die Nasenschleimhaut mit einer Bürste gereizt. Bei einer 3. Methode (Schirmer III) wurde eine Lokalanästhesie verabreicht. Anschließend mußte der Patient die Augen offen lassen und ins Helle sehen. Der sog. Schirmer-Test wurde in der Folgezeit nur selten angewandt (253), bis Rötth den Test 1941 (147) standardisierte unter Verwendung von Whatman-41-Filterpapier.

Bald darauf wurden zahlreiche Varianten entwickelt: Test mit geschlossenen Augen (254), nach Anästhesie der Augen (255), mit Teststreifen neben den Tränenpünktchen (256), mit verminderter oder verlängerter (257) Versuchsdauer, mit Lackmuspapier (258, 259), mit fettfreiem Papier, das in einem Umschlag steckte (260, 261), mit Baumwollfäden anstelle von Filterpapier (262) usw.

Der Schirmer-Test dient zur Abschätzung der absoluten Menge der Tränensekretion (263, 264). Er wird aber häufiger eingesetzt, um besonders in der klinischen Diagnose des Sjögren-Syndroms anhand der Befeuchtungsstrecke des Streifens die relative Tränensekretion festzustellen. Sjögren schreibt jedoch: „Der Schirmer-Test ist eine ungenaue Methode, auch wenn er lege artis ausgeführt wird" (108).

In den letzten 60 Jahren wurden zur Bestimmung der Menge der Tränensekretion Verdünnungen von Markierungsstoffen im Tränensee angewandt. Zur Verwendung kamen: Stärke mit Lugol-Lösung (265), Argyrol (266), Fluoreszein (267−269, 270, 275) oder Fluoreszein und Bengalrosa (271). Außerdem wurde der Gehalt abgeschilferter Epithelzellen in der Tränenflüssigkeit (213, 272), aber auch szintigraphische Methoden (273−275) herangezogen, um Tränenmenge und Tränenfluß zu bestimmen.

Die oben genannten Methoden wurden vorwiegend eingesetzt, um die gesamte Tränensekretion zu bestimmen, deren größte Komponente die wäßrige Phase ist. Auch wurden einige Methoden nur mit dem Ziel entwickelt, die Muzin- oder Lipidbestandteile zu messen. *Muzin* kann man durch Anfärbung mit Chondroitin- und Mucoitinsulphaten oder mit Alcian-Blau (130) sichtbar machen. Eine genauere Bestimmung konnte dadurch erreicht werden, daß man einzelne Bestandteile gezielt untersuchte und von diesen auf den Gesamtgehalt an Muzin schloß. Solche Bestandteile sind z.B. Sialinsäure (276), Hexosamin (238) und Oligosaccharide (95).

Die *Lipidsekretion* wurde, historisch betrachtet, als letzte bestimmt. Dabei kamen Sudan IV (277), Sudan III (234, 278), die Interferenzkolorimetrie (220) oder Photometrie (125) zum Einsatz. Allgemeine Rückschlüsse auf die Lipidschicht konnten durch Messung der Verdunstung der Tränenflüssigkeit gewonnen werden (279).

4.3 Beschaffenheit der Tränenflüssigkeit

Fourcroy et al. waren 1791 (280) die ersten, die die normale Zusammensetzung der Tränenflüssigkeit beschrieben. Später kamen im vergangenen (35, 91, 191, 281) und in diesem Jahrhundert (282−286) noch viele andere Autoren hinzu. So untersuchten Fourcroy et al. (280) die *Kristallisierung* der eingetrockneten Tränenflüssigkeit. 160 Jahre später fand Solé (287), daß diese Kristalle ein besonderes Muster bilden, das er Stagogramme nannte. Jahre später führte Tabbara (288) dafür die Bezeichnung „Farnkrautmuster" ein.

Veränderungen der einzelnen Komponenten der Tränenflüssigkeit bei verschiedenen Formen des trockenen Auges wurden in diesem Jahrhundert vielfach untersucht (65, 238, 289−291). Einige Bestandteile erlangten dabei besonderes Interesse und wurden zu diagnostischen Tests herangezogen, insbesondere weil sie bei trockenem Auge herabgesetzt sind. Es handelt sich dabei um das Lysozym (61, 86, 231, 292) und Lactoferrin (295).

Die *Tonizität* der Tränenflüssigkeit bestimmte in den letzten Jahren des vergangenen Jahrhunderts Massart (293) aus Erfahrungswerten. Die genauere Erforschung war dann dem 1. Jahrzehnt unseres Jahrhunderts vorbehalten. Sie erfolgte durch Hämolyse (294), durch histologische Reaktion des Hornhautepithels (296) und durch Gefrierpunktbestimmung (296). Mastmann et al. (297) wiederum fanden, daß die Osmolarität der Tränenflüssigkeit gesunder Menschen physiologischer Kochsalzlösung entspricht, bei Keratoconjunctivitis sicca jedoch erhöht ist. Seither wird der Hypertonizität der Tränenflüssigkeit bei trockenem Auge mehr Aufmerksamkeit gewidmet.

Cerrano bestimmte als erster 1910 (299) die Oberflächenspannung der Tränenflüssigkeit. Dies kann beim trockenen Auge erhöht sein (64, 66); was allerdings nicht als diagnostischer Test verwendet werden kann, weil sich durch die Entzündung Stoffe im Tränensee ansammeln, welche die Untersuchungsergebnisse verfälschen (238, 290).

4.4 Untersuchung der Tränendrüsen

Einfache Untersuchungsmethoden wie Beobachtung und Abtastung geschwollener Tränendrüsen, veränderter Lidränder, entzündeter oder atrophischer Konjunktiven stellen den ersten Schritt dar. Als weiterer Schritt wurden im letzten Jahrhundert die Biopsie der Tränendrüsen (155−157) und später die Biopsie der Haupt- und Nebentränendrüsen entwickelt (157), um die Diagnosekriterien zu festigen. Vor kurzem kam die *szintigraphische Untersuchung* der Tränendrüse hinzu (303).

Die Becherzellen und das Epithel der Bindehaut können mittels *Biopsie* (89, 300−302, 304) oder mit der *Impressionszytologie* (305−307) beurteilt werden.

Bei manchen Formen des trockenen Auges gibt es Probleme durch die nervale Innervation, die nicht nur die Sekretion beeinflußt, sondern auch die sensorischen Eigenschaften des Tränenbeckens verschlechtert (308).

5 Die Behandlung des trockenen Auges. Ein geschichtlicher Überblick

5.1 Stimulation der Sekretion

Reizmittel, die über den Trigeminusreflex wirken, werden schon seit Jahrtausenden benutzt. Das Papyrus Ebers enthält die Anweisung, bei getrübtem Auge (dazu gehören das Trachom oder ähnliche Erkrankungen) Zwiebel und Grünspan zu gleichen Teilen anzuwenden. Später wurden viele andere Reizmittel verwendet. Momentan werden solche Mittel nur noch verwendet, um den Tränenfluß anzuregen, wenn man Proben der Tränenflüssigkeit benötigt. Beispiele sind: Zwiebel (208, 310), Zitronensaft (193), Petroleum (311), Ackersenf und Senföl (109), Kochsalz (91), absoluter Alkohol (193), Ammoniak-Dampf (109, 310), Tränengase (282, 312), luftverschmutzende Stoffe (313), Zigarettenrauch (314), Formoldämpfe (281) und physikalische Reizung der Nasenschleimhäute (55, 252, 280).

Pilocarpin ist das älteste, den Tränenfluß direkt *stimulierende Medikament* (91, 200). Seine Wirkung bei Patienten mit trockenem Auge ist jedoch sehr schwach (140, 150, 315), und es senkt außerdem nachhaltig den Lysozymspiegel in der Tränenflüssigkeit (316). Andere den Tränenfluß stimulierende Mittel, die es erst seit kurzem gibt, sind das Physalemin (317), Eledoisin (318–320) und bestimmte Beta-Adrenergika (322). Medikamente wie Bromhexin (175, 324) oder Vitamin A stimulieren und verflüssigen den Muzinanteil der Tränenflüssigkeit.

5.2 Vitamine

Hippokrates wußte, daß Nachtblindheit mit Ochsenleber geheilt werden kann, und Dioscorides (325) erzielte Erfolge durch Inhalieren des Rauchs verbrennender Ziegenleber. Aber auch als Extrakt in Form von Augentropfen oder gebacken verzehrt soll Ziegenleber eine Heilwirkung gehabt haben. Erst einige Jahrhunderte später wurde das Krankheitsbild Nachtblindheit und Xerophthalmie erkannt, und die Möglichkeit, diese Kombination von Xerophthalmie mit Nachtblindheit durch den Verzehr der Leber von Säugetieren und Fischen, besonders aber mit Lebertran zu heilen, wurde erst im letzten Jahrhundert erkannt (326).

In der zweiten Dekade unseres Jahrhunderts wurde dann entdeckt, daß der fetthaltige Extrakt aus Nahrungsmitteln eine antixerophthalmische (Vitamin A) und eine antirachitische Komponente (Vitamin D) besitzt. Die Heilwirkung von Vitamin A gegen diese spezifische Art von trockenem Auge aufgrund einer Mangelerscheinung wurde in den 20er und 30er Jahren sehr gut dokumentiert. Viusa (327) benutzte Zitrone, um eine Verbesserung herbeizuführen. Kreiker (84) wies als erste Schädigung in einem durch Vitamin-A-Mangel entstandenen trockenen Auge die Degeneration von Becherzellen nach. Die Verabreichung von Vitamin A erhöht die Sekretion der Muzine aus der Konjunktiva (89, 328), und die lokale Anwendung von Retinolsäure verbessert an Augen von Ratten (329) und Menschen (90) die Symptome einer Vitamin-A-Mangelkrankheit. Neuerdings wird auch vermutet, daß Vitamin C (330) und Vitamin B_1 (331) die Tränensekretion steigern.

5.3 Hormone

In diesem Jahrhundert ist in verschiedenen Tierversuchen ein hyperlakrimatorischer Effekt durch Thyroxin (332), Parotin (260), Testosteron (148, 333, 386) und Östrogen (334) gefunden worden. So reduzierte sich nach einer Kastration die Tränensekretion (335) von männlichen und weiblichen Meerschweinchen. Von Kontrazeptiva nimmt man an, daß sie die Tränensekretion vermindern (obwohl einige Studien das Gegenteil belegen) (336) oder die fettigen Anteile des präkornealen Tränenfilms verflüssigen (195).

5.4 Entzündungshemmer, Malariamittel, Immunsuppressoren

Kortikosteroide (337), Hydroxychloroquin (338), Azathioprin, Cyclopsporin A (339) und andere Immunsuppressoren werden seit ihrer Einführung in die Therapie auch zur Behandlung verschiedener Formen des trockenen Auges eingesetzt.

5.5 Tränenersatzmittel

Fließendes *Wasser* war für den primitiven Menschen bei trockenem Auge das erste Tränenersatzmittel. *Kochsalzlösung* mit gleichem osmotischen Druck wie die natürliche Tränenflüssigkeit wurden von Berger (71, 142) 1894 benutzt. Cantonnet (296) stellte 1908 isotonische Augentropfen her, denen er den Namen „larmes artificielles" gab. In den vergangenen Jahrzehnten wurden Augenwässer mit niedrigerem osmotischen Druck hergestellt, die die normale Osmolarität der Tränenflüssigkeit bei Patienten mit trockenem Auge wiederherstellen sollten. Es wurden aber auch Augentropfen und Salben mit einem osmotischen Druck eingesetzt und dies weniger als Tränenersatzmittel, sondern vielmehr um dem Gewebe Flüssigkeit zu entziehen.

In der Antike wurde das trockene Auge auch mit *Lipiden* wie Olivenöl, Mandelöl, Koloquinte, Leinsamen- oder Bibergelöl behandelt (9, 43, 340). Viele dieser Substanzen, so z.B. Mandelöl, werden auch noch in unserer Zeit verwendet (192), jedoch nach und nach durch Mineralöle, Paraffin (Petro-

leum, Vaseline) oder Lanolin ersetzt. Oft dienen diese Lipide nur als Träger-
stoffe für einen anderen aktiven Bestandteil, womit eine doppelte Wirkung
erzielt wird, wie dies z.B. bei Augentropfen mit Vitamin D in öliger Lösung
der Fall ist (341).

Gummiartige pflanzliche Substanzen waren schon in der Antike zum Einsatz gekommen. Damals gab es zwar noch keine Kenntnisse über leichte Formen des trockenen Auges, man wußte aber über die gute Wirkung solcher Substanzen bei einigen Ophthalmien, bei denen es sich wahrscheinlich um
Xerophthalmien gehandelt hat. 73 von 188 Rezepten von Alcoati of Toledo
(340) enthielten entweder Sarcocolla, Gummi Arabicum oder Tragant. Später
wurden Arabicum oder Tragant am häufigsten angewandt (129, 342). In ähnlicher Weise wurden *Pflanzenschleim* oder verwandte Substanzen wie Zellu-
lose, Stärke und Grieß eingesetzt. Im Papyrus Ebers (9) findet man das Rezept
für eine Mischung aus Wasser, gekochtem Papyrus, Gummi Arabicum und
Weihrauch gegen gereizte und tränende Augen. Alcoati (340) verwendete
Stärke und Grieß. In jüngerer Zeit wurden Augentropfen aus Zelluloseesther
wegen ihrer oberflächenentspannenden und viskösen Wirkung in die Dakryologie eingeführt (343, 344) und haben inzwischen ein weite Verbreitung gefunden.

Synthetische Polymere als Tränenersatzmittel sind neueren Ursprungs.
Krisher (345) führte 1964 die Polyvinylpolymere ein, Marquardt (346) 1986 das
Polyakryl.

Organische tierische Produkte wie *Gelantine* aus Kollagen waren hauptsäch-
lichste Bestandteile einiger antiker Augenwasser und auch später gelegentlich
noch in künstlichen Tränen zu finden (347). In den vergangenen Jahrzehnten
wurden auch Augentropfen aus *Muzinen* verwendet (85), ebenso *autologes
Blutserum* (348, 349), *Colostrum* (350), *Chondroitinsulfat* (351), *Sodiumhyalu-
ronat* (352) und *Speichel*. Das Auftragen von Speichel auf die Augen der Blin-
den wird schon in der Bibel beschrieben (Markus, 8,23; Johannes, 9,6). In der
Vergangenheit ist diese Methode an Patienten mit trockenem Auge durch
direkte Übertragung (142), durch Derivate (353) und kürzlich durch Trans-
plantationen von Drüsen (354) eingesetzt worden.

5.6 Mukolytika

Diese dienen der Auflösung vermehrten Muzingehalts der Tränenflüssigkeit
bei bestimmten Formen des Siccasyndroms. Man verwendet dazu Fibrolysin
(355), N-Acetyl-L-Cystein (356) und Bromhexin (175, 324).

5.7 Tränengewinnung durch Hyperosmose

Die Vorstellung, daß normalerweise Gewebsflüssigkeit aus der Bindehaut in
den Tränensee abgegeben wird, ließ einige Wissenschaftler unseres Jahrhunderts vermuten, man können diesen Fluß bei Patienten mit trockenem Auge
dadurch erhöhen, daß man hyperosmotische Augentropfen, Salben auf Koch-

salzbasis (91, 359) oder Zucker (360) anwendet. In Fällen von Keratopathia bullosa chronica wurde auch eine Durchtrennung des Nervus petrosus superficialis beschrieben (361).

5.8 Physikalische Maßnahmen

Eine *Massage* der Lider und dadurch der Meibom-Drüsen wurde bei trockenem Auge infolge Lipidmangel empfohlen. Eine derartige Maßnahme, die schon in der Antike Anwendung fand, ist jedoch wirkungsvoller bei Muzin- und Flüssigkeitsmangel, weil dadurch die Verdunstung des präkornealen Tränenfilms durch die verdickte Lipidschicht vermindert wird.

In diesem Jahrhundert wurde die Mikulicz-Krankheit mit *Strahlentherapie*, die Keratoconjunctivitis sicca (362) verschiedentlich mittels Softlaser behandelt (363).

5.9 Mechanische Hilfsmittel

Im letzten Jahrhundert wurden *Augenbecher* oder *Kanülen* für Augenbäder oder Spülungen benutzt. Auch *Flüssigkeitsbehälter* im Brillenbügel, an der Kleidung oder am Körper, die ihre Flüssigkeit in den Tränensack abgeben, wurden für verzweifelte Fälle empfohlen (364–368).

Um die Verdunstung des präkornealen Tränenfilms zu verhindern und die Hornhaut zu schützen, bediente man sich verschiedener Schutzmaßnahmen: feuchte Verbände, Augenkompressen usw. Von besonderer Bedeutung erwiesen sich modifizierte *Schwimmerbrillen* (369–371) und auch *hydrophile Kontaktlinsen* (94, 372).

5.10 Chirurgische Eingriffe

Neben allgemein ophthalmologischen Eingriffen gegen die Ursachen des trockenen Auges, wie z.B. durch Ektropium, Kolobom und Lagophthalmus, hat sich ein spezielles Arbeitsgebiet der Chirurgie des trockenen Auges herausgebildet. So wird seit dem letzten Jahrhundert die *Tarsorrhaphie* ausgeführt (56, 373). Römer (374) verschloß im Tierversuch 1899 als erster die Tränenpünktchen mittels Galvanokaustik. Später wurde dieselbe Maßnahme mit unterschiedlichen Techniken mittels Elektrokoagulation an Patienten mit trockenem Auge vorgenommen (348, 353, 355, 357). Ein *Verschluß der Tränenkanälchen* wurde auch mit Laserkoagulation, Nähten (368), Gelantine-Pfropfen (377), Silikon (378–380) und N-Butyl-Cyanoakrylat (381) beschrieben. Ein weiteres Mittel zur Reduzierung des Tränenabflusses ohne Zerstörung der Tränenkanälchen ist die Verlagerung des Punctum lacrimale in den äußeren Teil des Lidrandes (382). Dennoch blieb die Elektrokoagulation (383) die am häufigsten eingesetzte Methode.

Eine *Verlegung des Ausführungsganges der Ohrspeicheldrüse,* um dem Tränensack Speichel zuzuführen, wurde zuerst von Filatow und Chevaljev in den 50er Jahren vorgenommen (353) und fand verbreiterte Anwendung in den 60er Jahren. Später jedoch ist man von dieser Methode wieder abgerückt (369). Die jüngste Methode, Speichel als Tränenflüssigkeit zu verwenden, ist die *Transplantation* der autologen sublingualen Speicheldrüse und die auto- und homologe Transplantation der submandibulären Speicheldrüse (354, 384, 385). Eine Transplantation der Tränendrüse wurde bislang noch nicht vorgenommen, käme jedoch als weitere Lösungsmöglichkeit in Frage, da mit Versuchen an Kaninchen (332) festgestellt werden konnte, daß Autoimplantate lebensfähig sind. Auch gelang die Kultur von Tränendrüsenzellen der Ratte (386, 387).

6 Ausblick und soziale Bedeutung des trockenen Auges

Außer den einzelnen oben genannten Wissenschaftlern und anderen Einzelpersonen, haben die Weltgesundheitsorganisationen, die Internationale Organisation zur Verhinderung von Erblindung (International Agency for the Prevention of Blindness), verschiedene Regierungsstellen und private Organisationen spezielle Programme entwickelt, um die verschiedenen Krankheiten zu bekämpfen, die das trockene Auge verursachen – hauptsächlich handelt es sich dabei um das Trachom und die A-Avitaminose.

Die Gründung einer internationalen Gesellschaft für Dakryologie (Madrid, 1983, 1991) und einer ebensolchen europäischen Gesellschaft (Mailand 1988) hat größeres Interesse an dieser Problematik hervorgerufen. Drei Kongresse der Internationalen Gesellschaft für Dakryologie (Lubbock, 1984; Budapest, 1987; Amsterdam, 1990) fanden inzwischen statt, ebenso wurden sechs internationale Symposien abgehalten (Mexiko, 1970; Budapest, 1973; Kyoto, 1978; Mailand-Pavia, 1986; Lissabon, 1988; Singapur, 1990). Hinzu kommen drei Symposien alleinig über das Sjögren-Syndrom (Holth, DK, 1986; San Antonio, Texas, 1989; Ionnina, GR, 1992).

Nicht zuletzt hat das immer häufigere Vorkommen des trockenen Auges (20–25% der Patienten, die einen Augenarzt aufsuchen; 388, 389) und die dadurch entstehende wirtschaftliche Bedeutung dieses Krankheitsbildes das Interesse der pharmazeutischen Industrie geweckt.

In den Vereinigten Staaten gründete Elaine Harris 1985 (390) die erste Selbsthilfegruppe für Patienten mit trockenem Auge (The Sjögren's Syndrome Foundation, Inc.), und innerhalb kurzer Zeit sind ähnliche Organisationen auch in den Niederlanden, Israel und Spanien und in anderen Ländern entstanden.

Noch immer gibt es aber mehr Fragen als Antworten zum trockenen Auge. Das Bemühen um diese Antworten geht weiter, und je mehr Wissen wir uns aneignen, desto mehr Erfolge werden sich einstellen. Wie dem auch sei, die interessantesten Aspekte dieses Problems liegen in der Zukunft, und unsere Nachkommen werden sich mit ihnen auseinandersetzen müssen.

Literatur

1. Darwin Ch (1929) The expression of emotion in man and animals. London 1872, 3rd edn. Appleton, New York
2. Montagu A (1960) JAMA. Quoted by Frey et al. (4)
3. Garcia de la Torre JM (1980) Las lágrimas y el llanto. Arch Soc Canar Oftalmol 5:102−110
4. Frey WH, Hoffman-Ahern C, Johnson RA, Lykken DT, Tuason VB (1983) Crying behavior in the human adult. Integr Psychiat 1:94−100
5. Murube del Castillo J (1981) Dacriologia básica, pp 400, 768, 778−780 and 785. Royper, Las Palmas
6. Bopp F (1874) Grammaire comparé des langues indo-européennes, vol 1, pp 51, 105, 106 and 179. Impr Nationale, Paris
7. Pokorny J (1959) Indogermanisches etymologisches Wörterbuch, Bd 1, S 23, 64, 66, 243, 249, 261, 326−338, 775 und 776. Francke, Bern
8. Murube del Castillo J (1986) History of dakryology, 1984. In: Holly FJ (ed) The preocular tear film, p 3−30. Dry Eye Inst, Lubbock
9. Ebers GM (1875) Das hermetische Buch über die Arzneimittel der alten Aegypter in hieratischer Schrift, 2 Bde. Engelmann, Leipzig
10. Hippocraticum Corpus (V−IV cent bC) Peri adénön (On the glands), sect 3, no 65
11. Plato (427−347 bC) Quoted by Wood (391)
12. Galenos C (Galen) (II cent AD) De comp medicam sec loc, lib 5, chap 2
13. Hunain Ibn Ishak (245 AHg, 860 AD) Ashr maqalat fil ain (Ten treatises of the structure of the eye)
14. Al-Rhazes (Xth cent) Al-Hawi (The concent, i.e. of medicine), vol IX, sect 23 (epiphoral) and 28 (night blindness)
15. Casserius J (1609) Pentoestheseion. Venet
16. Wharton T (1656) Adenographia, sive glandularum totius corporis descriptio. Londini
17. Schneider CV (1661) De catharris, vol III. Quoted by Duke Elder S (1961) System of ophthalmology, vol II, p 559. Kimpton, London
18. Steno N (Niels Stensen) (1662) De glandulis oculorum. In: Observationes Anatomicae. Leyden
19. Krause C (1842) Handbuch der Anatomie des Menschen, Teil II, S 515. Hahm, Hannover
20. Sappey PC (1853) Recherches sur les glandes des paupières. Gaz Med Paris 33:515. Abstract (1855) in Ann Ocul (Paris) 33:228−231
21. Krause W (1854) Über die Drüsen der Conjunctiva. Z Rat Med 4:337−341
22. Krause W (1862) Anatomie et physiologie de la conjonctive. Ann Ocul (Paris) 48:159−171
23. Béraud BJ (1859) Note sur les glandes lacrymales. Gaz Méd Paris 53:48
24. Wolfring K (1872) Untersuchungen über die Drüsen der Bindehaut des Auges. Zentral Med Wiss 10:852. Quoted by Terson (54)
25. Wicherkiewicz (1872) Centrabl Med Wiss 54. Ref (1885) in Rev Gén Ophthalmol 4:255−256
26. Ciaccio GV (1874) Osservazioni interno alla struttura della congiuntiva umana. Bologna, Mem Acad Sci
27. Meibomius (Heinrich Meibom) (1666) De vasis palpebrarum novis epistola. Müller, Helmstadt
28. Zeis (1835) Ammon's Z Ophthalmol 4:231. Quoted by Duke Elder S (1961) System of ophthalmology, vol 2, p 526. Kimpton, London
29. Moll JA (1857) Bemerkungen über den Bau der Augenlider des Menschen. Graefes Arch Ophthalmol 3:258−268
30. Henle J (1862) Eingeweidelehre. Quoted by Nuel (32)
31. Stieda L (1867) Über den Bau der Augenlidbindehaut des Menschen. Arch Mikrosk Anat 3:357−365

32. Nuel JP (1882) Des glandes tubuleuses pathologiques dans la conjonctive humaine. Ann Ocul (Paris) 88:5−24
33. Aristotéles (Aristotle) Peri aísthéseos kai aístheton (On sense and sensible). Trad Bekker E (1831−1870) Aristoteli Opera, vol I−II, 438, lines a20−26. Academia Regia Borussica, Berlin
34. Janin J (1772) Mémoires et observations sur l'oeil. Paris
35. Martini F (1844) Von dem Einflusse der Sekretionsflüssigkeit auf den menschlichen Körper, und insbesondere von dem Einflusse der Thränen auf das menschliche Auge. Leipzig
36. Arlt T (1855) Über den Tränenschlauch. Graefes Arch Ophthalmol 1:135−160
37. Hippocraticum Corpus (V−IV cent bC) Aphorismoí (Aphorisms), sect III, no 12
38. Hippocraticum Corpus (V−IV cent bC) Perì aérön, hydátön, tópön, (Airs, waters, places), sectgs IV and X
39. Hippocraticum Corpus (V−IV cent bC) Prorrëtikón beta (Predictions II), sect 18 and 27
40. Celsus AC (ca 20 AD) De medicina (On medicine), liber VI, chap VI
41. Voinot J (1981/2) Inventaire des cachets d'oculistes gallo-romains. Conf Lyon Ophthalmol 150 3−8. Quoted by Liotet et al. (392)
42. Galenos C (Galen) (II cent AD) Ton morion logos K, chap XI (Lacrimal anatomy)
43. Aëtius of Amida (V cent) Tetrabiblion, chap II (eye diseases), LXXVII (sclerophthalmia), LXXVIII (psorophthalmia) and LXXIX (xerophthalmia)
44. Erotianus (Erotian) (I cent AD) Vocum Hippocraticarum collectio, no 30. Edidit Nachmanson E, Goteburg, 1918
45. Dioscorides (I cent AD) Perì yles iatrikés (On medical themes), I, sect 46. Edidit Wellman M, Berlin, 1906−1914
46. Pavlos of Egina (VII cent AD) Hypomnema, vol I, chap 21
47. Papyri Argentoratenses Graecae: Edidit Kalbfleish C. Index Lectianum in Academia Rostockiensi, 1901
48. Hippocraticum Corpus (V−IV cent bC) Perì tópön tôu kat'anthrópou (On places in the human), chap 13, sect 2
49. Galen In: Kühnt CG (ed) (1821−1833) Galeni opera omnia. Lipsiae, vol 12, p 731
50. Mackenzie W (1857) Xeroma conjonctival ou xérophthalmie. In: Traité des maladies des yeux, 4th edn, vol I, p 109−110. Masson, Paris
51. Hubbenet M de (1860) Observations sur l'héméralopie. Ann Ocul (Paris) 44:293
52. Leber T (1883) Über die Xerosis der Bindehaut und die infantile Hornhautverschwärung. Graefes Arch Klin Exp Ophthalmol 29:225−290
53. Parsons JH (1904) Pathology of the eye, vol 2, p 102 and 546. Hodder & Stoughton, London
54. Terson A (1892) Notes sur les glandes acineuses de la conjonctive et sur les glandes lacrymales orbito-palpébrales. Arch Ophthalmol (Paris) 12:745−770
55. Schirmer O (1903) Studien zur Physiologie und Pathologie der Tränenabsonderung und Tränenabfuhr. Graefes Arch Ophthalmol 56:197−291
56. Magnani C (1908) Contributo alla terapia dello xeroftalmo. Ann Ottalmol 37:483−486
57. Wolff E (1946) The mucocutaneous function of lid margin and the distribution of tear fluid. Trans Ophthalmol Soc UK 66:291−308
58. Wolff E (1948) E Anatomy of the eye and orbit. Lewis, London
59. Ehlers N (1965) The precorneal film. Acta Ophthalmol Suppl Copenh 81:5−136
60. Pfister RR (1973) The normal surface of corneal epithelium: A scanning electron microscopic study. Invest Ophthalmol Vis Sci 12:654−668
61. McEwen WK (1962) Secretion of tears and blinking in the eye. In: Dawson H (ed) vol 3, p 271. Academic Press, London New York
62. Adler FH (1965) Physiology of the eye. Mosby, St. Louis, MO
63. Mishima S (1965) Some physiological aspects of the precorneal tear film. Arch Ophthalmol (Chicago) 73:233−241
64. Lemp MA, Holly FJ, Iwata S, Dohlman CH (1970) The precorneal tear film. I. Fac-

tors in spreading and maintaining a continuous tear film over the corneal surface. Arch Ophthalmol (Chicago) 83:89−94
65. Lemp MA, Dohlman CH, Kuwabara T, Holly FJ, Carroll JM (1971) Dry eye secondary to mucus deficiency. Trans Am Acad Ophthalmol Otolaryngol 75:1223−1227
66. Holly FJ, Lemp MA (1971) Surface chemistry of the tear film. Implications for dry eye syndromes, contact lenses and ophthalmic polymers. Contact Lens Soc Am 5:12−19
67. Holly FJ, Lemp MA (1971) Wettability and wetting of corneal epithelium. Exp Eye Res 11:239−250
68. Tiffany JM (1982) Separation of lipid classes by thin-layer-chromatography on urea-silica plates. J Chromatogr 243:329
69. Wright P, Mackie IA (1977) Mucus in the healthy and diseased eye. Trans Ophthalmol Soc UK 97:1−7
70. Mérida Nicolich M (1919) Nuevas orientaciones terapéuticas del tracoma por la disminución de la secreción lacrimal. Arch Oftalmol Hisp Am 19:705−727
71. Berger E (1894) Action des toxines sur la sécrétion lacrymale. Pathogénie de la kératomalacie survenant dans les maladies infectieuses. Rév Gén Ophthalmol 13:193−198
72. Shearn MA, Tu WH, Stephens BG, Lee JC (1970) Virus like structures in Sjögren's syndrom. Lancet 1:568−569
73. Burns JC (1983) Persistent cytomegalovirus infection. The etiology of Sjögren's syndrom. Med Hypotheses 10:451−460
74. Ziegler JL, Beckstead JA, Volberding PA, Abrams DI et al. (1984) Non-Hodgkin's lymphoma in 90 homosexual men. N Engl J Med 311:565−570
75. Anonymous editorial (1984) The viral aetiology of rheumatoid arthritis. Lancet 1:772−774
76. Reymond C (1982) Della secrezione delle ghiandole di Meibomio e dei suoi rapporti col xerosi epiteliale. Rev Gén Ophthalmol 1:444−446
77. Elschnig A (1908) Conjunctivitis meibomiana. Dtsch Med Wochenschr 34:1133
78. Hiwatari K (1918) On the conjunctivitis meibomiana (Elschnig). Am J Ophthalmol 1:645−646
79. Filatov VP (1922) Traitement opératoire de la conjunctivite et de la blépharite meibomienne. Klin Monatsbl Augenheilkd 69:657. Ref (1925) in Ann Ocul (Paris) 162:221
80. Bitot P (1863) Mémoire sur une lésion conjonctivale non encore décrite, coïncidant avec l'héméralopie, lu à l'Académie de médecine par le Dr Bitot de Bordeaux. Gaz Hebdom Med Clin 264:435
81. Mori S (1922) Primary changes in eyes of rats which result from deficiency of fat soluble vit. A in diet. JAMA 79:197
82. Goldblatt H, Beutschek M (1927) J Exp Med 46:701. Quoted by Treacher Collins (85)
83. Venco L (1920) Un syndrome typique de xérophthalmie par avitaminose. España Oftalmol (Málaga) 5:161−167
84. Kreiker A (1930) Zur Klinik und Histologie der epithelialen Bindehautxerose. Graefes Arch Ophthalmol 124:191−205
85. Treacher Collins E (1931) The harderian gland; xerophthalmia; vitamin A deficiency; keratomalacia. Trans Ophthalmol Soc UK 50:201−230
86. García Miranda R (1948) Sindrome de Sjögren asociado a manifestaciones de rosácea ocular. Arch Soc Oftalmol Hisp Am 8:590−602
87. Lorente Buesa M (1943) Un nuevo caso de dacriocistitis y avitaminosis A. Arch Soc Oftalmol Hisp Am 3:43−46
88. Beitch I (1970) The induction of keratinization in the corneal epithelium. Invest Ophthalmol 9:827−843
89. Sullivan WR, McCulley JP, Dohlman CH (1973) Return of goblet cells after vitamin A therapy in xerosis of the conjunctiva. Am J Ophthalmol 75:720−725
90. Sommer A, Emran N (1978) Topical retinoic acid in the treatment of corneal xerophthalmia. Am J Ophthalmol 86:615−617
91. Alessandro F (1912) Sécrétion des larmes pendant le jeûne. Arch Ottalmol 20:193−215. Abstract (1913) in Ann Ocul (Paris) 150:158
92. Trowell HC, Davies JNP, Dean RFA (1954) Kwashiorkor. Arnold, London

93. Boissin JP, Abbas L (1975) Variations de la sécrétion lacrimale en vol. Bull Soc Ophthalmol Fr 75:761–764
94. Malbrel P, Monbrun M (1977) Appareillage en lentilles souples dans les cas d'hyposécrétion lacrymale. Bull Soc Ophthalmol Fr 77:1045–1047
95. Kiorpes TC, Friend J, Thoftt RA (1983) Conjunctival goblet cell frequency after alkali injury is not accurately reflected by aquous tear mucin. Invest Ophthalmol Vis Sci 24:612
96. Velpeau AALV (1839) Médicine opératoire. Paris. Quoted by Bernard (208)
97. Carron du Villards ChJF (1938) Guide pratique pour l'étude et le traitement des maladies des yeux. Quoted by Bernard (208)
98. Textor Ch: De l'extirpation de la glande lacrymale comme moyen de guérir le larmoiement. J Chir Augenheilkd 4. Abstract (1847) in Ann Ocul (Belg) 18:218
99. Lawrence (1867) Recherches sur l'extirpation de la glande lacrymale pour la cure radicale des voies lacrymales. CR II Conc Ophthalmol Univ p 35. Paris
100. Badal I (1885) Extirpation de la glande lacrymale en totalité: Portion orbitaire et portion palpébrale. Considérations anatomiques et physiologiques. Arch Opthalmol (Paris) 5:386–401
101. Peyret (1886) L'extirpation de la glande lacrymale et ses indications. Doct Thesis, Univ Bourdeaux
102. Wecker L de (1888) Traitement du larmoiement persistant. Rev Gén Ophthalmol 7:383–384
103. Truc H (1889) De l'extirpation des glandes lacrimales orbitaires dans les larmoiements incoercibles chez les granuleux. Arch Ophthalmol (Paris) 9:342–351
104. Wagenmann A (1902) Einiges über die Erkrankung der Tränenorgane, besonders auch der Tränendrüse. Münch Med Wochenschr 16:681
105. Friede R (1925) Zur Exstirpation der palpebralen Tränendrüse. Klin Monatsbl Augenheilkd 74:682–687
106. Avizonis P (1928) Über schädliche Folgen der Tränendrüsenentfernung. Ber Vers Dtsch Ophthalmol Ges (Heidelberg) 47:341–345
107. Engelking E (1928) Über Hornhaut- und Bindehautveränderungen infolge mangelnder Tränensekretion. Klin Monatsbl Augenheilkd 81:75–84
108. Sjögren H (1950) Quelques problèmes concernant la kératoconjonctivite sèche et le syndrome de K.C. sicca. Ann Ocul (Paris) 183:500–514
109. Axenfeld T (1899) Das [reflectorische Weinen] der Neugeborenen, nebst Bemerkungen über die angebliche besondere Drüse des psychischen Weinens. Klin Monatsbl Augenheilkd 37:259–270
110. McEwen WK, Kimura SJ, Freeney ML (1958) Filter-paper electro-phoresis of tears. Am J Ophthalmol 45:67–70
111. Herzenstein U (1868) Beiträge zur Physiologie und Therapie der Thränenorgane. Berlin
112. Goldzieher V (1876) Pester med-chir Presse. Quoted by Goldzieher V (1894) Un symptome jusqu'ici inconnu de la paralysie faciale complète. Arch Gén Ophthalmol 13:1–8
113. Hutchinson J (1876) Ophthalmol Hosp Rep 8:53. Quoted by Goldzieher (394)
114. Gardner WJ, Stowell A, Dutlinger R (1947) Resection of the greater superficial petrosal nerve in the treatment of unilateral headache. J Neurol Surg 4:105–114
115. Golding Wood H (1961) Observations on petrosal and vidian neurectomy in chronic vasomotor rhinitis. J Laryngol Otol 75:232
116. Ruskin SL (1928) The sensory field of the facial nerve. Arch Otolaryngol 7:351–358
117. Dubois Poulsen A (1937) Le ganglion sphéno-palatin et l'oeil. Ann Ocul (Paris) 174:217–284
118. Bourquin E (1920) Lähmung des Stirnastes des Gesichtsnervs. Beitrag zur Lehre der Tränendrüseninnervation. Klin Monatsbl Augenheilkd 65:105
119. Crespí Jaume G (1942) Síndrome secreto-motor ocular unilateral. Arch Soc Oftalmol Hisp Am 1:601–612

120. Riley CM, Day RL, Greeley DM, Langford WS (1949) Central autonomic dysfunction with defective lacrimation. Report of five cases. Pediatrics 3:468−478
121. Barraquer Moner JI, Hernández A (1977) Ein neues Syndrom: Hyposekretion der Tränendrüse, Hypotonie und mangelhafte Konvergenz. Klin Monatsbl Augenheilkd 171:859−862
122. Decker (1876) Contribution à l'étude de la kératite neuroparalytique. Thesis Univ Berne
123. Feuer N (1877) Wien Med Presse, No 43 & 45. Quoted by Platon (393)
124. Gaule VJ (1891) Der Einfluß des Trigeminus auf die Hornhaut. Centralbl Physiol 15:409−415
125. Olsen T (1985) Reflectometry on the precorneal tear film. Acta Ophthalmol (Copenh) 63:432−438
126. Mulock Houwer AW (1927) Keratitis filamentosa and chronic arthritis. Trans Ophthalmol Soc UK 47:88−96
127. Duhring L (1884) Dermatitis herpetiformis. JAMA 3:225. Quoted by Brocq (394)
128. Lortat Jacob E (1956) Le pemphigus oculaire: dermatite bulleuse muco-synéchiante et atrophiante. Bull Soc Ophthalmol Fr 56:503
129. Leoz de la Fuente G (1945) Pénfigo ocular. Arch Soc Oftalmol Hisp Am 5:1113−1121
130. Norn MS (1972) Vital staining of cornea and conjunctiva. Acta Ophthalmol Suppl (Copenh) 113:1−66
131. Arruga Liró H (1934) Conjunctivitis seca asociada a otras acrinias. Ann Acad Med Barcelona, Brochure, p 23
132. Adenis JP, Bonnetblanc JM, Cardoso M, De Laval M, Catanzano G, Rammaert B, Vallat M (1979) Dysplasie ectodermique idrotique. Etude anatomoclinique. Rév Méd Limoges 10:265−269
133. Fiessinger N, Wolff M, Thevenard A (1923) Ectodermose erosive134. Rendu R (1917) Sur un syndrome caractérisé par l'inflammation simultanée de toutes les muqueuses externes (conjonctivale, nasal, linguale, buccopharingée, orale et balanopréputiale) coexistant avec une éruption varicelliforme puis quatre membres. J Practiciens 30:351
135. Stevens AM, Johnson FC (1922) A new eruptive fever associated with stomatitis and ophthalmia. Report of two cases in children. Am J Dis Child 24:526−533
136. Curtius F (1925) Kongenitaler partieller Riesenwuchs mit endokrinen Störungen. Dtsch Arch Klin Med 147:310
137. Engman (1935) Congenital atrophy of the skin, with reticular pigmentation. JAMA 105:1252
138. Cole, Rauschkolb, Toomey (1955) Dyskeratosis congenita with pigmentation, dystrophia unguis and leukokeratosis oris. Arch Dermatol Syphil 71:451
139. Lyell A (1956) Toxic epidermal necrolysis: an eruption resembling scalding the skin. Br J Dermatol 68:355−361
140. De Haas EBH (1964) The pathogenesis of keratoconjunctivitis sicca. Ophthalmologica 147:1−18
141. Graefe A von (1857) Graefes Arch Ophthalmol 3:289. Quoted by Berger (142)
142. Berger E (1894) Névroses de sécrétion de la glande lacrymale. − Larmoiement et sécheresse de la conjonctive dans la goitre exophthalmique. Arch Ophthalmol (Paris) 14:101−110
143. Bey Handousa A (1952) Proptosis caused by lipoidosis. Br J Ophthalmol 36:20−25
144. Piper HF (1953) Über Erkrankungen des äußeren Auges und deren Folgezustände. Klin Monatsbl Augenheilkd 122:129−141
145. Guzzinati GC (1954) Ricerche sulla secrezione lacrimale nei diabetici. Boll Ocul 33:754−760
146. Sipple JH (1961) The association of pheochromocytoma with carcinoma of the thyroid gland. Am J Med 31:163−166
147. Rötth A de (1941) On the hypofunction of the lacrimal gland. Am J Ophthalmol 24:20−25

148. Radnót M, Németh B (1955) Wirkung der Testosteronpräparate auf die Tränendrüse. Ophthalmologica 129:376−380
149. Ayala A, Canales ES, Karchmer S, Alarcón Segovia D, Zárate A (1979) Premature ovarian failure and hypothyroidism associated with sicca syndrome. Obstet Gynecol 53:98−101
150. Hauer K (1931) Kasuistischer Beitrag zur Aetiologie der Tränendrüsenhypofunktion. Klin Monatsbl Augenheilkd 87:79−81
151. Fuchs A (1919) Funktionsstörung der Speichel- und Tränendrüsen. Ophthalmol Ges Wien (7. 7. 1919). Ref (1920) in Arch Oftalmol Hisp Am 20:231
152. Schöninger L (1924) Über Keratitis filiformis bei Hypofunktion der Tränendrüse. Klin Monatsbl Augenheilkd 73:208−210
153. Axenfeld T (1929) Bemerkungen zu den Nebenwirkungen der Exstirpation der palpebralen Tränendrüse. Klin Monatsbl Augenheilkd 82:243−247
154. Hadden WB (1888) On „dry mouth" or suppression of the salivary and buccal secretions. Trans Clin Soc Lond 27:176−182
155. Wecker L de, Masselon (1891) Tumeurs symétriques des glandes lacrymales palpébrales et des parotides. Ann Ocul (Paris) 106:443−444
156. Fuchs E (1891) Gleichzeitige Erkrankung der Thränendrüsen und der Parotiden. Deutschmann's Beitr Augenheilkd 3:8. Abstract (1892) in Rev Gén Ophthalmol 11:323−324
157. Mikulicz J von (1892) Über eine eigenartige symmetrische Erkrankung der Thränen- und Mundspeicheldrüsen. Beitr Chirurg (Festschr Th Billroth) 2:610−630
158. Fraser (1893) Xerostomia (mouth dryness) with dryness of the nose and eyes. Edinburgh Hosp Rep I. Abstract (1894) in Rev Gén Ophthalmol (Fr) 13:44−45
159. Haeckel (1902) Beitrag zur Kenntnis der symmetrischen Erkrankung der Tränen- und Mundspeicheldrüsen. Arch Klin Chirurgie 69
160. Gougerot H (1925) Insuffisance progressive et atrophie des glandes salivaires et muqueuses de la bouche, des conjonctives, (et parfois des muqueuses nasale, laringée, vulvaire): Sécheresse de la bouche, des conjonctives, vulvaire, etc. Bull Soc Franç Dermatol Syphil (Paris) 32:376−379
161. Sjögren H (1930) Keratoconjunctivitis sicca. Hygiea. Quoted by Sjögren (108)
162. Sjögren H (1940) Keratoconjunctivitis sicca. In: Modern Trends in Ophthalmology. Butterworth, London
163. Hippocraticum Corpus (V−IV cent bC) Köiakai prognóseis (Cos' prenotions), sect 21, no 433
164. Isidorus Hispalensis (VII cent) Ethimologiarum, liber IV, chap VII
165. Fischer E (1889) Über Fädchenkreatitis. Graefes Arch Ophthalmol 35:201−215
166. Isakowitz J (1928) Die endocrine Periarthritis (Umber) und Keratitis filiformis. Klin Monatsbl Augenheilkd 81:85−86
167. Sjögren H (1933) Zur Kenntnis der Keratoconjunctivitis sicca (Keratitis filiformis bei Hypofunktion der Tränendrüsen). Acta Ophthalmol (Copenh) Suppl 2:1−151
168. Rothman S, Block M, Hauser FV (1951) Sjögren's syndrome associated with lymphoblastoma and hypersplenism. Arch Dermatol Syphilol 63:642−643
169. Talal N, Bunim JJ (1964) The development of malignant lymphoma in the course of Sjögren's syndrome. Am J Med 36:529−540
170. Fye KH, Terasaki PI, Moutsopoulos HM, Daniels TE, Michalski JP, Talal N (1976) Association of Sjögren's syndrome with HLA-B8. Arthritis Rheum 19:883−886
171. Hinzowa E, Ivanyi D, Sula K, Horejs J, Dostal C, Drizhal I (1977) HLA-DW3 in Sjögren's syndrome. Tissue Antigens 9:8−10
172. Anderson JR, Gondie RB, Gray KG, Buchanan WW (1961) Antobody to thyróglobulin in patients with collagen diseases. Scott Med J 6:449
173. Alspaugh MA, Talal N, Tan EM (1976) Differentiation and characterization of autoantibodies and their antigens in Sjögren's syndrome. Arthritis Rheum 19:216−222
174. Kassan SS, Akizuki M, Steinberg AD, Reddick RL, Chused TM (1977) Antibody to a soluble acidic nuclear antigen in the Sjögren's syndrome. Am J Med 63:328−334

175. Frost Larsen K, Isager H, Manthorpe R (1978) Sjögren's syndrome treated with bromhexine: a randomised clinical study. Br Med J 1:1579–1581
176. Gratwohl AA, Moutsopoulos HM, Chused TM, Akizuki M, Wolf RO, Sweet JB, Deisseroth AB (1977) Sjögren-type syndrom after allogeneic bone-marrow transplantation. Ann Intern Med 87:703–706
177. Lawley TJ, Peck GL, Moutsopoulos HM, Gratwohl AA, Deisseroth AB (1977) Scleroderma, Sjögren-like syndrome, and chronic graft-versus-host disease. Ann Intern Med 87:707–709
178. Manthorpe R, Permin H, Tage Jensen U (1979) Auto-antibodies in Sjögren's syndrome with special reference to liver-cell membrane antibody (LMA). Scand J Rheumatol 8:166–172
179. Moutsopoulos HM, Webbe BL, Vlagopoulos TP, Chused TM, Decker JL (1979) Differences in the clinical manifestations of Sicca-Syndrom in the presence and absence of rheumatoid arthritis. Am J Ophthalmol 66:733–736
180. Fox RI, Robinson C, Curd J et al. (1986) First International Symposium on Sjögren's syndrome: Sugested criteria for classification. Scand J Rheumatol Suppl 61:28–30
181. Murube del Castillo J, Cortes Rodrigo MaD (1989) Eye parameters for the diagnosis of xerophthalmos. Clin Exp Rheumatol 7:145–150
182. Lutz A (1931) Über die nervösen Bahnen der Tränenabsonderung. Graefe's Arch Ophthalmol 126:304–337
183. Baum JL, Feingold M (1973) Ocular aspects of Goldenhar's syndrom. Am J Ophthalmol 75:250–257
184. Bietti GB (1963) Irido-pupillare Anomalien und Xerosis conjunctivae. Klin Monatsbl Augenheilkd 143:321–331
185. Meyer HJ (1965) Dysgenesis mesodermalis und Xerosis conjunctivae. Klin Monatsbl Augenheilkd 147:26–31
186. Ullrich O (1949) Turner's syndrome and status Bonnevie-Ullrich. Am J Hum Genet 1:179
187. Holly FJ, Lemp MA (1977) Tear physiology and dry eyes. Surv Ophthalmol. 22:69–87
188. Allen JC (1968) Congenital absence of the lacrimal punctum. J Pediatr Ophthalmol 5:176–178
189. Caccamise WC, Townes PL (1980) Congenital absence of the lacrimal puncta associated with alacrima and aptyalism. Am J Ophthalmol 89:62–65
190. Homer (VIII cent bC) Odyssey, cant 4, vers 219–230
191. Magaard H (1882) Über das Sekret und die Sekretion der menschlichen Thränendrüse. Virchows Arch Pathol Anat 89:258–271
192. Arruga Liró H (1943) La conjunctivitis seca. Arch Soc Oftalmol Hisp Am 2:68–71
193. Ridley F (1928) An antibacterial body present in great concentration in tears, and its relation to infection of the human eye. Proc R Soc Med 21:55–65
194. Ruprecht KW, Loch EG, Giere W (1976) Sandgefühl der Augen und hormonale Kontrazeptiva. Klin Monatsbl Augenheilkd 163:198–204
195. Buonfiglio Marabottini R (1978) Esame qualitativo del film precorneale in rapporto alla sintomatologia, etiopatogenesi e terapia delle sue alterazioni. Minerva Oftalmol 20:255–261
196. Carreras Matas M (1974) Mogadón, aspirina y secreción lagrimal: Observaciones clínicas. Arch Soc Españ Oftalmol 34:883–886
197. Sidi Y, Douer D, Pinkhas J (1977) Sicca syndrome in a patient with toxic reaction to busulfan. JAMA 238:1951. Abstract (1977) in Am J Ophthalmol 85:276–277
198. Turut P, Hache JC, François P, Arnott G (1977) Les complications ophthalmologiques du Pexid. Bull Soc Ophthalmol Fr 77:1003–1007
199. Brückner MR (1949) L'effet de la dihydro-ergotamine dans un cas d'hypersécrétion lacrymale. Ann Ocul (Paris) 182:464
200. Maes JE (1938) The effect of the removal of the superior cervical ganglion on lacrimal secretion. Am J Physiol 123:359
201. Keller HH (1978) Nospilin, ein neues Präparat zur Lokaltherapie allergischer und entzündlicher Erkrankungen des äußeren Auges. Praxis 45:1661–1664

202. Vale J, Gibbs ACC, Phillips CI (1972) Topical propranolol and ocular tension in the human. Br J Ophthalmol 56:770−775
203. Sanz Lopez A (1981) Historia de la dacriología. Thesis Doctoralis, Univ Autónoma, Madrid
204. Jaensch PA (1925) Ein Blastom der Orbita vom Habitus eines karzinomatösen Parotismischtumor. Klin Monatsbl Augenheilkd 74:716−723
205. Rollet J (1936) La couche de liquide pré-cornéenne. Arch Ophthalmol (Paris) 53:5−24, 111−134, 255−280
206. Barraquer Moner JI (1964) Etiología y patogenia del pterigion y de las excavaciones de la córnea de Fuchs. Arch Soc Am Oftalmol Optom 5:49−60
207. Fuchs E (1911) Über Dellen in der Hornhaut. Graefes Arch Ophthalmol 78:82−92
208. Bernard P (1943) Mémoire sur un nouveau moyen de guérir les fistules lacrymales et les larmoiements chroniques réputés incurables. Ann Ocul (Belg) 10:193−209
209. Hyrtl J (1847) Handbuch der topographischen Anatomie. Braumüller, Wien
210. Bahr G von (1941) Könnte der Flüssigkeitsabgang durch die Cornea von physiologischer Bedeutung sein? Acta Ophthalmol 19:125−134
211. Maurice DM, Mishima S (1961) Evaporation from the corneal surface. J Physiol 155:49−50
212. Mishima S, Maurice DM (1961) The oily layer of the tearfilm and evaporation from the corneal surface. Exp Eye Res 1:39−45
213. Ehlers N (1967) A calculation of the average tear flow. Acta Ophthalmol (Copenh) 45:273−274
214. Iwata S, Lemp MA, Holly FJ, Dohlman CH (1969) Evaporation of water from the precorneal tear film and cornea in the rabbit. Inv Ophthalmol Vis Sci 8:613−619
215. Santos Fernandez J (1903) Las enfermedades de los ojos en un pais cálido. Arch Oftalmol Hisp Am 3:153−192
216. Wyon NN, Wyon DP (1987) Measurement of acute response to draught in the eye. Acta Ophthalmol. (Copenh) 65:385−392
217. Borel G (1894) Histéro-traumatismes oculaires. Rev Gén Ophthalmol (Fr) 13:227−229
218. García Mansilla S (1907) Manifestaciones secretorias del histerismo en el aparato de la visión. Arch Oftalmol Hisp Am 7:71−72
219. Kristensen EB, Norn M (1974) Benign mucous membrane pemphigoid. I. Secretion of mucus and tears. Acta Ophthalmol (Copenh) 52:266−281
220. Hamano H, Hamano T, Hamano T, Hori M, Kawabe H, Mitsunaga S (1980) Observations of the precorneal tear film of Sjögren's syndrome by bio differential interference microscope. Folia Ophthalmol Japon (Gan ki) 31:753−755
221. Kilp H, Schmid E, Vogel A (1982) Tränenfilmuntersuchungen im Spiegelbezirk. Klin Monatsbl Augenheilkd 80:49−52
222. Edmund J (1951) Photoelectric measurement of the corneal gloss, p 136. Danish Science Press Ltd, Copenhagen
223. Graves (1923) Trans Ophthalmol Soc UK 43:386. Quoted by Norn
224. Pflüger E (1882) Zur Ernährung der Cornea. Klin Monatsbl Augenheilkd 20:69−81
225. Straub M (1888) Fluoreszinlösung als ein diagnostisches Hilfsmittel für Hornhauterkrankungen. Centralbl Augenheilkd 12:75−77
226. Schirmer O: Quoted by Sjögren (167)
227. Römer P, Gebb, Löhlein W (1914) Quoted by Marx (232)
228. Kleefeld G (1920) Une nouvelle coloration des ulcères cornéennes. Quoted by Förster (230)
229. Stenstam T (1947) On occurrence of keratoconjunctivitis sicca in cases of rheumatoid arthritis. Acta Med Scand 127:139−148
230. Förster HW (1951) Rose bengal test in diagnosis of deficient tear formation. Arch Ophthalmol (Chicago) 45:419−424
231. Bijsterveld OP van (1969) Diagnostic tests in sicca syndrome. Arch Ophthalmol (Chicago) 82:10−14

232. Marx E (1924, 1926) Über vitale Färbungen am Auge und an den Lidern. Graefes Arch Ophthalmol 114:465−482, 116:114−125
233. Norn MS (1968) Bromo thymole blue. Acta Ophthalmol (Copenh) 46:231−242
234. Norn MS (1973) Lissamine green. Vital staining of cornea and conjunctiva. Acta Ophthalmol (Copenh) 51:483−491
235. Hess V von (1892) Graefe's Arch Ophthalmol 38:1. Quoted by Mulock Houwer (126)
236. Nuel JP (1892) La kératite filamentaire. Arch Ophthalmol (Paris) 12:593−623
237. Fraunfelder FT, Wright P, Tripathi RC (1977) Corneal mucus plaques. Am J Ophthalmol 83:191−197
238. Dohlman CH, Friend J, Kalevar V, Yagoda D, Balazs E (1976) The glycoprotein (mucus) content of tears from normal and dry eye patients. Exp Eye Res 22:359−365. Quoted by Bisantis (397)
239. Ollendorff A (1900) Über die Rolle der Mikroorganismen bei der Entstehung der neuroparalytischen Keratitis. Graefes Arch Ophthalmol 49:456−509
240. Marx E (1921) De la sensibilité et du dessèchement de la cornée. Ann Ocul (Paris) 158:774−789
241. Go Ing Hoen, Marx E (1926) Sur le dessèchement de la cornée. Ann Ocul (Paris) 163:334−358
242. Norn MS (1969) Desiccation of the precorneal film. I. Corneal wetting time. II. Permanent discintinuity and Dellen. Acta Ophthalmol (Copenh) 47:865−880, 881−889
243. Girard LG, Moore CD (1969) Dry spots of the cornea. In: Luntz MH (ed) Proc First S Afric Int Ophthalmol Symp, p 25. Butterworth, London Toronto
244. Brown SI (1970) Further studies on the pathophysiology of keratitis sicca of Rollet. Arch Ophthalmol (Chicago) 83:542−547
245. Lemp MA, Hamill JR (1973) Factors affecting tear film break-up time in normal eyes. Arch Ophthalmol 89:103−105
246. Marquardt R, Wenz FH (1980) Untersuchungen zur Tränenfilmstabilität. Klin Monatsbl Augenheilkd 176:879−884
247. Mengher LS, Bron AJ, Tonge SR, Gilbert DJ (1984−1986) Non-invasive assessment of tear film stability. In: Holly FJ (ed) The preocular tear film. Dry Eye Institute, Lubbock, p 64−75
248. Klein M (1949) The lacrimal strip and the precorneal film in cases of Sjögren's syndrome. Br J Ophthalmol 33:387−388
249. García Calderón A (1887) Afectos lagrimales. Rev Espec Oftalmol Sifil Dermatol Afec Urin 11:3−18
250. Demtschenko S (1872) Zur Innervation der Thränendrüse. Pflüger's Arch Ges Ophthalmol 6:191. Abstract in Ann Ocul (Paris) 69:65−66
251. Tepliachine (1894) Recherches sur les nerfs sécrétoires de la glande lacrymale. Arch Ophthalmol (Paris) 14:401−413
252. Köster W (1900) Klinischer und experimenteller Beitrag zur Lehre von der Lähmung des Nervus facialis. Dtsch Klin Med 68:344. Quoted by Koester W (1902) Ein zweiter Beitrag zur Lehre von der Facialislähmung. Dtsch Arch Klin Med 77:327
253. Beetham WP (1935) Filamentary keratitis. Trans Am Ophthalmol Soc 33:413−435
254. Henderson JW, Prough W (1950) Influence of age and sex on flow of tears Arch Ophthalmol (Chicago) 43:224−231
255. Jones LT (1966) The lacrimal secretory system and its treatment. Am J Ophthalmol 62:47−60
256. Jacobs HB (1959) Symptomatic epiphora. Br J Ophthalmol 43:415−434
257. Royer J, Deschamps F, Roth A (1979) Intérêt d'une notation échelonnée du test de Schirmer pour le diagnostic des syndromes secs. Bull Soc Ophthalmol Fr 79:665−667
258. Sjögren H: Quoted by De Rötth (147)
259. Hashimoto M, Otsuka H, Chinen Y, Azuma R (1963) A new Schirmer test using phenol-red paper strip. Gan Ki (Folia Ophthalmol Japon) 14:337−340
260. Casado González M (1971) Contribución al estudio de las correlaciones histofuncionales entre la glándula lagrimal y las glándulas salivales. Rev Clin Españ 122:211−216

261. Holly FJ, Beebe WE, Esquivel ED (1984) Lacrimation kinetics in humans as determined by a novel technique. In: Holly FJ (ed) The preocular tear film. Dry Eye Institute, Lubbock, p 76–78
262. Kurihashi K, Yanagihara N, Honda Y (1977) A modified Schirmer test: The fine-thread method for measuring lacrimation. J Pediatr Ophthalmol 14:390–397
263. Singh K, Jain IS (1973) Basic lacrimal secretion test. Ophthalmologica 166:306–310
264. Scherz W, Doane MG, Dohlman CH (1974) Tear volume in normal eyes and keratoconjunctivitis sicca. Graefes Arch Ophthalmol 192:141–150
265. Gruzdew VF: Zur Methodik der funktionellen Diagnostik des Tränenapparats. Abstract (1939) in Zentralbl Ges Ophthalmol 43:566
266. Frieberg T (1941) Einige physiologische Gesichtspunkte zur Behandlung der Tränenwege. Acta Ophthalmol (Copenh) 19:93
267. Nover A, Jaeger W (1952) Kolorimetrische Methode zur Messung der Tränensekretion (Fluoreszein-Verdünnungstest). Klin Monatsbl Augenheilkd 121:419–425
268. Kirchner C (1964) Untersuchungen über das Ausmaß der Tränensekretion beim Menschen. Klin Monatsbl Augenheilkd 144:412–417
269. Mishima S, Gasset A, Klyce SD, Baum JL (1966) Determination of tear volume and tear flow. Inv Ophthalmol 5:264–276
270. Gonzales de la Rosa M, Serrano Garcia M, Cardona Guerra P, Hernandez Calzadilla C (1981) Cuantificación de la lacrimación: nuevo método fluorofotométrico. Arch Soc Canar Oftalmol 6:32–39
271. Norn MS (1965) Lacrimal apparatus tests. A new method (lacrimal streak dilution test) compared with previous methods. Acta Ophthalmol (Copenh) 43:557–566
272. Norn MS (1966) Lacrimal apparatus test. Acta Ophthalmol (Copenh) 43:557–565
273. Bozóky L, Korchmáros I (1962) Über die Untersuchung der Tränenableitung mittels radioaktiver Isotope. 7. Jahreshauptvers Österreich Ophthalmol Ges (Wien), S 164–167
274. Rossomondo RM, Carlton WH, Trueblood JH, Thomas RP (1972) A new method of evaluating lacrimal drainage. Arch Ophthalmol (Chicago) 88:523–525
275. Sörensen T, Taagehoj Jensen F (1975) Determination of tear flow using a radioactive tracer. Acta Ophthalmol Suppl (Copenh) 125:43–44
276. Cabezas JA, Porto JV, Frois MD, Marino C, Arzua J (1964) Acide sialique dans les larmes humaines. Biochem Biophys Acta 83:318–325
277. McDonald JE (1968) Surface phenomena of tear films. Trans Am Ophthalmol Soc 66:905–939
278. Norn MS (1983) External eye. Methods of examination. Scriptor, Copenhagen, p 77
279. Rolando M, Fernandez Refojo M (1983) Tear evaporimeter for measuring water evaporation rate from the tear film under controlled conditions in humans. Exp Eye Res 36:25–33
280. Fourcroy AF de, Vauquelin LN (1791) Examen chimique des larmes et de l'humeur des narines. Ann Chim (Paris) 9:113–130
281. Frerichs FT (1846) In: Wagner R (1846) Handwörterbuch der Physiologie, Bd III, S 617
282. Haeringen NJ van, Glasius E (1976) The origin of some enzymes in tear fluid, determined by comparative investigation with two collection methods. Exp Eye Res 22:267–272
283. Liotet S, Cohen N, Diatkine-Daumezon S, Chatellier P (1979) Determination d'un profil protéique des larmes humaines et son intérêt pratique. Contactologia 1F:38–51
284. Dartt DA, Knox I, Palau A, Botelho SY (1980) Proteins in fluids from individual orbital glands and tears. Invest Ophthalmol Vis Sci 19:1342–1347
285. Berta A (1982) A polyacrylamide-gel electrophoretic study of human tear proteins. Graefe's Arch Klin Exp Ophthalmol 219:95–99
286. Setten GB van, Viinikka L, Tervo T, Pesonen K, Tarkkanen A, Perheentuppa J (1989) Epidermal growth factor is a constant component of normal human tear fluid. Graefes Arch Ophthalmol 227:184–187
287. Solé A (1955) Die Stagoskopie der Tränen. Klin Monatsbl Augenheilkd 126:446–451

288. Tabbara KF, Okumoto M (1982) Ocular ferning test. A qualitative test for mucus deficiency. Ophthalmol 89:712–714
289. Balík J (1952) The lacrimal fluid in keratoconjunctivitis sicca. A quantitative and qualitative investigation. Am J Ophthalmol 35:773–782
290. Holly FJ, Patten JT, Dohlman CH (1977) Surface activity determination of aequous tear components in dry eye patients and normals. Exp Eye Res 24:479–491
291. Wells PA, Ashur ML, Foster CS (1986) SDS gradient polyacrylamide gel electrophoresis of individual ocular mucus samples from patients with normal and diseased conjunctiva. Curr Eye Res 5:823–831
292. Rindello (1936) Ricerche sul Lysozim in rapporto ad alcune questioni interessanti dell'oftalmologia. Boll Ocul. Ref (1937) in Br J Ophthalmol 21:388
293. Massart J (1889) Sensibilité et adaptation des organismes à la concentration des solutions salines. Arch Biol 9:515. Quoted by Cantonnet (296)
294. Hamburger (1906) Quoted by Cantonnet (296)
295. Janssen PT, van Bijsterveld OP (1983) A simple test for lacrimal gland function: a tear lactoferrin assay by radial immunodiffusion. Graefes Arch Klin Exp Ophthalmol 220:171–174
296. Cantonnet A (1908) Formules de collyres isotoniques aux larmes. Arch Ophthalmol (Paris) 28:617–621
297. Mastman GJ, Baldes EJ, Henderson JW (1961) The total osmotic pressure of tears in normal and various pathological conditions. Arch Ophthalmol (Chicago) 65:509–513
298. Lecha Marzo A (1916) Quoted by Alvarez de Toledo (395)
299. Cerrano E (1909) Ricerche fisico-chimiche sulle lacrime in relazione alla prática dei collirii. Arch Farmacol Sper Sci Affin 8:347– 358
300. Cifarelli PS, Bennett MJ, Zaino EC (1966) Sjögren's syndrome: A case report with an additional diagnostic aid. Arch Intern Med 117:429–431
301. Chisholm DM, Mason DK (1968) Labial salivary gland biopsy in Sjögren's disease. J Clin Pathol 21:656–660
302. Tarpley TM, Anderson LG, White CL (1974) Minor salivary gland involvement in Sjögren's syndrome. Oral Surg 37:64–74
303. Tanabe M, Hasegawa E, Matsuo N, Tamai T, Satoh K, Kojima K, Sato CH, Murakami TH (1984) Lacrimal gland accumulation of 67Ga citrate in patients with Sjögren's syndrome. Eur J Nucl Med 9:233–236
304. Egberg PR, Lambert S, Maurice DM (1977) A simple conjunctival biopsy. Am J Ophthalmol 84:798–801
305. Marner K (1980) Snake-like appearance of nuclear chromatin in conjunctival epithelial cells from patients with keratoconjunctivitis sicca. Acta Ophthalmol (Copenh) 58:849–853
306. Prause JU, Marner K (1986) Snake-like nuclear chromatin in imprints of conjunctival cells from patients with Sjögren's syndrome. In: Holly FJ (ed) The preocular tear film health, disease and contact lens wear. Dry Eye Institute, Lubbock, pp 167–161
307. Verges Roger C, Pita Salorio D (1988) Estudio de la población de células caliciformes conjuntivales en los síndromes de ojo seco mediante un método citológico atraumático. Arch Soc Españ Oftalmol 55:525–530
308. Holm S (1949) Keratoconjunctivitis sicca and the sicca syndrome. Acta Ophthalmol Suppl (Copenh) 33:1–230
309. Martinez M (1775) Anatomía completa del hombre, con todos los hallazgos, nuevas doctrinas, y observaciones raras, cap III: De las lágrimas. Impr Escribano, Madrid, pp 441–446
310. Bernheim J (1893) Über die Antisepsis des Bindehautsackes und die bakterienfeindliche Eigenschaft der Thränen. Deutschmann's Beitr Augenheilkd 8:61
311. Kristensen HK, Zilstorff Pedersen K (1953) Acta Otolaryngol (Stockh) 42:537. Quoted by Boberg Ans J Corneal sensitivity and the naso-lacrimal reflex after retrobulbar anesthesia. Br J Ophthalmol 39:705–726
312. Giardini A, Roberts JRE (1950) Concentration of glucose and total chloride in tears. Br J Ophthalmol 34:737–743

313. Potts AM (1970) Tearing and smog. Sight Sav Rev 40:193–195
314. Allansmith MR, Drell D, Anderson RP, Newman L (1971) Comparison of electro-
     phoretic mobility of tear lysozyme in 50 subjects. Am J Ophthalmol 71:521–529
315. Betsch A (1928) Die chronische Keratitis filiformis als Folge mangelnder Tränen-
     sekretion. Klin Monatsbl Augenheilkd 80:618–623
316. Hallauer C (1930) Clinical and experimental examination of the lysozyme content of
     the conjunctiva and lacrimal fluid. Arch Augenheilkd 103:199–214
317. Cordella M, De Caro G (1965) Primi tentativi di terapia della sindrome di Sjögren con
     Fisalemina. Atti Soc Oftalmol Lombarda 2:141– 147
318. Impicciatore M, Moraini G, Bertaccini G (1973) Action of eledoisin on humar lacri-
     mal secretion in normal and pathological conditions. Naunyn-Schmiedebergs Arch
     Pharmacol 279:127–131
319. Bietti GB, Capra P, De Caro G (1973) Zur Anwendung eines neuen Medikamentes,
     des Eledoisins, zur Behandlung der Keratoconjunctivitis sicca. Ber Dtsch Ophthalmol
     Ges 73:399–407
320. Munoa Roiz JL (1973) Tratamiento del síndrome de Goujerot-Sjögren mediante la
     asociación de fisalemín-eledoisina y medroxiprogesterona. Arch Soc Españ Oftalmol
     33:507–512
321. Dartt DA, Baker AK, Vaillant C et al (1984) Vasoactive intestinal polypeptide stimu-
     lation of protein secretion from rat lacrimal gland acini. Am J Physiol 247:502–509
322. Diaz G, Orzalesi N, Testa Riva F (1980) Stereological investigation of the effects of
     metaproterenol, pilocarpine and atropine administration on the human lacrimal
     gland. Exp Eye Res 30:291–298
323. Pesonen K, Alfthan H, Stenman UH, Viinikka L, Perheentuppa J (1986) An ultrasen-
     sitive time-resolved immunofluorometric assay of human epidermal growth factor.
     Ann Biochem 157:208–211
324. Tiburtius H, Merker HJ (1973) Über eine neue Behandlungsmöglichkeit der herabge-
     setzten Tränenproduktion. Klin Monatsbl Augenheilkd 162:535–539
325. Dioscorides (III cent AD) Euporista (Home remedies), II, 47 (Unauthentic?)
326. Garau Alemany J (1881) De la hemeralopía y su frecuencia en el soldado. Rev Espec
     Oftalmol Sifil Dermatol Afec Urin 4:282–297, 339–353
327. Viusa S (1920) Las enfermedades oculares por carencia (avitaminosis). España Oftal-
     mol (Málaga) 5:161–167
328. Vaughan DG (1954) Xerophthalmia. Arch Ophthalmol (Chicago) 51:789
329. Pirie A (1977) Effects of locally applied retinoic acid in corneal xerophthalmia in the
     rat. Exp Eye Res 25:297
330. Sorsby A (1944) Discussion to the communication of Ridley F: The tears. Br J Oph-
     thalmol 28:195–198
331. Paganoni C (1961) La cocarbossilasi nel trattamento della sindrome di Gougerot-
     Howers-Sjögren. Ann Ottalmol 87:663–668
332. Nover A (1954) Tierexperimentelle Untersuchungen über die Regenerations- und
     Transplantationsfähigkeit der Tränendrüse unter lokalem und allgemeinem Hormon-
     reiz (Thyroxin). Graefes Arch Ophthalmol 156:98–118
333. Brückner MR (1945) Über einen erfolgreich mit Perandren behandelten Fall von Sjö-
     grenschem Symptomenkomplex. Ophthalmologica (Basel) 110:37–42
334. De Roetth A (1950) The dry eye. Acta XVI Conc Ophthalmol Univ, London. Br Med
     Assoc I:456–464
335. Calmettes L, Deodati F, Planel, Bec P (1956) Influence de la sécrétion hormonale
     génitale sur les glandes lacrymales. Ann Ocul (Paris) 189:729
336. Werb A (1971) Unusual causes of epiphora. Br Ophthalmol 55:559–564
337. Tabbara KF, Frayha RA (1983) Alternate day steroid therapy for patients with Sjög-
     ren's syndrome. Ann Ophthalmol 15:358–361
338. Charleux J: Traîtement de la maladie de Gougerot-Sjögren. Com Soc Ophthalmol
     Lyon. Ref (1968) in Ann Ocul (Paris) 201:1164
339. Drossos AA, Skopouli FN, Costopoulos JS, Papadimitriou CS, Moutsopoulos HM
     (1986) Cyclosporin A (Cy A) in primary Sjögren's syndrome: a double blind study.
     Ann Rheum Dis 45:732–735

340. Alcoati of Toledo: Yamá sive liber de oculis: Quinta Maqäla, Ixbilia, AHg 554, Sevilla, AD 1160. Ed Univ Salamanca, 1973
341. Perez Lorenzo V (1934) Tratamiento local de la xerosis corneal por las vitaminas en solución oleosa. Arch Oftalmol Hisp Am 34:159–160
342. Aguilar Bartolomé JM (1957) El empleo de la metil celulosa en Oftalmología. Arch Soc Oftalmol Hisp Am 17:203–214
343. Swan KC (1944) Reactivity of the ocular tissues to wetting agents. Am J Ophthalmol 27:1118. Abstract (1945) in Arch Soc Oftalmol Hisp Am 5:406–407
344. Mims JL (1951) Methylcellulose solution for ophthalmic use. Arch Ophthalmol (Chicago) 46:664
345. Krishner N, Brow F (1964) Polyvynil alcohol as an ophthalmic vehicle. Am J Ophthalmol 57:99
346. Marquardt R (1986) Die Behandlung des trockenen Auges mit einem neuen tropffähigen Gel. Klin Monatsbl Augenheilkd 189:51–54
347. Gifford S, Puntenney I, Bellows J (1943) Keratoconjunctivitis sicca Arch Ophthalmol (Chicago) 30:207–216
348. Bruce Hamilton (1940) Keratitis sicca, including Sjögren's syndrome. Trans Ophthalmol Soc Austral 2:63. Quoted (1942) in Br J Ophthalmol 26:280–281
349. Bisantis C (1976) Emploi d'un collyre fait d'auto-serum dans les affections conjonctivales liées à une sécrétion lacrymale alterée. Ann Ocul (Paris) 209:759–762
350. Liotet S, Perrin D (1982) Amélioration spectaculaire d'un syndrome sec sévère par instillation de colostrum. Bull Soc Ophthalmol Fr 82:15–16
351. André B (1979) Etude clinique du collyre à la chondroitine sulfate dans le cadre des syndromes de sécheresse oculaire. Med Thesis Univ Nancy (Fr)
352. DeLuise VP, Scott Peterson W (1984) The use of topical healon tears in the management of the refractory dry-eye syndrome. Ann Ophthalmol 16:823–824
353. Filatov VP, Chevalyev VE (1951) Surgical treatment of the parenchymal xerosis (in Russian). J Oftalmol (Odessa) 3:131–137
354. Murube del Castillo J (1986) Transplantation of salivary gland to the lacrimal basin. Scand J Rheumatol Suppl 61:264–267
355. Weve H (1928) Quoted by Sjögren (108)
356. Absolon MJ, Brown CA (1968) Acetyl-cysteine in keratoconjunctivitis sicca. Br J Ophthalmol 52:310–316
357. Michel J von (1884) Lehrbuch der Augenheilkunde, 1 Aufl. Wiesbaden, S 500
358. Charlton CF (1920) The function of the protein in the lacrimal secretion. Am J Ophthalmol 3:802–804
359. Sapse AT, Bonavida B, Stone FW, Sercarz EE (1969) Proteins in human tears. Immunoelectrophoretic patterns. Arch Ophthalmol (Chicago) 81:815–819
360. Liegl O (1965) Zur Therapie der Keratitis filiformis. Klin Monatsbl Augenheilkd 147:883–884
361. Johnson LV, Nosik WA (1951) Greater superficial petrosal neurectomy for relief of chronic bullous keratitis. Arch Ophthalmol (Chicago) 45:32–37
362. Wright RE (1927) Maladie de Mikulicz traitée par les rayons X. Am J Ophthalmol 10:903. Ref (1928) in Ann Ocul (Paris) 165:776
363. Montero Iruzubieta J, Gonzalez Latorre M, Diaz Ruiz C, Montero Marchena J (1988) Modificaciones del test de Schirmer en la queratoconjunctivitis seca (QCS) tras tratamiento con láser He-Ne. Estudio a doble ciego. Arch Soc Españ Oftalmol 54:813–818
364. MacLean AL (1945) Sjögren syndrome. Bull Johns Hopkins Hosp 76:179. Quoted by Sjögren (108)
365. Flynn F, Schulmeister A (1967) Keratoconjunctivitis sicca and new techniques in its management. Med J Austral 1:33–41
366. Trevor Roper PD (1967) The Frank Flynn tear-supplying spectacles. Trans Ophthalmol Soc UK 87:105–107
367. Dohlman CH, Doane MG, Reshmi CS (1971) Mobile infusion pumps for continuous delivery of fluid therapeutic agents to the eye. Ann Ophthalmol 3:136
368. Charleux J, Brun P (1973) Glandes lacrymales artificielles. Bull Soc Ophthalmol Fr 73:5–6, 683–686

369. Rosen J, Brown SI (1974) A simple moist chamber. Am J Ophthalmol 78:859−860
370. Poirier RH, Ryburn MF, Israel ChW (1977) Swimmer's goggles for keratoconjunctivitis sicca. Arch Ophthalmol (Chicago) 95:1405−1406
371. Savar DA (1978) A new approach to ocular moisture chambers. J Pediatr Ophthalmol 15:51−53
372. Gasset AR, Kaufman HF (1971) Hydrophilic lens therapy of severe keratoconjunctivitis sicca and conjunctival scarring. Am J Ophthalmol 71:1185−1189
373. Buller F (1876) Quoted by Larena Gomez (396)
374. Römer P (1899) Experimentelle Untersuchungen über Infektion vom Conjunctivalsack aus. Z Hygiene 294−328. Quoted by Záboj Bruckner (1924) Lacrimal passages in the guineapig and rabbit. Br J Ophthalmol 8:158−165
375. MacMillan JA, Cone W (1937) Prevention and treatment of keratitis neuroparalytica by closure of the lacrimal canaliculi. Arch Ophthalmol (Chicago) 18:352−355
376. Rashid RC (1987) Rashid argon laser canaliculoplasty. Abstracts ist Meeting Int Soc Dakryol, p 18. Budapest
377. Foulds WS (1961) Intracanalicular gelatin implants in the treatment of keratoconjunctivitis sicca. Br J Ophthalmol 45:625−627
378. Freeman JM (1975) The punctum plug: Evaluation of a new treatment for the dry eye. Trans Am Acad Ophthalmol Otolaryngol 79: 874−879
379. Adams AD (1978) Silicone plug for punctum occlusion. Trans Ophthalmol Soc UK 98:499
380. Bernard JA, Fayet B, Pouliquen Y (1989) Nouveaux modèles de clous méatiques et de pose-clous. Bull Soc Ophthalmol Fr 89:1131−1132
381. Patten JT (1976) Punctal occlusion with N-butyl-cyanoacrylate tissue adhesive. Ophthalmic Surg 7:24−26
382. Murube del Castillo (1986) Ectropionization of the lacrimal punctum in Sjögren's syndrome. Scand J Rgeumatol Suppl 61:268−269
383. Lamberts D (1987) Punctal occlusion. Int Ophthalmol 27:44−46
384. Murube del Castillo J (1988) Tratamiento del xeroftalmos con transplantes de glándula salival. Arch Soc Españ Oftalmol 54:151−164
385. Murube del Castillo J, Bahamon Caycedo M (1990) Transplante de glándula sublingual en pacientes con ojo seco. Estudio histológico postoperatorio. Tiempos Méd/Anuario 4:224−231
386. Herzog V, Sies H, Miller F (1976) Exocytosis in secretory cells of rat lacrimal gland. Peroxidase release from lobules and isolated cells upon cholinergic stimulation. J Cell Biol 70:692−706
387. Hann LE, Tatro JB, Sullivan DA (1989) Morphology and function of lacrimal gland acinar cells in primary culture. Invest Ophthalmol Vis Sci 30:145−158
388. Weil BA, Milder B (1985) Sistema lagrimal. Dacriología básica: diagnóstico y tratamiento de sus afecciones, chap 13: El ojo seco. Ed Med Panamericana, Buenos Aires, p 124
389. Milder B, Weil BA (1983) The lacrimal system. Appleton-Century-Crofts, Norwalk
390. Harris EK (ed) (1989) The Sjögren's syndrome handbook
391. Wood CA (1917) The Am Encycl Diction Ophthalmol, vol XI, pp 8576−8577. Cleveland Press, Chicago
392. Liotet S, van Bijsterveld OP, Blétry O, Chomette G, Moulias R, Arrata M (1987) L'oeil sec. Masson, Paris
393. Paton L (1926) El trigémino y sus lesiones oculares. Br J Ophthalmol 10:305
394. Brocq L (1888) De la dermatite herpetiforme de Duhring. Ann Dermatol Syphilogr 2nd Ser, 9
395. Alvarez de Toledo R (1917) Sobre el valor práctico del signo de Lecha Marzo, para el diagnóstico de la muerte real. Libr Guevara, Granada
396. Larena Gomez C (1982) Estudio histopatológico y ultraestructural secuencial del ojo seco experimental. Thesis Doctoralis, Univ Barcelona

Kapitel 2

Funktionelle Morphologie der Bindehaut

Johannes W. Rohen und Elke Lütjen-Drecoll

1 Konjunktiva

Der Lidapparat ist eine Schutzeinrichtung für das Auge, wobei die Befeuchtung der Hornhaut eine zentrale Rolle spielt (Abb. 1). Wenn bei Kaninchen der Tränenfilm an der kornealen Oberfläche abgewaschen wird, nimmt der Korneadurchmesser sofort ab (Abb. 2). Wird die Korneaoberfläche mit dem Sekret der Meibom-Drüsen überzogen, bleibt die Korneadicke unverändert, auch wenn die Lider offenbleiben (1). Diese Versuche zeigen, daß der *präkorneale Tränenfilm* das Austrocknen der Kornea verhindert und daß die oberflächliche Lipidschicht hierfür eine wesentliche Rolle spielt. Wird bei Kaninchen die Tränendrüse entfernt, kommt es zu einer Keratinisation des Hornhautepithels. Dies zeigt, daß auch die wäßrige Phase für die Funktionsfähigkeit der Hornhaut von Bedeutung ist. Die Haftung der Flüssigkeitslamelle auf der Hornhautoberfläche setzt aber die Existenz einer Muzinschicht voraus, die an den Oberflächenzellen des Korneaepithels, deren Oberfläche durch feinste Mikrovilli und Mikroplicae stark vergrößert ist, klebt. Fehlt diese Schleimschicht, die von den Drüsen der Konjunktiva (hauptsächlich den Becherzellen) produziert wird, haftet der Tränenfilm nicht mehr am Epithel und die Kornea wird geschädigt. Der präkorneale Tränenfilm hat also drei verschiedene Komponenten, die aus unterschiedlichen Quellen stammen und erst in ihrer Gesamtheit ein harmonisches, die Hornhautfunktion erhaltendes System abgeben (Abb. 3).

Die Konjunktiva erfüllt aber noch andere, für das Auge wesentliche Aufgaben. Insgesamt repräsentiert sie eine Schleimhaut, die durch ihr lockeres, elastikareiches Stroma gegenüber Bulbus und Lidapparat ausgiebig verschieblich ist. Eine wichtige Voraussetzung für diese Gleitbewegungen zwischen Lidern und Augapfel, die unabhängig voneinander erfolgen können, stellt der konjunktivale Schleimfilm *(präokulärer Tränenfilm)* dar, der im übrigen auch das Austrocknen der Bindehaut verhindert.

Eine dritte, sehr wesentliche Aufgabe der konjunktivalen Schleimhäute besteht schließlich in der immunologischen Abwehr von viralen, bakteriellen oder partikulären Elementen (Antigenen). Das Konjunktivaepithel beherbergt nicht nur spezielle, an Abwehrvorgängen beteiligte Zellen wie z.B. die

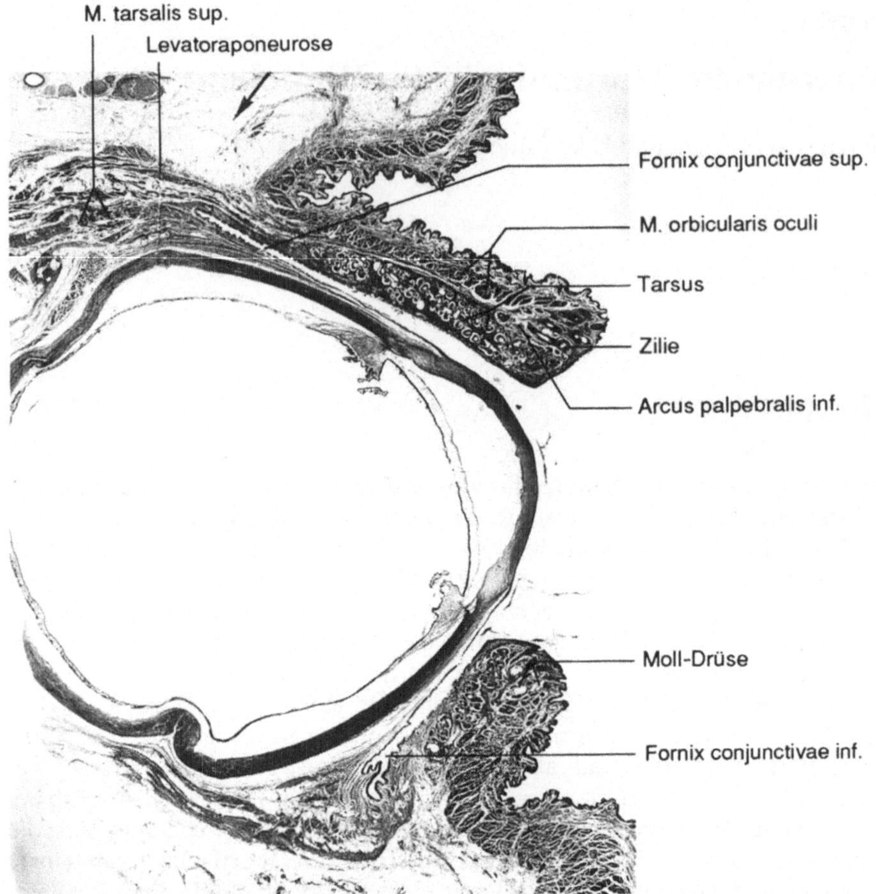

Abb. 1. Sagittalschnitt durch das Auge und den Lidapparat, in Öffnungsstellung fixiert (35jähriger Mann, Azanfärbung, ×4). Aus Rohen (34)

Langerhans-Zellen, sondern immer auch zahlreiche Lymphozyten und Makrophagen. An zahlreichen Stellen kommt es in der konjunktivalen Schleimhaut zur Entwicklung von solitären Lymphfollikeln, die T- und B-Lymphozyten sowie Makrophagen beherbergen. Die Konjunktiva verfügt auch im Gegensatz zum Auge über ein eigenes Lymphdrainagesystem.

Schließlich ist die Konjunktiva auch zur Resorption verschiedenster Stoffe befähigt und besitzt ein hohes Regenerationsvermögen. Hornhautwunden können rasch aus den Zellreserven des bulbären Konjunktivaepithels gedeckt werden. Schließlich besitzt die Bindehaut auch eine reiche Innervation, so daß sie das Auge vor schädigenden Umwelteinflüssen schützen kann. Von ihr gehen Reflexe aus, die von einfachen Schutzreaktionen (Erhöhung der Tränensekretion), über Augen- und Lidbewegungen bis zu allgemeinen Körperbewegungen, Fluchtreaktionen oder bewußten Handlungen reichen.

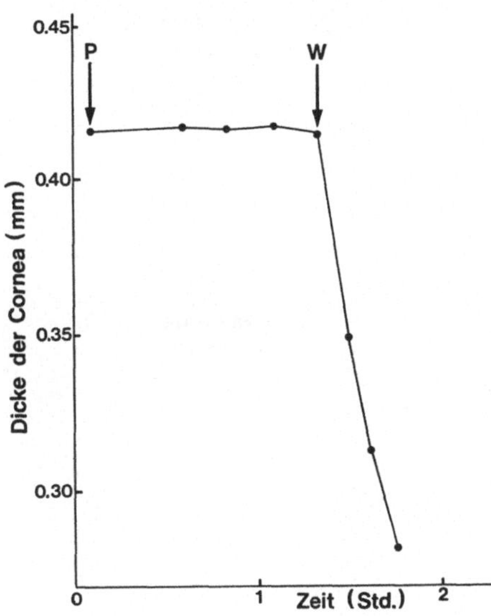

Abb. 2. Korneadurchmesser bei geschlossenen Lidern *(P)* und nach Abwaschen des Tränenfilms *(W)* beim Kaninchen. Nach Mishima (1)

1.1 Tränenfilm

Der das Konjunktivaepithel bedeckende, flüssigkeitsreiche Schleimfilm läßt sich in 2 Abschnitte gliedern: 1. den präkornealen Tränenfilm auf der Hornhautoberfläche und 2. den etwas dickeren präokulären Tränenfilm auf dem Konjunktivaepithel. Der präkorneale Tränenfilm hat eine Dicke von rund 9 µm, verdünnt sich aber durch Verdunstung bis kurz vor dem nächsten Lidschlag auf etwa 4 µm (Abb. 3).

Unter normalen Verhältnissen stammt die Flüssigkeit weitgehend aus den Lid- und akzessorischen Tränendrüsen (sog. basale Sekretion), die etwa 1–2 µl/min Flüssigkeit absondern (Gesamtvolumen 7–9 µl). Brandt und Fritsche (2) errechneten ein durchschnittliches Sekretionsvolumen von 9,5 µl/Tag. Bei kornealer Reizung, psychischen Erregungen, Fremdkörperreizungen u.a. kann sich die Tränensekretion (jetzt hauptsächlich aus der Tränendrüse stammend) auf das 20- bis 30fache steigern (sog. Reflexsekretion).

Der präkorneale Tränenfilm nach Jaeger (3) erfüllt im wesentlichen 5 Aufgaben:
1. schützt er die Hornhaut vor Austrocknung;
2. sorgt er für die Erhaltung der optischen Brechungsverhältnisse;
3. spielt er bei der Infektabwehr eine Rolle;
4. begünstigt er eine Sauerstoffpermeation für den Hornhautmetabolismus; und
5. unterstützt er durch seine Hyperosmolarität die korneale Entwässerung.

Der *präkorneale Tränenfilm* besteht im wesentlichen aus drei Schichten (Abb. 3). Den Hauptanteil macht die wäßrige Schicht aus (Dicke ca. 8 µm), die oberflächlich durch eine dünne Lipidschicht (Dicke ca. 0,1 µm) abge-

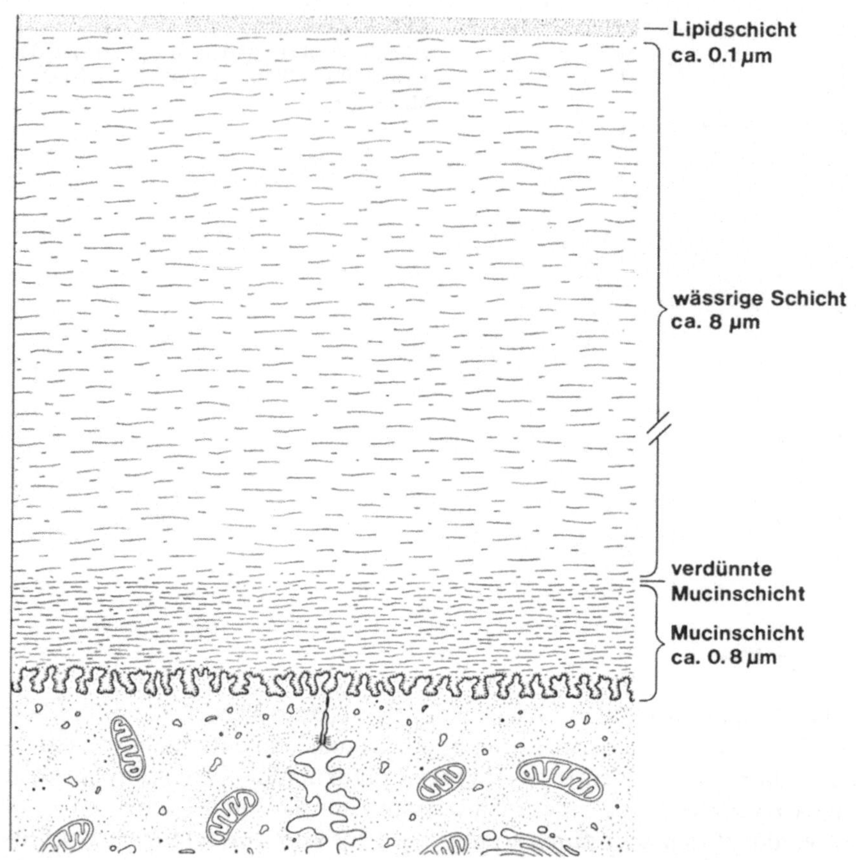

Abb. 3. Schema vom Aufbau des Tränenfilms. Nach Steuhl (26)

schlossen ist. Die Lipide, die ein Gemisch aus verschiedenen Lipiden (Phospholipiden, Cholesterinester, Neutralfette usw.) darstellen, stammen hauptsächlich aus den Meibom-Drüsen des Ober- und Unterlides. Aber auch die Zeis- und Moll-Drüsen der Lidränder steuern Sekrete bei. Das Lipidgemisch würde sich auf der Wasseroberfläche des Films nicht ausbreiten, wenn es nicht eine oberflächenaktive Kohlenhydratkomponente enthielte, deren hydrophile Endketten die Bildung einer Monolayerschicht auf Wasser erlaubten. Die Regeneration des Tränenfilms erfolgt in zwei Phasen. Zunächst wird beim Lidschluß die wäßrige Flüssigkeit auf der Hornhautoberfläche verteilt und dann erst bei der Lidöffnung das Sekret der Meibom-Drüsen auf dem Flüssigkeitsfilm ausgebreitet.

Die etwa 8 µm dicke wäßrige Schicht des Tränenfilms besteht aus Wasser, Elektrolyten und organischen Substanzen, darunter etwa 30 verschiedene Proteine (4, 5). Auch abgeschilferte Epithelzellen, Lymphozyten und Zellreste kommen in der Flüssigkeitsschicht vor. Tränenspezifische Proteine sind Lactoferrin, Lysozyme, Präalbumine sowie Immunglobuline. Normalerweise tritt kein Serumprotein aus dem konjunktivalen Gefäßnetz in die Tränenflüssigkeit über, jedoch wohl bei Konjunktivitiden, beim Sikkasyndrom sowie bei anderen pathologischen Zuständen. Etwa ⅓ der tränenspezifischen Proteine sind Präalbumine, die besonders für die Stabilität des Films wichtig sind. Bei der Reflexsekretion können sie um ein Mehrfaches ansteigen. Die Immunglobuline stammen hauptsächlich aus der Konjunktiva und bestehen im wesentlichen aus IgA und IgG.

In pathologischen Situationen werden auch vermehrt Immunglobuline von der Tränendrüse abgesondert, deren interstitielles Bindegewebe zahlreiche Lymphozyten und Plasmazellen enthält. In der Tränenflüssigkeit finden sich auch Proteasen und Plasminogen-Aktivatoren sowie antibakteriell wirkende Proteine (Lysozym, β-Lysin, Lactoferrin), die vor allem in der Tränendrüse gebildet werden. Das unspezifische Bakteriolytische Protein Lysozym kommt in besonders hoher Konzentration vor (1−2 g/l). Da dessen Konzentration bei der Reflexsekretion praktisch um 100% zunehmen kann, wurde auch daran gedacht, die Lysozymsekretion als Funktionstest für die Tränendrüse zu verwenden. Die Tränenflüssigkeit ist außerdem reich an spezifischen Wirkstoffen wie Histamin (etwa 10 mg/ml), an Prostaglandinen und Katecholaminen (Dopamin, Adrenalin, Noradrenalin) (6).

Funktionell besonders wichtig ist die *Mukusschicht des Tränenfilms,* die beim präkornealen Tränenfilm etwa 0,8 µm, beim präokularen Tränenfilm durchschnittlich 1,4 µm dick ist (7). Der Schleim verbindet sich mit der Glycokalyx der Korneaepithelzellen und ist hydrophil. Er enthält Sialomuzine (Glykoproteine), die allgemein für die Herabsetzung der Oberflächenspannung verantwortlich gemacht werden (7, 8). Durch die Reduktion der Oberflächenspannung wird eine gleichmäßige Flüssigkeitsverteilung auf der Hornhautoberfläche erreicht, was auch für die optischen Eigenschaften der Kornea wichtig ist. Zusammen mit den Lipiden setzen die Muzine die Oberflächenspannung bis auf rund 58 dyn/cm herab (Abb. 4). Dadurch wird das Korneaepithel, das normalerweise hydrophob ist, überhaupt mit Wasser benetzbar. Ähnliche Mechanismen spielen auch an anderen Stellen des Körpers, wo eine stabile Flüssigkeitsschicht benötigt wird, eine Rolle wie z.B. beim Alveolarepithel der Lunge oder dem Gefäßendothel der Blutgefäße.

1.2 Konjunktivaepithel

Das Konjunktivaepithel überzieht den gesamten Konjunktivalsack. Es geht am Limbus cornea in das Korneaepithel und am Lidrand in die Epidermis über. Man unterscheidet üblicherweise eine marginale Konjunktiva (bis 2 mm von der Lidkante entfernt, etwa im Bereich der Ausführungsgänge der Meibom-Drüsen) eine tarsale Konjunktiva (an der Hinterfläche von Ober- und Unterlid), eine fornikale Konjunktiva (im oberen und unteren Fornix) und eine bulbäre Konjunktiva im Bereich des Bulbus bis zum Limbus corneae (Abb. 1). An den Lidrändern geht das mehrschichtige, verhornende Plattenepithel der äußeren Haut in das mehrschichtige, unverhornte Plattenepithel

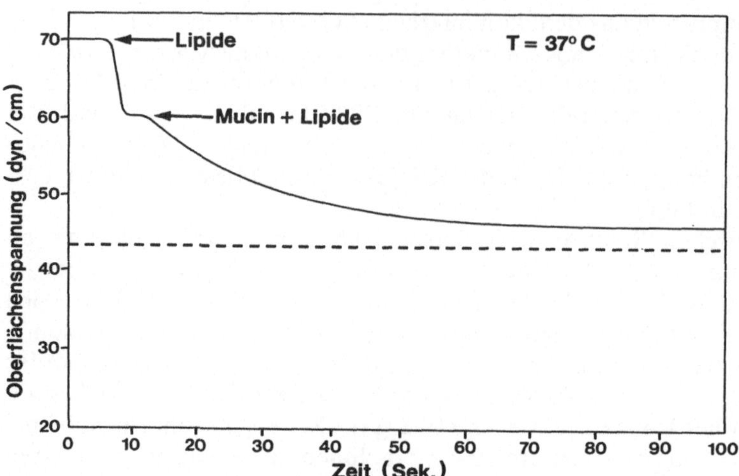

Abb. 4. Veränderungen der Oberflächenspannung des Tränenfilms durch Lipide bzw. Lipid-Muzingemische. Nach Holly (6)

der marginalen Konjunktiva über. Im Bereich der Tarsalplatten (Conjunctiva palpebralis) und im Fornix wird das Epithel mehrreihig oder mehrschichtig und prismatisch. Meist ist es auf den Tarsalplatten niedriger mit flachen bis kubischen Zellen an der Oberfläche und im Fornix hochprismatisch und mehrschichtig. Im Alter wird das Epithel flacher. In Höhe des Bulbus wird das bulbäre Konjunktivaepithel dann wieder niedriger und zeigt am Limbus corneae häufig schon oberflächenwärts kubische bis abgeplattete Zellen bis der Übergang in das nichtverhornende, mehrschichtige Plattenepithel der Kornea erfolgt. Die Gesamtoberfläche des Bindehautsackes einschließlich Kornea beträgt beim Menschen rund 17,65 cm^2, wovon auf die Korneaoberfläche 1,04 cm^2 entfallen (9, 10).

In das Konjunktivaepithel sind in variierender Menge schleimbildende *Becherzellen* eingestreut. Innerhalb des tarsalen Konjunktivaepithels lagern sich die Becherzellen häufig zu Gruppen zusammen und bilden damit endoepitheliale Drüsen, die mit kleinen, gangähnlichen Öffnungen an der Oberfläche ausmünden (sog. Henle-Krypten, Durchmesser 10−60 μm) (Abb. 5, 6).

Rasterelektronenmikroskopisch läßt sich ein polygonales Zellmuster erkennen, in dessen Lücken hier und da Becherzellen eingefügt sind (Abb. 6). Die Zelloberfläche trägt einen Rasen von Mikrovilli, die durchschnittlich 0,5−1 μm hoch und 0,4 μm dick sind. Dunkle, helle und mitteldunkle Zellen unterscheiden sich im rasterelektronenmikroskopischen Bild vor allem durch die Form und Anzahl ihrer Mikrovilli. Die hellen Zellen tragen nur wenige, aber relativ lange Mikrovilli, während die dunklen zahlreiche, kurze und plumpe Mikrovilli besitzen (11, 12).

Die *Zahl der Becherzellen* ist häufig, allerdings mit ganz unterschiedlichen Methoden, untersucht worden. In der Übergangsfalte des Unterlids fanden Marquardt und Wenz (13) durchschnittlich 26−40 Becherzellen pro mm

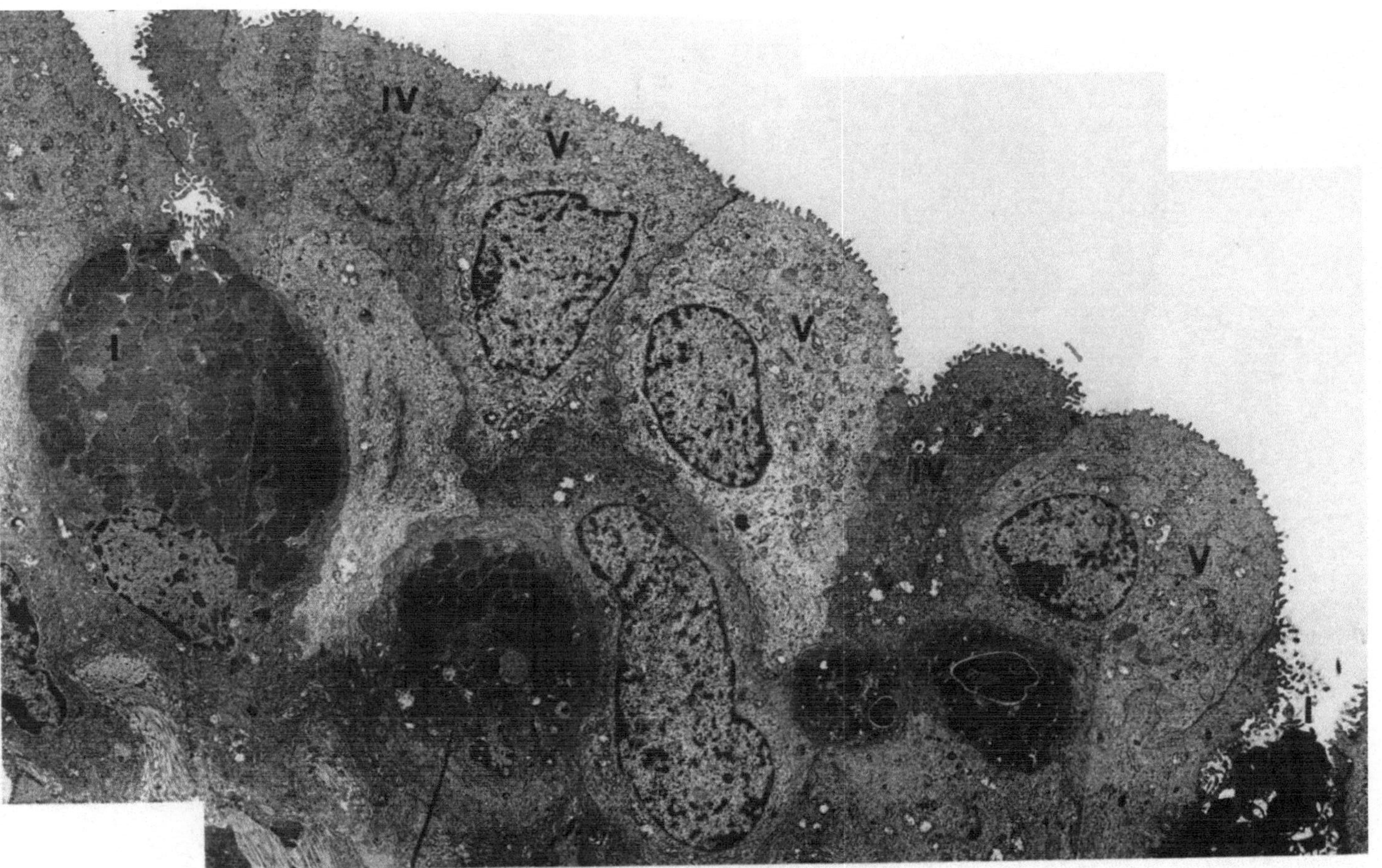

Abb. 5. Elektronenmikroskopische Aufnahme vom Konjunktivaepithel (Cynomolgusaffe, (×5000). Römische Zahlen bezeichnen die verschiedenen Zelltypen (vgl. Tabelle 2)

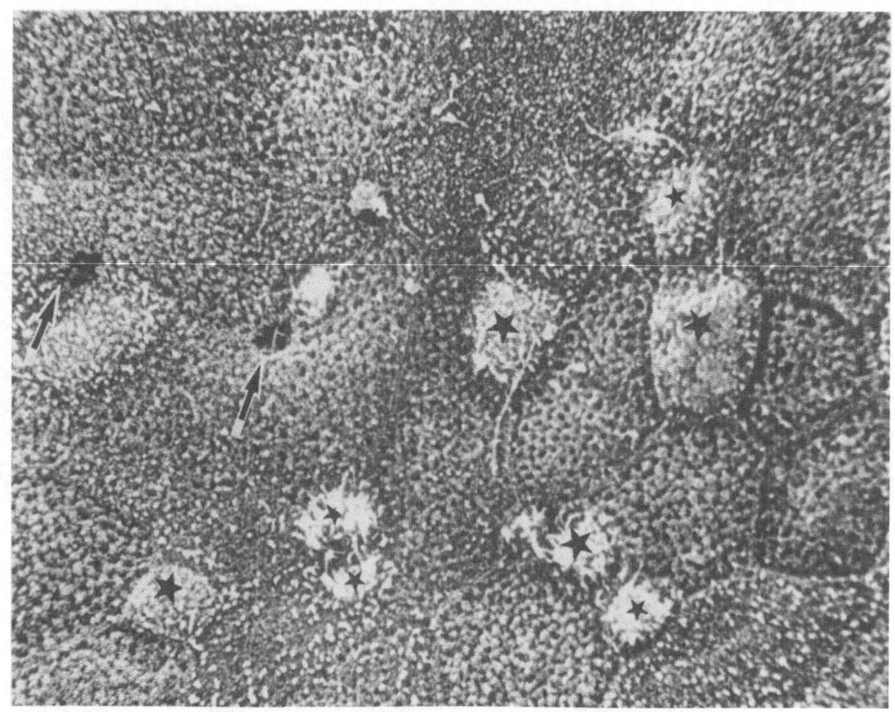

Abb. 6. Rasterelektronenmikroskopische Aufnahme von der Oberfläche des Konjunktiva-epithels vom Menschen (×950). *Pfeile,* Henle-Krypten, *Sternchen,* Becherzellen. Man beachte den Mikrovilli-Besatz der Oberflächenzellen

Schleimhautoberfläche. Im Alter nimmt die Zahl der Becherzellen nur gering-fügig ab (13). An mechanisch belasteten Stellen (z.B. Lidränder) können die Becherzellen ganz fehlen, während sie im Bereich der Caruncula und Plica semilunaris sehr zahlreich sind. Im Limbusbereich sind sie sehr selten oder feh-len ganz. In der bulbären Konjunktiva treten sie wesentlich seltener auf als in der fornikalen oder palpebralen Konjunktiva. Bei Strahlenschäden oder ent-zündlichen Veränderungen verschiedener Genese, besonders aber beim Sikka-syndrom, geht die Zahl der Becherzellen markant zurück (Tabelle 1). Mit immunfluoreszenzmikroskopischen Methoden ließ sich zeigen, daß die Glyko-proteine der Tränenflüssigkeit (GP$_2$-Fraktion, Molekulargewicht $\approx 1{,}3 \times 10^6$) weitgehend aus den Becherzellen stammen und nicht aus der Tränendrüse (14).

Die Frage der Regenerationsfähigkeit der Becherzellen im Konjunktiva-epithel ist nicht geklärt. Wird das Korneaepithel bei Versuchstieren abradiert, so wächst das bulbäre Konjunktivaepithel vom Limbus auf die Hornhautober-fläche und beginnt sich lebhaft mitotisch zu teilen. Interessanterweise treten nach 3–14 Tagen im ausgewachsenen Epithel auf der Hornhautoberfläche Becherzellen auf, obwohl in diesem Bereich vorher keine Becherzellen vor-

Tabelle 1. Becherzellendichte in der Conjunctiva bulbi und Conjunctiva palpebr. inf. (Nach Nelson und Wright 1984)

	n	Anzahl der Zellen/mm^2 ($\pm$ SD)	
		Conj. bulbi	Conj. palpebr.
Normal	16	443 ($\pm$ 266)	1972 ($\pm$ 862)
Keratoconjunctivitis sicca (KCS)	90	102 ($\pm$ 139)	791 ($\pm$ 744)
Strahlenschäden	4	45 ($\pm$ 46)	635 ($\pm$ 560)
Blepharitis + KCS	28	138 ($\pm$ 110)	457 ($\pm$ 548)
Pemphigoid	12	17 ($\pm$ 22)	99 ($\pm$ 130)
Stevens-Johnson-Syndrom	5	5 ($\pm$ 7)	43 ($\pm$ 96)
Limb. Keratokonjunktivitis	5	65 ($\pm$ 137)	140 ($\pm$ 190)

handen waren (15) (Abb. 7). Durch den regenerativen Reiz sind offenbar Kapazitäten geweckt worden, die vorher nicht erkennbar waren. Diese Becherzellen verschwinden aber nachher wieder (bei Kaninchen nach 6 Wochen), ohne daß jedoch das neugebildete Regenerat auf der Kornea zytologisch voll die Charakteristika des ehemaligen Hornhautepithels annimmt, was auch an den Veränderungen des Proteinmusters erkennbar ist (16). Es handelt sich also nicht um eine echte Metaplasie.

Zelltypen des Konjunktivaepithels. In der älteren Literatur wurden nur zwei Zelltypen im Epithel der konjunktivalen Schleimhaut beschrieben, nämlich Epithelzellen und Becherzellen. In den letzten Jahren hat sich jedoch herausgestellt, daß es wesentlich mehr Zellformen gibt. Greiner et al. (17) haben zuerst ein „zweites schleimbildendes System" beschrieben; später haben dann Rohen und Steuhl (18) insgesamt fünf verschiedene Zellformen charakteri-

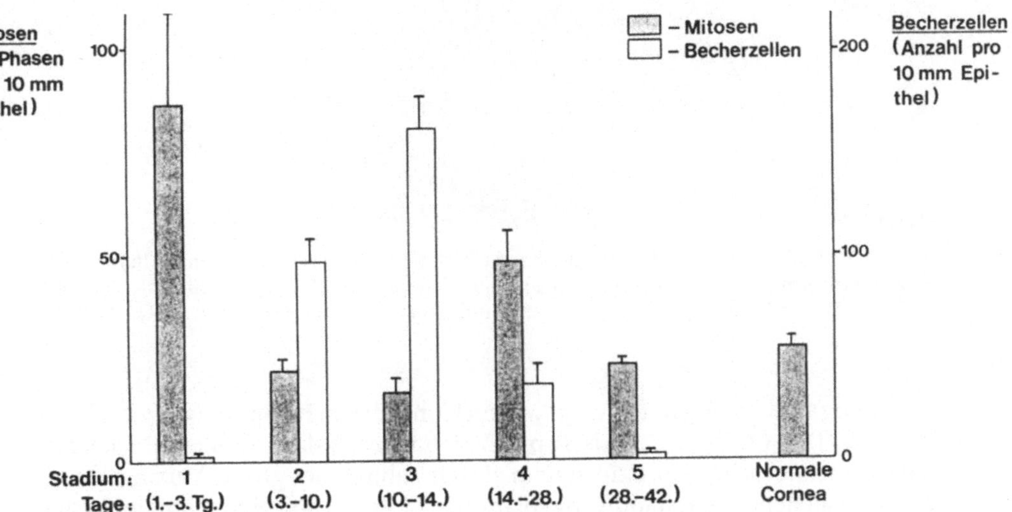

Abb. 7. Anzahl von Mitosen und Becherzellen im regenerierenden Konjunktivaepithel der Korneaoberfläche. Nach Kinoshita et al. (1983) Invest Ophthalmol Vis Sci 24

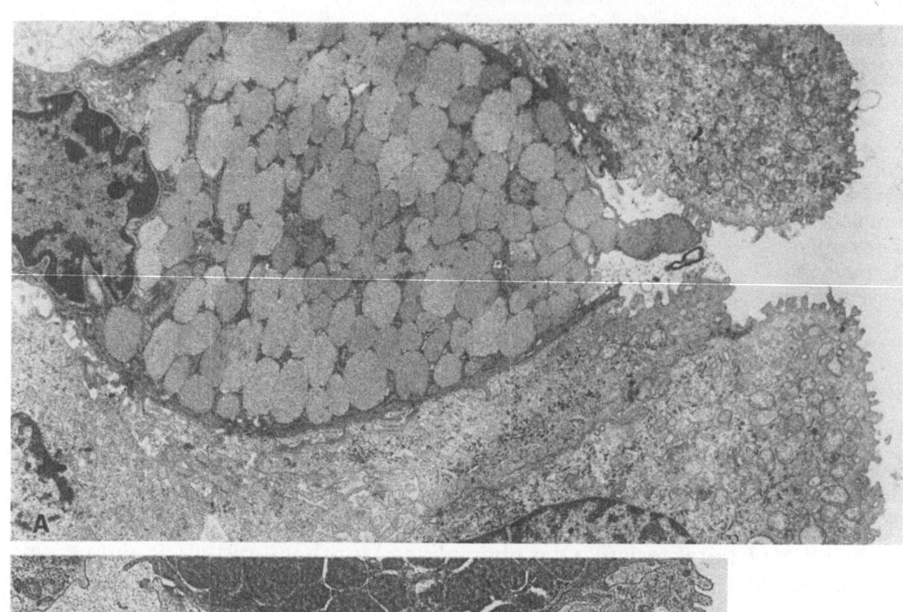

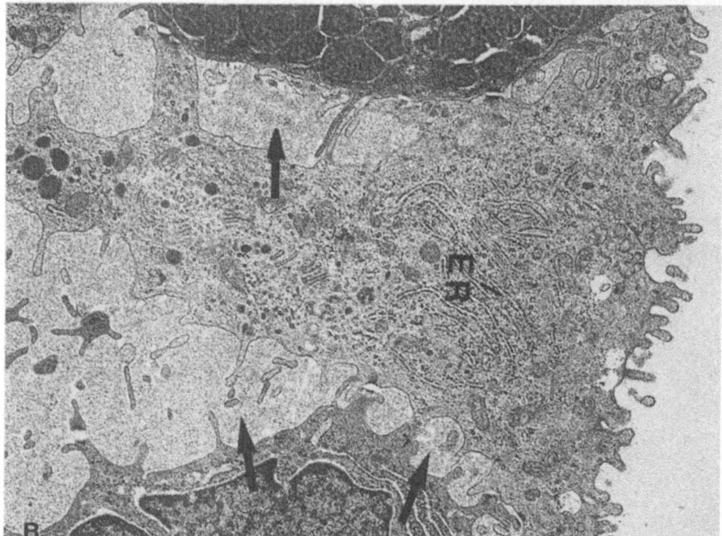

Abb. 8A, B. Elektronenmikroskopische Aufnahmen von verschiedenen Zelltypen des Konjunktivaepithels (Cynomolgus-Affe) (vgl. Tabelle 2). **A** Typ-I-Zelle, Becherzelle (×6000), **B** Typ-IV-Zelle mit ausgeprägtem endoplasmatischem Retikulum (ER) (×12600)

siert, die zahlenmäßig mit einer gewissen Konstanz im Konjunktivaepithel vorkommen (19) (Abb. 8, 9). Als Typ-I-Zellen wurden die normalen Becherzellen bezeichnet, die sich e.m. immer durch zahlreiche, große Muzingranula, einen basal liegenden, häufig abgeplatteten Zellkern und eine schmale, basale Zytoplasmazone mit Golgi-Apparat und ER auszeichnen (Abb. 8A). Die Typ-II-Zellen sind dadurch charakterisiert, daß sie in ihrem apikalen Zytoplasma

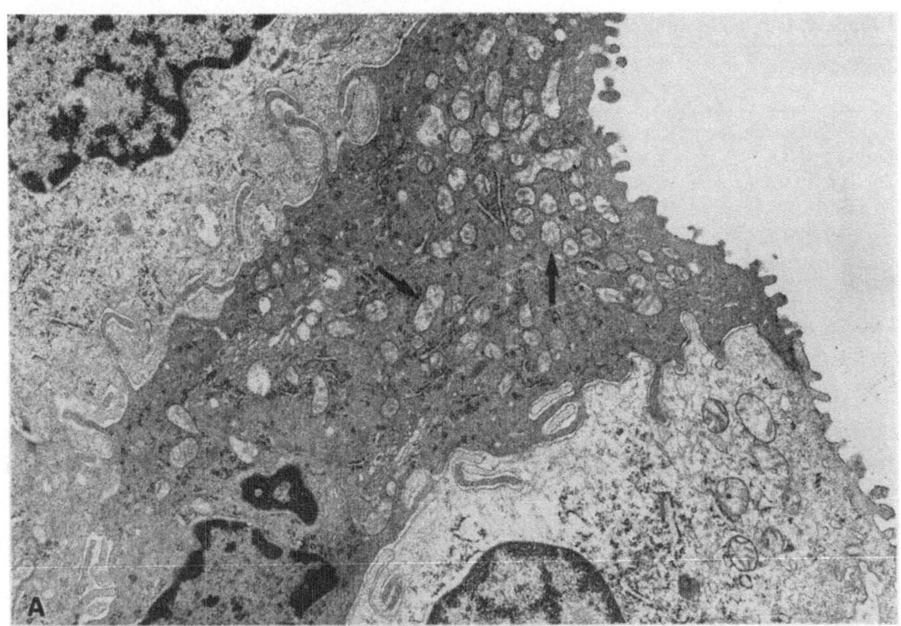

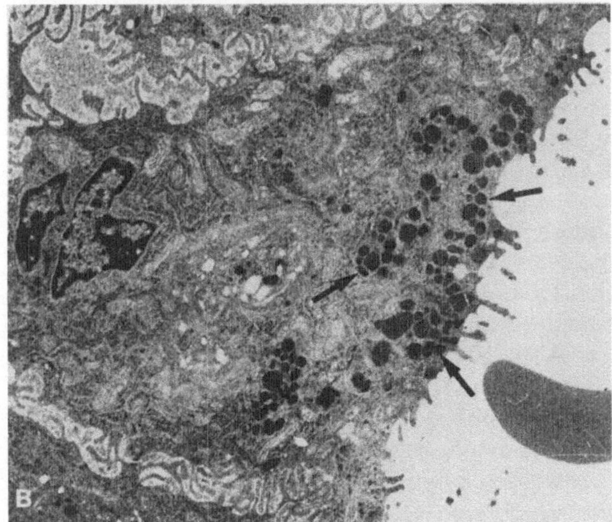

Abb. 9A, B. Elektronenmikroskopische Aufnahmen von verschiedenen Zelltypen des Konjunktivaepithels (Cynomolgus-Affe) (vgl. Tabelle 2). **A** Typ-V-Zelle, Mitochondrien-reiche Zelle (×8400), *Pfeile*, Mitochondrien; **B** Typ-II-Zelle, Granula-reiche Zelle (×6000), *Pfeile*, elektronendichte Granula

Tabelle 2. Übersicht über die Zelltypen des Konjunktivaepithels und ihre Funktionen

Zelltypen	Morphologische Charakteristika	Zellprodukte	Funktion
Typ I (Becherzellen)	Große Muzingranula	Schleim	Schleimsekretion
Typ II	Kleine Granula	Saure GAGs	für Tränenfilm
Typ III	Golgi-Apparat	–	und Konjunktiva
Typ IV	Endoplasmat. Reticulum	Proteine (Fibrinolyt., bakterizide u.a. Enzyme)	Selbstreinigung, Abwehr
Typ V	Mitochondrien	Energie für akt. Transportprozesse	Resorption

zahlreiche kleine, elektronendichte Granula beherbergen, die saure Glykosaminoglykane enthalten und als Zellen des „zweiten schleimbildenden Systems" angesehen werden (Abb. 9B). Nach mechanischer Irritation, z.B. durch Medikamententräger, vermehrt sich im Tierexperiment die Zahl dieser Zellen stark, während die Zahl der Becherzellen zurückgeht (20). Die Typ-III-Zellen zeichnen sich durch den Besitz auffallend vieler Golgi-Komplexe aus, die sich meist um den Kern herum im Zytoplasma anordnen. Spezifische Granula fehlen. Die Mitochondrien sind klein und wenig zahlreich. Die Typ-IV-Zellen enthalten vor allem endoplasmatisches Retikulum mit zahlreichen Ribosomen, das den größten Teil des Zytoplasmas ausfüllt. Hierbei handelt es sich also um Protein-synthetisierende Zellen (Abb. 8B). Die Typ-V-Zellen fallen durch ihre zahlreichen Mitochondrien von Crista-Typ auf, die regellos im Zytoplasma verteilt sind (Abb. 9A). Da Mitochondrien die Enzyme der Atmungskette enthalten und ATP-Speicher darstellen, kommt diesen Zellen wahrscheinlich eine besondere Bedeutung für aktive Transportprozesse an den Membranen der Epithelzellen zu (Tabelle 2).

Neuerdings haben Lütjen-Drecoll et al. (21, 22) mit einer neuen histochemischen Methode im Stroma der Konjunktiva eine intensive Farbreaktion für Hyaluronsäure beobachtet (Abb. 10). Auf dem Konjunktivaepithel konnte durchgehend eine dünne Schicht von Hyaluronsäure nachgewiesen werden. Mit einer neu entwickelten, immunhistochemischen Methode, mit der auch das zugehörige, Hyaluronsäure-synthetisierende Enzym (Hyaluronansynthase) im Gewebe lokalisiert werden kann, ließ sich zeigen, daß die Zellmembranen des fornikalen und palpebralen Konjunktivaepithels eine intensive, positive Färbung für dieses Enzym aufweisen (Abb. 11). Nur in den basalen Zellabschnitten, wo die Zellen der Basalmembran anliegen, fehlt die Färbung (Abb. 11). Interessanterweise zeigen auch die oberflächlichen und mittleren Korneaepithelzellen eine intensive Anfärbung für Hyaluronsäure-Synthase (Abb. 12). Unter den Becherzellen finden sich zwei verschiedene Zellformen, nämlich solche mit positiver Membranfärbung für Hyaluronsynthase und solche ohne eine derartige Enzymreaktion (Abb. 11B). Dies zeigt, daß es unter den Becherzellen auch einzelne Zellen gibt, die Hyaluronsäure synthetisieren können.

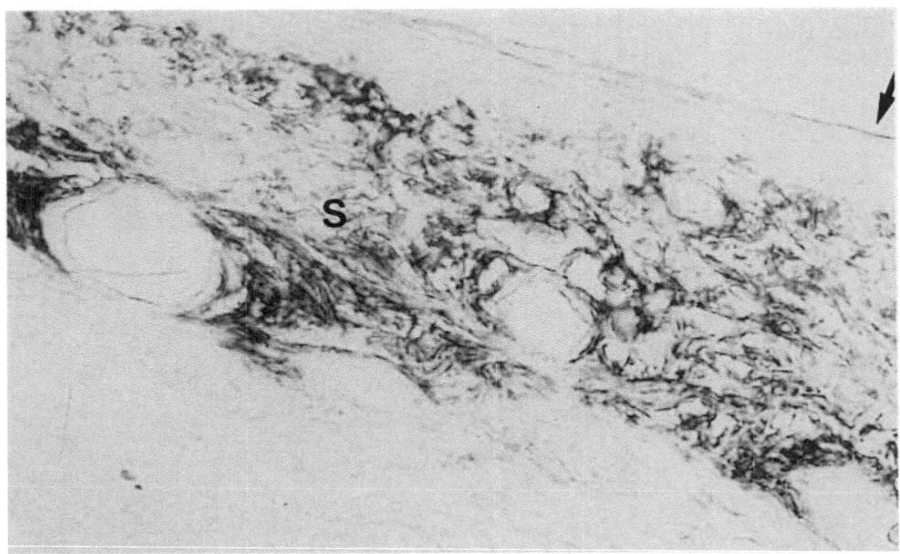

Abb. 10. Paraffinschnitt durch die Konjunktiva eines Kaninchens (×160). Histochemische Darstellung der Hyaluronsäure. Das Stroma zeigt eine intensiv positive Färbung für Hyaluronsäure, während das Konjunktivaepithel (am oberen Bildrand) ungefärbt geblieben ist. Mit Genehmigung freundlicherweise zur Verfügung gestellt von Lütjen-Drecoll et al. (21)

Die Bedeutung der Hyaluronsäure im präokulären und präkornealen Tränenfilm ist noch nicht geklärt. Wegen der hohen Wasserbindungskapazität dieser Substanz könnte ihre Funktion in einer Stabilisierung des Tränenfilms, einer Verhinderung der Austrocknung der Konjunktiva oder auch in mechanischen Prozessen bestehen.

1.3 Struktur der Limbusregion

Am Übergang der bulbären Konjunktiva in das Korneaepithel, d.h. in der Limbusregion, ändert sich die Struktur des Konjunktivaepithels wesentlich (Abb. 13). Die Epithelschicht wird insgesamt dicker und bildet sich zu einem mehrschichtigen, nichtverhornenden Plattenepithel um, das aber noch nicht dieselbe regelmäßige Ordnung erreicht wie das Korneaepithel. Die Limbusepithelzellen zeichnen sich durch den Besitz zahlreicher Tonofilamente aus und sind durch zahlreiche Desmosomen untereinander verknüpft. Diese Strukturen stehen im Zusammenhang mit der mechanischen Belastung des Epithels bei den Augenbewegungen. Besonders auffallend sind die Veränderungen der zytologischen Strukturen und der Enzymverteilung in dieser Region. Von den fünf beschriebenen Zellformen kommen praktisch nur noch die Typ-III- und Typ-V-Zellen vor. Becherzellen (Typ I) und Granula-reiche Zellen (Typ II) fehlen. Auch die Typ-IV-Zellen, die sich durch den Reichtum an rauhem endoplasmatischem Retikulum auszeichnen, sind äußerst selten.

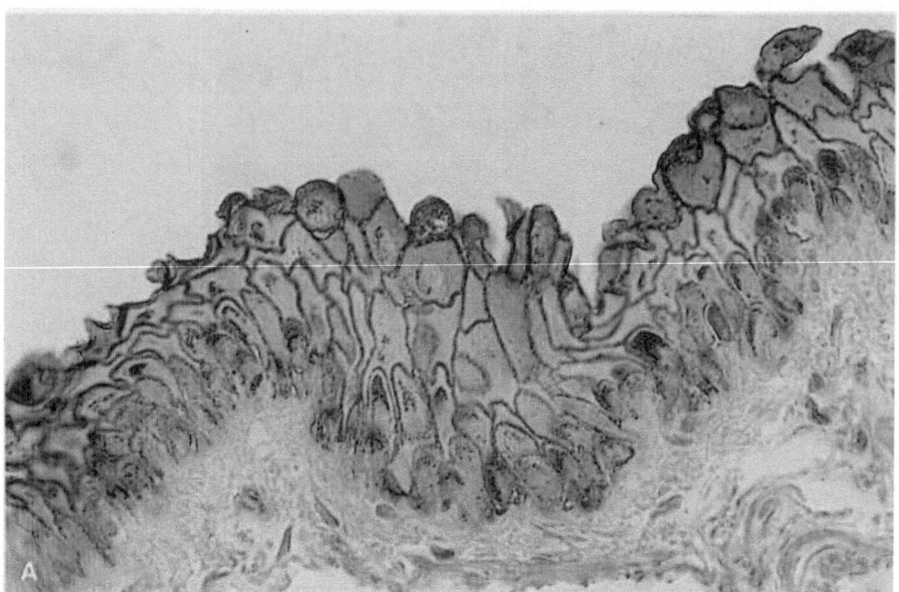

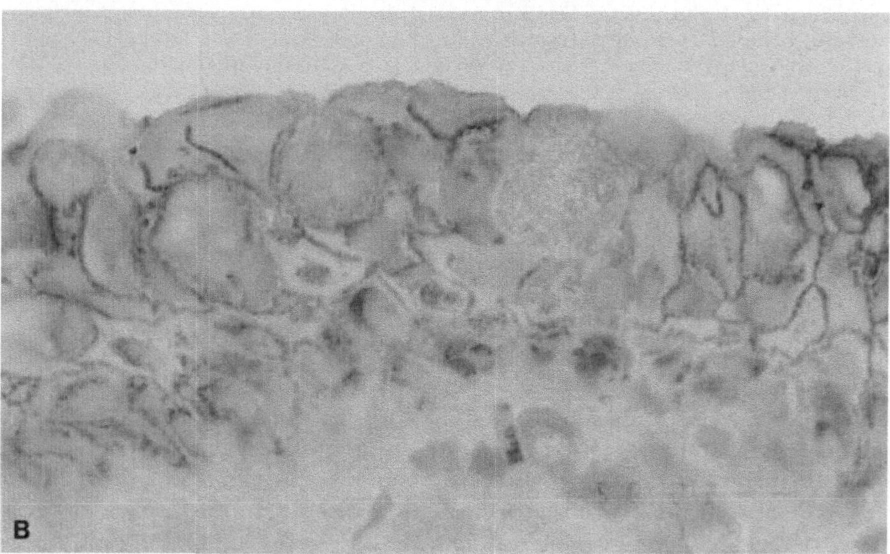

Abb. 11. A Immunhistochemische Darstellung der Hyaluronsansynthase im Konjunktiva-epithel eines Cynomolgusaffen (×160). Die Zellmembranen der Epithelzellen sind intensiv gefärbt. **B** Sagittalschnitt durch die Conjunctiva bulbi eines Cynomolgusaffen. Immunhisto-chemische Darstellung der Hyaluronsynthase (×250). Die Zellmembranen der Epithelzel-len sind intensiv angefärbt. Auch die beiden Becherzellen *links* zeigen eine positive Mem-branfärbung, während die Becherzelle *unten rechts* ungefärbt geblieben ist. Freundlicher-weise zur Verfügung gestellt von Rittig et al. (22)

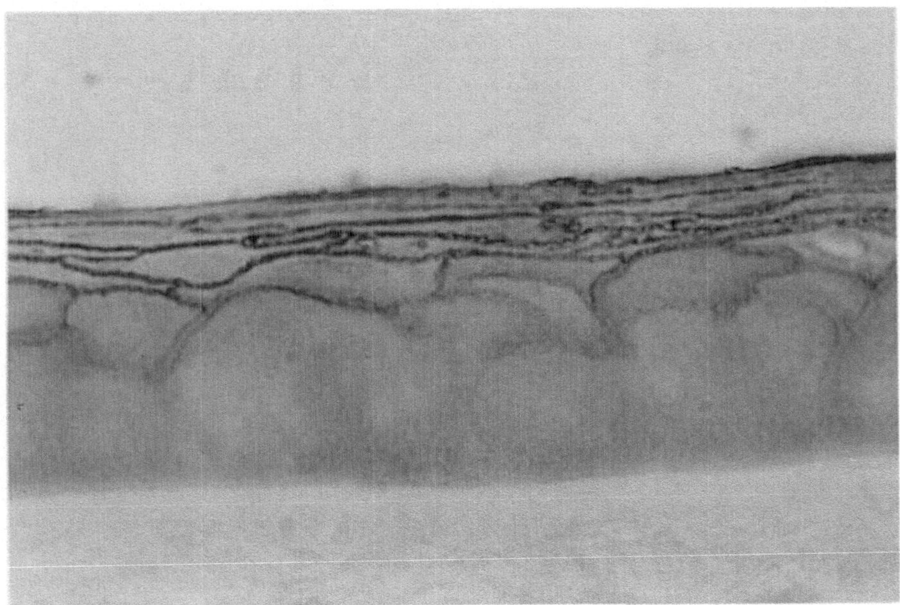

Abb. 12. Histologischer Schnitt durch das Korneaepithel eines Cynomolgusaffen (×400). Immunhistochemische Darstellung der Hyaluronansynthase. Die Zellmembranen der oberflächlichen und mittleren Zellschichten sind intensiv angefärbt, während die basalen Zellen ungefärbt erscheinen. Freundlicherweise von M. Rittig, E. Lütjen-Drecoll und P. Prehm zur Verfügung gestellt

Dagegen sind die Typ-V-Zellen, die besonders viele Mitochondrien enthalten, sehr zahlreich (23). Dies spricht dafür, daß hier aktive transzelluläre Transportprozesse ablaufen, die Energie verbrauchen. Diese Annahme wird unterstützt durch die Beobachtung, daß die beiden Enzyme Karboanhydrase und Na-K-ATPase, die im allgemeinen für flüssigkeitstransportierende Epithelien (Nierentubuli, Ziliarepithel, Plexus-chorioideus-Epithel) charakteristisch sind, im limbusnahen Epithel besonders reichlich vorkommen. Na-K-ATPase tritt membrangebunden in allen Zellagen des Limbusepithels auf, während eine positive Reaktion beim histochemischen Nachweis für Karboanhydrase nur in den Basalzellen zu beobachten ist. Die oberflächlichen Zellschichten bleiben ungefärbt (23). In der übrigen bulbären und fornikalen Konjunktiva kommt übrigens Karboanhydrase nur in geringen Konzentrationen vor und ist oft überhaupt nicht nachzuweisen. Wenn histochemisch eine positive Reaktion auftritt, beschränkt sie sich auf die basalen Zellabschnitte (19, 23, 24). Demgegenüber ist das Enzym Hyaluronsäure-Synthase, wie kürzlich gezeigt werden konnte, im Konjunktivaepithel überall deutlich nachweisbar, nicht jedoch im limbusnahen Epithel, obwohl auf der Oberfläche des Epithels Hyaluronsäure noch darstellbar ist (21, 22). Wahrscheinlich wird die Hyaluronsäure histochemisch von den konjunktivalen Oberflächen nur zum Limbus hingeschwemmt, aber dort nicht selbst gebildet.

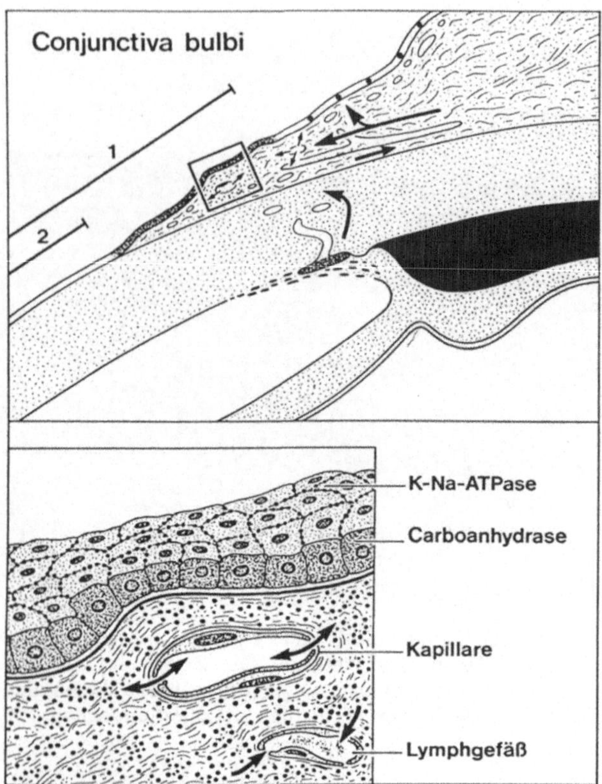

Abb. 13. Schematische Darstellung der strukturellen Besonderheiten der Konjunktiva im Übergangsbereich zur Kornea. *1* Becherzellfreie Übergangszone; *2* Bereich des Korneaepithels. *Pfeile,* Richtung der Flüssigkeitsströme. Lokalisation der Enzyme K-Na-ATPase und Karboanhydrase nach den Befunden von Lütjen-Drecoll et al. (23)

Der Reichtum an ATPasen und Karboanhydrase in der Limbusregion ist auffallend und weist auf funktionelle Besonderheiten hin. Raviola (25) fand hier bei Rhesusaffen nach i.v.-Injektion von Tracersubstanzen (Meerrettichperoxydase) eine auffallend hohe Permeabilität der Kapillaren. Auch ist das subkonjunktivale Bindegewebe der Limbusregion reich an Lymphgefäßen. Es könnte also sein, daß die limbale Konjunktiva, die an der Grenze der Entwässerungszone der Kornea liegt, für einen gerichteten Flüssigkeitstransport von Bedeutung ist, wodurch das Eindringen von Flüssigkeit in die Kornea hinein verhindert werden könnte.

Bekanntlich wird die Hauptaufgabe der limbischen Konjunktiva meist darin gesehen, bei Schädigungen des Korneaepithels, dieses von peripher rasch zu regenerieren. Die Regenerationskapazität des Konjunktivaepithels hier ist in der Tat sehr groß. Experimentelle Untersuchungen haben jedoch gezeigt, daß die Regenerationsvorgänge unterschiedlich ablaufen, je nachdem ob man das enzymreiche distale (unmittelbar an das Korneaepithel angrenzende) Konjunktivaepithel der Limbusregion oder die etwas weiter entfernt liegende, (proximale) bulbäre Epithelzone untersucht. Nach Abrasio des Korneaepithels schiebt sich (bei Kaninchen) das Limbusepithel rasch unter lebhaften miotischen Teilungen auf die Korneaoberfläche vor, wobei das Enzym Karboanhydrase nur noch in den ersten Tagen in den basalen Epithelzellen nachweisbar bleibt (26). Wird die distale Epithelzone von der Regeneration ausgeschlossen, kommt es meist zur Vaskularisation der Kornea und zur Becherzellenbildung im Regenerat (15, 27).

1.4 Resorptionsprozesse in der Konjunktiva

Die bulbäre und fornikale Konjunktivaschleimhaut ist in hohem Maße resorptionsfähig. Ob die im Stroma reichlich vorhandene Hyaluronsäure mit ihrem hohen Wasserbindungsvermögen für die ausgeprägte Resorptionskapazität der Bindehaut funktionell eine Rolle spielt, ist nicht geklärt.

Die Oberflächenzellen des Konjunktivaepithels besitzen zahlreiche, niedrige, nicht sehr regelmäßig angeordnete Mikrovilli, häufig auch Mikroplicae, an denen der Tränenfilm haftet und die auch für die Resorptionsvorgänge eine Rolle spielen. Die Interzellularspalten sind apikal durch Zonulae occludentes abgeschlossen (Abb. 14). Durch die Entwicklung mehrerer desmosomaler Haften entsteht apikal ein Schlußleistennetz, das die Zellen hier — auch mechanisch — fest zusammenschließt. Dagegen sind die mittleren und basalen Interzellularspalten erweiterungsfähig (Abb. 14). Die Interzellularspalten zeigen im elektronenmikroskopischen Bild häufig ineinander verzahnte Zytoplasmafortsätze, wodurch die Oberfläche dieser Grenzflächen stark vergrößert und die Erweiterungsfähigkeit erleichtert wird. Mit markierten Substanzen ließ sich der Nachweis erbringen, daß die resorptive Kapazität der Konjunktiva sehr groß ist. Lokal appliziertes, radioaktiv markiertes Technetium ist z.B. nach 15 min bereits zu 30% durch das Epithel hindurch abtransportiert und verschwunden (28, 29). Bringt man Meerrettichperoxidase, ein relativ großes Molekül, bei Affen in den Konjunktivalsack, sieht man schon nach wenigen Minuten Tracer-gefüllte Pinozytosevesikel im apikalen Zytoplasma. Die Vesikel wandern dann zu den Interzellularspalten, wo sich die Peroxidase ansammelt (Abb. 15, 16). Stellenweise erscheinen die Spalten erweitert. Von den Interzellularspalten gelangt die Meerrettichperoxidase dann ungehindert ins Stroma und in die abführenden Blutgefäße (30) (Abb. 16). Auch Latexpartikel können von den Konjunktivaepithelzellen phagozytiert und ins Stroma transportiert werden (31). Den Ionenaustausch zwischen Konjunktivaflüssigkeit und Blut hat Maurice (32) mit Hilfe von markiertem Na^{22} und Cl^{36} gemessen und die Permeabilitätsverhältnisse sowie die Potentialveränderungen bestimmt. Kationen werden nach außen, Anionen normalerweise nach innen bewegt. Theoretisch müßte durch den Ionenflux Wasser aufgesaugt werden und dadurch der Tränenfilm versiegen. Wahrscheinlich verhindert aber eine nach außen gerichtete Chlorpumpe oder die hohe Wasserbindungskapazität der Muzine und Hyaluronsäure die Austrocknung der Schleimhaut. Vielleicht

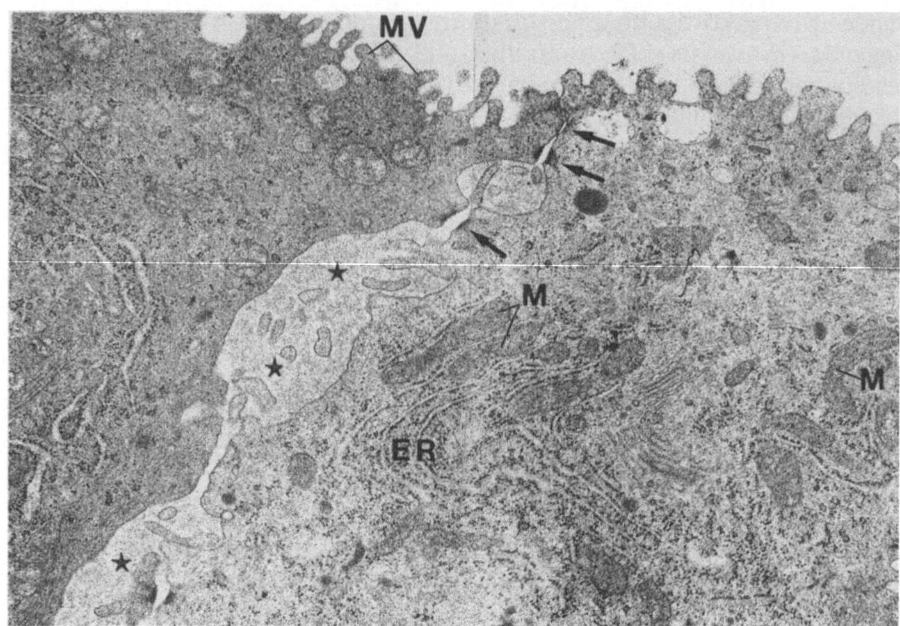

Abb. 14. Elektronenmikroskopische Aufnahme vom Konjunktivaepithel eines Cynomolgusaffen; oberflächliche Zellschicht (×22000). Man beachte die Erweiterung der Interzel-
lularspalte *(Sternchen)*, in die zahlreiche Mikrovilli hineinragen. Der Spalt wird apikal
durch ein Schlußleistennetz, das aus Maculae adhaerentes und Zonula occludens *(Pfeile)*
besteht, abgeschlossen *ER* Endoplasmatisches Retikulum, *M* Mitochondrium, *MV* Mikrovilli. Aus Rohen et al. (24)

spielen auch die Typ-V-Zellen (18, 19) bei diesen Ionentransporten für die
Erhaltung des Ionengleichgewichtes zwischen den Membranen funktionell
eine Rolle.

1.5 Subkonjunktivales Bindegewebe

Das subepitheliale Bindegewebe der bulbären und fornikalen Konjunktiva ist
lockermaschig, flüssigkeitsreich und gut vaskularisiert. Das Grundgerüst
besteht aus gitterartig geordneten, kollagenen Faserbündeln und Grundsubstanz, die auffallend reich an Hyaluronsäure ist, was kürzlich mit immunhistochemischen Methoden von Lütjen-Drecoll und Mitarbeitern eindrucksvoll
demonstriert werden konnte (21, 22). In das Stroma ist außerdem ein dichtes,
feingliedriges, ebenfalls funktionell geordnetes Netz elastischer Fasern einge-
lagert. Die bindegewebigen Strukturen lassen sich aus den mechanischen
Beanspruchungen der Bindehaut bei den Lid- und Augenbewegungen leicht
erklären. Damit steht auch die Tatsache in Zusammenhang, daß die palpebrale Konjunktiva kaum über eine verschiebliche Stromaschicht verfügt, vielmehr fest durch radiär orientierte Faserstränge mit dem Tarsus verwachsen ist.

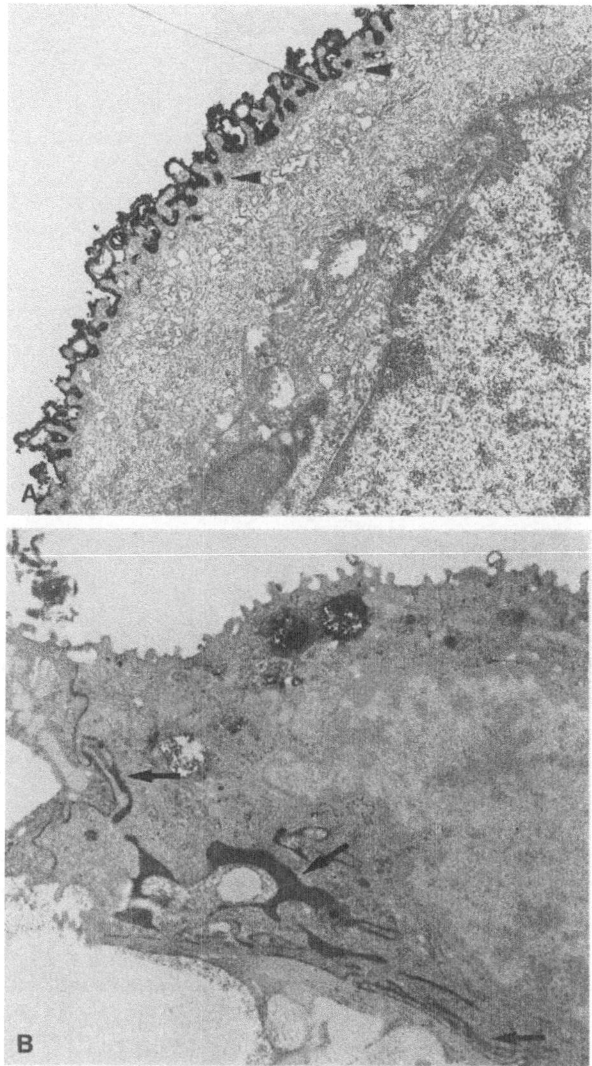

Abb. 15A, B. Elektronenmikroskopische Aufnahmen vom Konjunktivaepithel nach Auftropfen von Meerrettichperoxydase. **A** Cynomolgusaffe, nach 5 min × 15000; **B** Kaninchen, nach 30 min × 16000. Das Enzym (schwarzes Reaktionsprodukt) haftet zunächst an den Mikrovilli der Oberflächenzellen und wird dann mittels Pinozytose im Zytoplasma (*Pfeilköpfe* in **A** eingeschleust. Später dringt es in die Interzellularspalten ein (*Pfeile* in **B**), von wo es in das Stroma übertritt

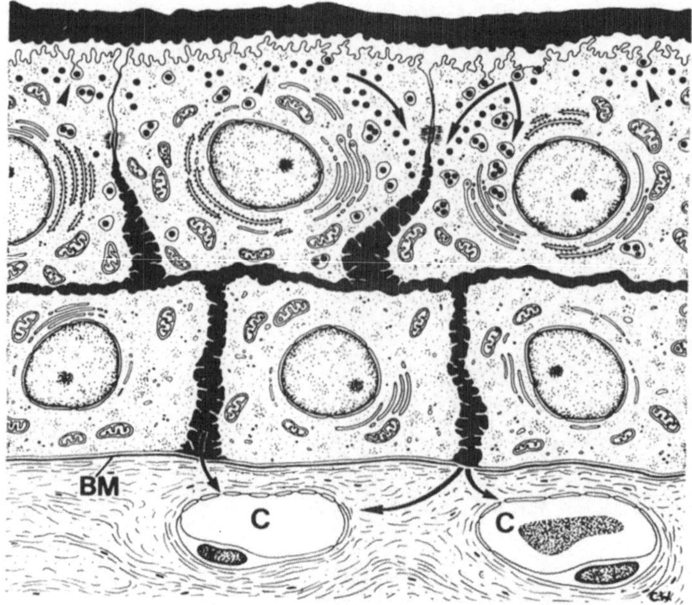

Abb. 16. Schematische Darstellung über die Transportwege von Meerrettichperoxydase durch das Konjunktivaepithel bis zum Stroma und den subkonjunktivalen Gefäßen. Nach Steuhl (26)

1.6 Gefäße und Nerven der Konjunktiva

Alle Abschnitte der Konjunktiva sind auffallend reich vaskularisiert. Die palpebrale Konjunktiva erhält ihre arterielle Versorgung aus perforierenden Ästen der in den Lidern lokalisierten Gefäßarkaden. Unter dem Epithel entsteht ein dichtes, hauptsächlich längsorientiertes Kapillarnetz (Abb. 17A).

Die bulbäre Konjunktiva wird von Ästen der vorderen Ziliararterien versorgt (Aa. ciliares ant.), die von den Muskelansätzen aus bogenförmig an die Schleimhaut herantreten und subepithel ein weitmaschiges, unregelmäßiges Kapillarnetz bilden (Abb. 17B). Elektronenmikroskopisch zeigt sich, daß die Kapillarendothelien, da wo die Gefäße an die Basalmembran des Epithels angrenzen, häufig Fenestrationen besitzen.

Die fornikale Konjunktiva erhält arterielle Äste sowohl aus palpebralen als auch bulbären Regionen, die vielfach miteinander anastomosieren. Die arteriellen Gefäße werden von Venen begleitet, die nach rückwärts über die Vv. ophthalmica drainiert werden.

Die *Innervation* der Konjunktivalschleimhaut stammt hauptsächlich aus Ästen des 1. Trigeminusastes, wobei die terminalen Äste sowohl aus dem Inneren des Auges als auch direkt aus den episkleralen Nerven kommen. Die bulbäre Konjunktiva wird durch Äste der langen, hinteren Ziliarnerven versorgt, die die Sklera im Limbusbereich durchbrechen und dann episkleral zur

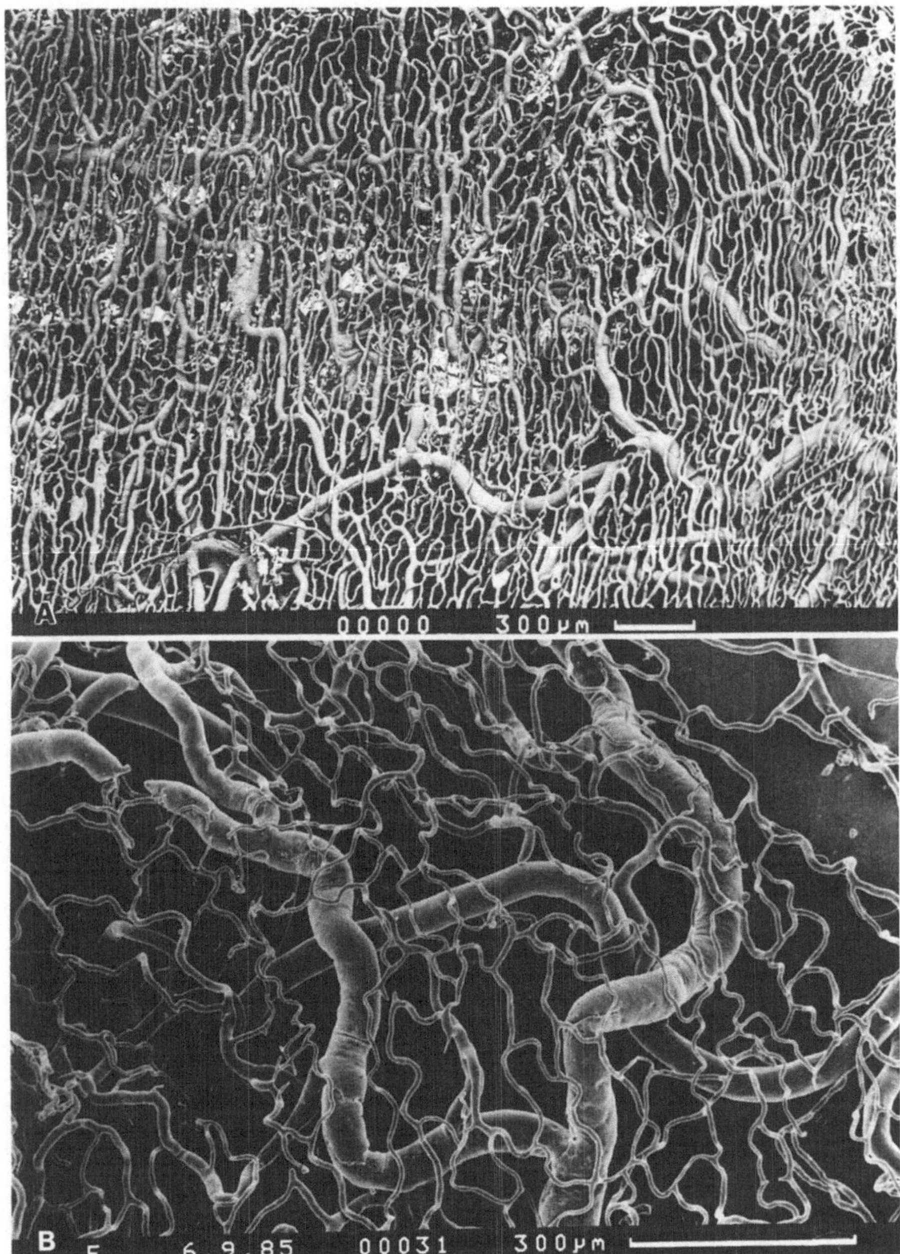

Abb. 17A, B. Rasterelektronenmikroskopische Aufnahmen von Korrosionspräparaten des konjunktivalen Gefäßnetzes. **A** Übersicht (Conjunctiva palpebr. vom Cynomolgusaffen), **B** Gefäßnetz der Konjunktiva vom Kaninchen

Konjunktiva ziehen. Außerdem erreichen die Schleimhaut auch Äste, die mit den vorderen Ziliararterien verlaufen und aus der Orbita kommen. In der konjunktivalen Schleimhaut sind mehrfach sensible Endorgane verschiedenster Form beschrieben worden, die als Wärme-, Kälte-, Schmerz- und Tastrezeptoren klassifiziert worden sind (cf. 33).

1.7 Konjunktiva als Immunorgan

Die konjunktivale Schleimhaut stellt auch ein immunologisches Abwehrorgan dar. Innerhalb des Epithels finden sich regelmäßig — ähnlich wie in der Epidermis — dendritisch verzweigte Zellen (sog. Langerhans-Zellen), die aus dem Knochenmark stammen und in das Epithel eingewandert sind. Sie präsentieren in die Schleimhaut eingedrungene Antigene den T-Lymphozyten, die überall in Schleimhautnähe anzutreffen sind. Unterhalb des Epithels entwikkeln sich sogar an zahlreichen Stellen kleine Lymphfollikel (Solitärknötchen), von wo aus Lymphozyten ins Epithel einwandern. Nach einem Antigenkontakt aktivieren die T-Lymphozyten mit Hilfe spezifischer Stoffe (Interleukine) die B-Lymphozyten, so daß diese sich zu Antikörper-produzierenden Zellen (Plasmazellen) umwandeln. Die Konjunktivaschleimhaut enthält fast immer zahlreiche Plasmazellen, die hauptsächlich IgA und IgG synthetisieren, Immunglobuline, die auch im Tränenfilm nachgewiesen worden sind (Tabelle 3). Besonders in der bulbären und fornikalen Konjunktiva kommen häufig Lymphozytenansammlungen vor. Die Lymphozyten durchsetzen z.T. auch das Epithel und finden sich in der Tränenflüssigkeit.

Tabelle 3. Im Tränenfilm vorkommende Immunglobuline im Vergleich zum Serum. Nach McClellan et al. (6)

Immunglobuline	Tränenfilm mg/100 ml	Serum mg/100 ml	Tränenfilm/Serum
Total protein	800	6,500	1 : 8
IgG	14	1,000	1 : 70
IgA	17	170	1 : 10
IgM	<5	100	<1 : 18
IgD	<1	11	1 : 11
IgE	250 ng/ml	2,000 g/ml	1 : 8

2 Drüsen von Konjunktiva und Lidern

2.1 Liddrüsen

Zu den Liddrüsen werden üblicherweise 3 strukturell und funktionell sehr verschiedene Drüsengruppen gerechnet: 1. die Meibom-Drüsen (Gl. tarsales), 2. Moll-Drüsen (Gl. ciliares) und 3. die Zeis-Drüsen (Gl. ciliares accessoriae) (Abb. 18).

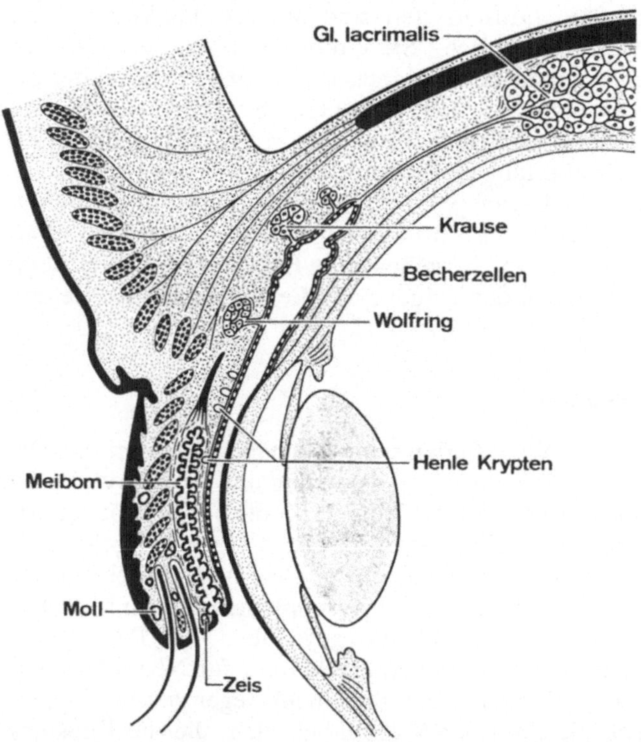

Abb. 18. Schema über die Lage und Verteilung der wichtigsten akzessorischen Drüsen des Lidapparates

Die *Meibom-Drüsen* stellen Talgdrüsen dar, die sich von den Zilien gelöst haben und zu selbständigen Einzeldrüsen geworden sind. Ihre Ausführungsgänge münden nahe der inneren Lidkante am Lidrand, wo sie von achtertourartig verlaufenden Muskelbündeln, die sich vom M. orbicularis oculi abgespalten haben, umgeben sind (Riolani-Muskel) (cf. 34). Die − meist 25 im Ober- und 20 im Unterlid − langgestreckten Meibom-Drüsen bilden die Grundlage des Tarsus, dessen Kollagen-elastisches Bindegewebe um die Drüsenendstücke eine feste Hülle entwickelt. Die alveoöären Endstücke weisen alle für holokrine Drüsen typischen morphologischen Charakteristika auf. Sie produzieren ein ölig-talgiges Sekret, das im wesentlichen die Lipidschicht des Tränenfilms liefert. Die Ausführungsgänge besitzen ein 4- bis 6schichtiges, unverhorntes Plattenepithel, das am Lidrand Parakeratinisationserscheinungen bezüglich der Sekretions- und Stimulationsmechanismen aufweist (Einzelheiten s. Kapitel 3, S. 92).

Die *Moll-Drüsen* sind apokrine „Duftdrüsen", die zur Gruppe der Schweißdrüsen gerechnet werden. Sie liegen am Lidrand, wo die Ausführungsgänge − meist zwischen zwei Zilien − ausmünden. Die Drüsen stellen spiralig gewundene, stellenweise stark erweiterte, tubulös-alveoläre Schläuche von

1,5—2 mm Länge dar. Die Drüsenzellen sind je nach Funktionszustand hochzylindrisch oder niedrig-kubisch. Sie produzieren ein eiweißreiches Sekret, das im reichlich vorhandenen endoplasmatischen Retikulum der Zellen synthetisiert wird und einen artspezifischen Geruch erzeugt. Die sezernierenden Endabschnitte der Drüsenschläuche werden von myoepithelialen Zellen umgeben, die bei der Sekretabgabe mitwirken.

Die *Zeis-Drüsen* sind variabel ausgebildet. Es handelt sich um versprengte, rudimentäre Talgdrüsen, deren Ausführungsgänge entweder frei am Lidrand ausmünden oder in die Haarbälge übergehen. Ihre Feinstruktur unterscheidet sich nicht wesentlich von denen der Talgdrüsen, die im übrigen Körper zum Haarorgan gehören.

2.2 Akzessorische Tränendrüsen

In der konjunktivalen Schleimhaut finden sich regelmäßig akzessorische Drüsen, die meist akzessorische Tränendrüsen darstellen und nach ihren jeweiligen Entdeckern benannt worden sind. Sie werden für die basale Tränensekretion verantwortlich gemacht. In ihrer Struktur gleichen sie weitgehend der Tränendrüse. Hinsichtlich der immunhistochemischen und histochemischen Färbeeigenschaften sowie der elektronenmikroskopischen Struktur der Drüsenendstücke bestehen keine Unterschiede gegenüber der Tränendrüse. Allerdings fällt die Reaktion für S-100, einem Marker für Neuralleistenabkömmlinge, bei den akzessorischen Tränendrüsen im Gegensatz zur Gl. lacrimalis negativ aus. Auch die Zahl der Myoepithelzellen, die die Endstücke umgeben, ist bei den akzessorischen Tränendrüsen deutlich geringer. Ob die akzessorischen Drüsen die gleiche funktionelle Differenzierungshöhe erreichen wie die Tränendrüse ist nicht bekannt, aber nicht wahrscheinlich.

Am zahlreichsten sind die *Krause-Drüsen*. Meist finden sich etwa 42 im subkonjunktivalen Bindegewebe des oberen Fornix conjunctivae und 6—10 im unteren, bevorzugt im lateralen Oberlidbereich, wo entwicklungsgeschichtlich auch die Tränendrüse entsteht. Die Ausführungsgänge der Krause-Drüsen sind relativ lang und oft dichoton geteilt. Manchmal bilden sie sinusartig erweiterte Ampullen aus. Die Endstücke gleichen in ihrer Struktur den Endstücken der Tränendrüse. In der Feinstruktur der Zellen bestehen keine Unterschiede zu denen der Tränendrüse. Ob sie allerdings die gleiche funktionelle Differenzierung wie die Endstückzellen der Tränendrüse erreichen, ist nicht bekannt.

Die *Wolfring-Drüsen* (auch Ciaccio-Drüsen genannt) sind ebenfalls akzessorische Tränendrüsen. Sie bilden meist größere Drüsenpakete als die Krause-Drüsen und sind weniger zahlreich. In der Regel liegen sie oberhalb des Tarsus oder auch im Tarsus selbst zwischen den Meibom-Drüsen. Im Oberlidbereich kommen etwa 2—5, im Unterlid 2—3 Wolfring-Drüsen vor. Es handelt sich um tubuloalveoläre Drüsen mit kurzen, weitlumigen Ausführungsgängen. Die Endstückzellen sind „serös" und gleichen denen der Tränendrüsen. Die Ausführungsgänge besitzen ein 2- bis 3schichtiges Epithel mit niedrigen Basalzellen und zylindrischen oder polygonalen Oberflächenzellen. Die funktionelle Bedeutung der akzessorischen Tränendrüsen ist nicht vollständig geklärt.

Neben den Krause- und Wolfring-Drüsen werden gelegentlich noch andere Drüsen beschrieben, die aber keine echten akzessorischen Tränendrüsen darstellen. Die sog. *Henle-Drüsen* sind keine echten Drüsen, sondern lediglich Schleimhautkrypten, Falten oder Nischen der Bindehaut, die mit einem Konjunktivalepithel ausgekleidet sind. Sie liegen meist in der palpebralen Konjunktiva zwischen Tarsus und Fornix.

Die *Manz-Drüsen* sind sackförmige oder tubulöse Epitheleinstülpungen am Limbus corneae, die beim Schwein, Kalb oder Rind beschrieben worden sind, beim Menschen aber nur selten vorkommen. Auch hier handelt es sich nicht um drüsige Organe im eigentlichen Sinn, sondern nur um Epitheleinstülpungen.

3 Tränendrüse (Gl. lacrimalis)

Die menschliche Tränendrüse ist eine verzweigte tubuloveoläre Drüse mit einem wenig differenzierten Ausführungsgangsystem (Abb. 19). Die Drüsenendstücke sind relativ englumig und erscheinen histologisch relativ uniform, so daß die Tränendrüse früher als „rein seröse" Drüse bezeichnet worden ist. Die *Endstücke* bestehen jedoch nicht nur aus einer einzigen Zellpopulation, vielmehr konnten mit histochemischen Methoden eine Reihe unterschiedlicher Zellformen zur Darstellung gebracht werden. Neben typischen „serösen" Azinuszellen, die sich durch azidophile, apikal lokalisierte Sekretgranula, große Mengen an endoplasmatischem Retikulum sowie basale Zellmembraneinfaltungen auszeichnen, kommen auch schleimbildende Endstückzellen vor, die muzinhaltige Granula sowie saure Glykosaminoglykane enthalten. Zwischen den Azinuszellen liegen z.T. überraschend viele Karboanhydrase-positive Zellen, meist in Gruppen zusammen (Abb. 20). Auch die im interstitiellen Bindegewebe vorkommenden Kapillaren enthalten im Endothel Karboanhydrase.

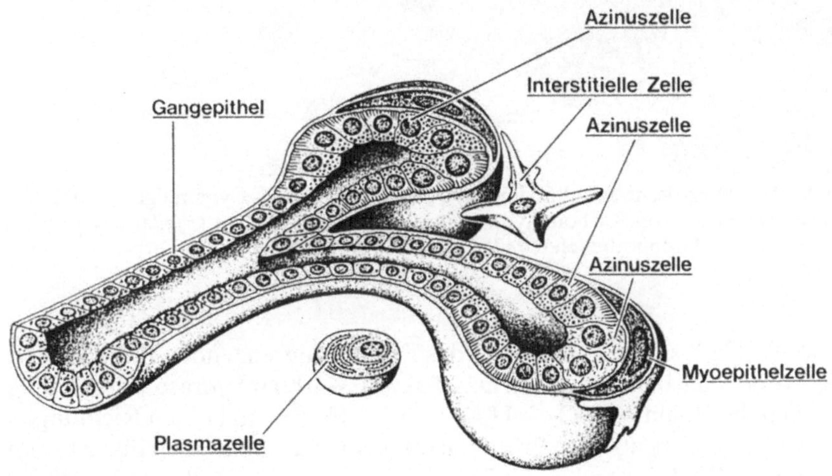

Abb. 19. Schematische Darstellung vom Aufbau der menschlichen Tränendrüse

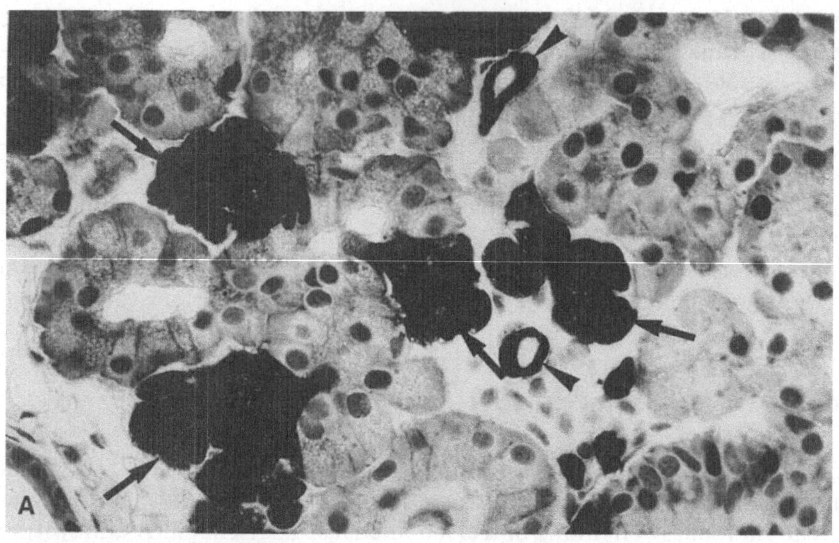

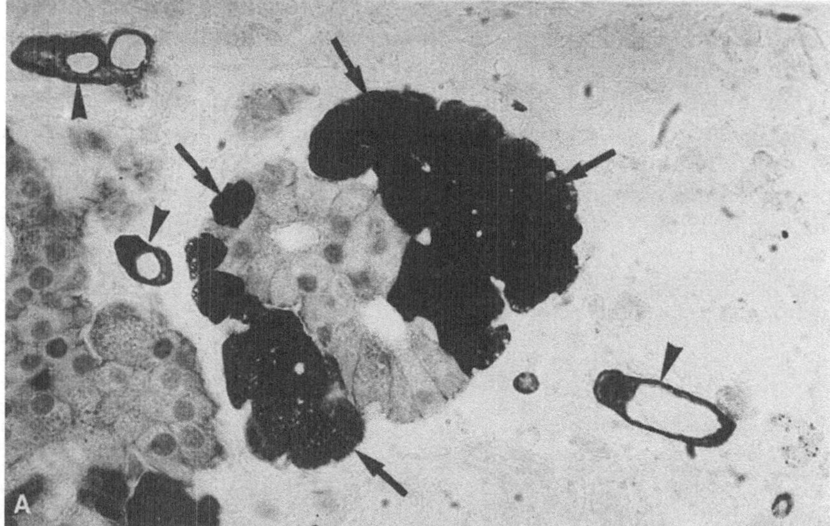

Abb. 20A, B. Histologische Schnitte durch die Tränendrüse eines Cynomolgusaffen. Histochemischer Nachweis von Karboanhydrase in einigen Azinuszellen *(Pfeile)* sowie in den benachbarten Kapillarendothelien *(Pfeilköpfe)* (**A** ×200; **B** ×400)

Das Endothel läßt sich z.T. in den an das Epithel angrenzenden Zonen besonders intensiv anfärben (19, 35). Das Enzym Karboanhydrase beschleunigt bekanntlich die Reaktion $CO_2 + H_2O \rightleftharpoons H^+ + HCO_3^-$ in beiden Richtungen, was entweder zur Abgabe von Protonen oder von Karbonationen führen kann. Welche dieser Reaktionen bei der Tränensekretion eine Rolle spielt, ist noch nicht geklärt.

Mit histochemischen Methoden konnten in den Endstücken auch Zellen nachgewiesen werden, die Sialomuzine, wahrscheinlich an Proteine gebunden, enthalten (cf. 36). Auch Lactoferrin und Lysozym sind histochemisch in den Endstückzellen lokalisiert worden (37). Weiterhin wird diskutiert, ob die interstitiellen Zellen der Tränendrüse sowie auch bestimmte Azinuszellen Prolaktin bilden können (38). Das antibakteriell wirkende Lysozym und der möglicherweise existierende, zweite antibakterielle Faktor, das Beta-Lysin werden von der Tränendrüse normalerweise in konstanten Mengen abgesondert (cf. 39). Wahrscheinlich sind die Azinuszellen zur Synthese dieser Substanzen befähigt.

Die Endstücke werden von kontraktilen, verzweigten *Myoepithelzellen* umgeben, die innerhalb der Basalmembranen liegen, also den Azinuszellen unmittelbar benachbart sind (Abb. 19). Die Myoepithelzellen sollen bei der spontanen Sekretabgabe durch ihre Kontraktion beschleunigend mitwirken.

An die Endstücke schließen sich die *Ausführungsgänge* an, die im Gegensatz zu den Speicheldrüsen bei der Tränendrüse nicht differenziert sind, d.h. spezifische Sekretrohre sind nicht vorhanden. In den Gangepithelien sollen neben Lysozymen auch Leucin-Enkephaline gebildet und in die Tränenflüssigkeit abgesondert werden. Die Epithelzellen enthalten u.a. auch epidermale Wachstumsfaktoren. Der Nachweis von Leucin-Enkephalin in der Tränendrüse ist überraschend, da man bisher angenommen hatte, daß sich das Vorkommen dieser Substanz auf das zentrale und autonome Nervensystem beschränkt. Im Gehirn wirkt Leucin-Encephalin auf die Substanz-P-enthaltenden Neurone, wodurch die Schmerzempfindlichkeit herabgesetzt wird. Substanz-P-haltige Neurone wurden tatsächlich auch in Nervenfasern der Tränendrüse einiger Säuger (Ratte, Meerschweinchen) gefunden — meist in der Nachbarschaft der Ausführungsgänge (38, 39). Die Lidspalte mit ihrer das Auge überdeckenden Schleimhaut könnte als eine „physiologische Wunde" angesehen werden, so daß eine in der Tränenflüssigkeit vorhandene, die Schmerzempfindlichkeit herabsetzende Substanz funktionell sinnvoll erschiene.

Das *interstitielle Bindegewebe* der Tränendrüse ist lockermaschig und zellreich. Es wird von einem dichten Kapillarnetz durchsetzt, das sich um die Ausführungsgänge herum zu einem mehr längsorientierten, eigenen System verdichtet. Im interstitiellen Bindegewebe der menschlichen Tränendrüse finden sich regelmäßig zahlreiche freie Zellen, besonders eosinophile Bindegewebszellen, Lymphozyten, Makrophagen und charakteristischerweise regelmäßig auch zahlreiche *Plasmazellen*. Diese Plasmazellen sind die Produzenten der in der Tränenflüssigkeit vorkommenden Antikörper vom Typ IgA. IgG und IgM werden von der Tränendrüse normalerweise nur in kleine Mengen abgesondert (4, 5, 39). Der größte Teil der Antikörper, die sich im Tränenfilm nachweisen lassen, stammt jedoch aus der Konjunktiva (14, 39).

Das sekretorische Immunglobulin (IgA) wird von den Endstückzellen der Tränendrüse in die primäre Tränenflüssigkeit abgesondert. Das Immunglobulin wird zwar zunächst von den Plasmazellen synthetisiert und dort auch an ein Glykopeptid (J-Kette) gekoppelt, die endgültige polymere Form des sekretorischen Immunglobulins entsteht jedoch erst in den Endstückzellen, wo es aus spezifischen Sekretgranula durch Exozytose apikal ausgeschleust wird.

Die Proteinsekretion der Tränendrüse kann durch VIP, α-MSH, ACTH und in gewissem Umfang auch durch β-adrenerge Agonisten stimuliert werden. Metenkephalin dagegen hemmt die sekretorische Aktivität der Tränendrüse (weitere Einzelheiten s. Kapitel 3, S. 87).

Das von den Endstückzellen produzierte Sekret ist nicht die im Konjunktivalsack erscheinende, endgültige Tränenflüssigkeit. Durch aktive Transportprozesse in den Zellen der Ausführungsgänge wird die Zusammensetzung der „primären Tränenflüssigkeit" wesentlich verändert. Durch Reabsorption von Wasser und Sekretion von K^+-Ionen wird die Elektrolytkonzentration entscheidend beeinflußt. Auch bestimmte Proteine und andere Substanzen können von den Gangepithelien in die Tränenflüssigkeit abgegeben werden. An der endgültigen Zusammensetzung sind schließlich noch die akzessorischen Drüsen und die konjunktivale Schleimhaut beteiligt.

Literatur

1. Mishima S (1965) Some physiological aspects of the precorneal tear film. Arch Ophthalmol 73:233—241
2. Brandt, Fritsche (1967) Acta Ophthalmol (Copenh) 45:166
3. Jaeger W (1981) Der präkorneale Film und seine Bedeutung für die Therapie des trokkenen Auges. In: Hanselmayer H (Hrsg) Neue Erkenntnisse über Erkrankungen der Tränenwege, S 39—53
4. Janssen, PT, van Bijsterveld OP (1982) Immunochemical determination of human tear lysozyme (muramidase) in keratoconjunctivitis sicca. Clin Chim Acta 121:251—260
5. Janssen PT, van Bijsterveld OP (1983) Origin and biosynthesis of human tear fluid proteins. Invest Ophthalmol Vis Sci 24:623—630
6. Holly FJ (1973) Formation and rupture of the tear film. Exp Eye Res 15:515—525
7. Nichols BA, Chiappino ML, Dawson CR (1984) Demonstration of the mucous layer of the tear film by electron microscopy. Invest Ophthalmol Vis Sci 26:464—473
8. Holly FJ, Lemp MA (1977) Tear physiology and dry eyes. Surv Ophthalmol 22:69—87
9. Ehlers N (1965) The precorneal film. Biomicroscopical, histological and chemical investigations. Acta Ophthalmol 81:1—136
10. Watsky MA, Jablonski MM, Edelhauser HF (1988) Comparison of conjunctival and corneal surface areas in rabbit and human eyes. Curr Eye Res 7:483—486
11. Pfister RR (1975) The normal surface of conjunctiva epithelium. A scanning electron microscopic study. Invest Ophthalmol Vis Sci 14:267—279
12. Greiner JV, Covington HI, Allansmith MR (1977) Surface morphology of the human upper tarsal conjunctiva. Am J Ophthalmol 83:892—905
13. Marquardt R, Wenz FH (1979) Histologische Untersuchungen zur Becherzellzahl der menschlichen Bindehaut. Klin Monatsbl Augenheilkd 175:692—696
14. Moore JC, Tiffany JM (1979) Human ocular mucus origins and preliminary characterisation. Exp Eye Res 29:291—301
15. Kinoshita S, Kiorpes TC, Friend J, Thoft RA (1982) Limbal epithelium in ocular surface wound healing. Invest Ophthalmol Vis Sci 23:73—80
16. Harris TM, Berry ER, Pakurar AS, Sheppard LB (1985) Biochemical transformation of bulbar conjunctiva into corneal epithelium: An electrophoretic analysis. Exp Eye Res 41:597—605

17. Greiner JV, Kenyon KR, Henriquez AS, Korb DR, Weidman TA, Allansmith MR (1980) Mucus secretory vesicles in conjunctival epithelial cells of wearers of contact lenses. Arch Ophthalmol 98:1843−1846
18. Rohen JW, Steuhl P (1982) Specialized cell types and their regional distribution in the conjunctival epithelium of the cynomolgus-monkey. Graefes Arch Clin Exp Ophthalmol 218:59−63
19. Rohen JW (1986) Zur funktionellen Morphologie der Conjunctiva. Fortschr Ophthalmol 83:13−24
20. Steuhl KP, Rohrbach JM (1988) Ultrastrukturelle Veränderungen der Konjunktiva von Cynomolgusaffen nach Pilocarpin-Applikation? Klin Monatsbl Augenheilkd 192:672−676
21. Lütjen-Drecoll E, Schenholm M, Tamm E, Tengblad A (1990) Visualization of hyaluronic acid in the anterior segment of rabbit and monkey eyes. Exp Eye Res 51:55−63
22. Rittig M, Lütjen-Drecoll E, Prehm P (1991) Immunohistochemical localization of hyaluron-synthetizing cells in the primate cornea and conjunctiva. Exp Eye Res
23. Lütjen-Drecoll E, Steuhl P, Arnold WH (1982) Morphologische Besonderheiten der Conjunctiva bulbi. In: Marquardt R (Hrsg) Chronische Conjunctivitis − Trockenes Auge. Springer, Wien New York, S 25−34
24. Rohen JW, Steuhl KP, Arnold WH (1982) Zur funktionellen Morphologie der Conjunctiva. In: Marquardt R (Hrsg) Chronische Conjunctivitis − Trockenes Auge. Springer, Wien New York, S 5−24
25. Raviola G (1983) Conjunctival and episcleral blood vessels are permable to blood-borne horse-radish peroxidase. Invest Ophthalmol Vis Sci 24:725−736
26. Steuhl KP (1989) Ultrastructure of the conjunctival epithelium. Dev Ophthalmol 19:1−104
27. Tseng SCG, Hirst LW, Farazdaghi M, Green WR (1984) Goblet cell density and vascularization during conjunctival transdifferentiation. invest Ophthalmol Vis Sci 25:1168−1176
28. Sørensen T, Taagehøj-Jensen F (1979) Conjunctival transport of technetium-99^m pertechnetate. Acta Ophthalmol 57:691−699
29. Ursing J (1967) On the disappearance of radiosodium ions from conjunctival and subconjunctival deposits in the rabbit. Berlinska Boktryckeriet, Lund
30. Steuhl KP, Rohen JW (1983) Absorption of horse-raddish peroxidase by the conjunctival epithelium of monkeys and rabbits. Graefes Arch Clin Exp Ophthalmol 220:13−18
31. Latkovic S, Nilson SEG (1979) Phagocytosis of latex microspheres by the epithelial cells of the guinea pig conjunctiva. Acta Ophthalmol 57:582−590
32. Maurice DM (1973) Electrical potential and ion transport across the conjunctiva. Exp Eye Res 15:527−532
33. Ruskell GL (1985) Innervation of the conjunctiva. Trans Ophthalmol Soc UK 104:390−395
34. Rohen JW (1964) Das Auge und seine Hilfsorgane; In: Bargmann W (ed) Handbuch der mikroskopischen Anatomie des Menschen, Bd 3, Teil 4. Springer, Berlin Heidelberg New York
35. Lütjen-Drecoll E, Eichhorn M, Bárány EH (1985) Carbonic anhydrase of epithelia and fenestrated juxaepithelial capillaries of Macaca fascicularis. Acta Physiol Scand 124:295−307
36. Jensen OA, Falbe-Hansen I, Jacobsen T, Michelsen A (1969) Mucosubstances of the acini of the human lacrimal gland (orbital part). Acta Ophthalmol 47:605−619
37. Gilette TE, Allansmith MR (1980) Lactoferrin in human ocular tissues. Am J Ophthalmol 90:30−37
38. Nikkinen A, Lehtosalo JI, Uusitalo H, Palkama A, Pranula P (1984) The lacrimal glands of the rat and the guinea pig are innervated by nerve fibers containing immunoreactivities for substances P and vasoactive intestinal peptide. Histochemistry 81:23−27
39. Dartt DA (1989) Signal transduction and control of lacrimal gland protein secretion: a review. Curr Eye Res 8:619−636

Kapitel 3

Physiologie der Tränenerzeugung

Darlene A. Dartt

1 Einleitung

Der Tränenweg besteht aus drei Schichten: einer äußeren Lipidschicht, einer mittleren wäßrigen Schicht und einer inneren Muzinschicht. Von den zahlreichen, das Auge umgebenden Drüsen trägt eine jede zur Bildung des Tränenfilms bei. Die Meibom-Drüsen und in geringerem Maße die Zeis- und Moll-Drüsen sondern die Lipide der äußeren Schicht ab. Die Tränendrüse bildet zusammen mit den akzessorischen Tränendrüsen (Krause- und Wolfring-Drüsen) die mittlere wäßrige Schicht. Becherzellen und bis zu einem gewissen Grad die Henle-Krypten und die Manz-Drüsen sondern die innere Schleimschicht ab. Dieses Kapitel wird vor allem auf zwei Aspekte der Tränenerzeugung eingehen: die neurokrine Regulation und den sekretorischen Zellmechanismus.

Epithelzellen der Augenoberfläche, einschließlich kornealer und konjunktivaler Epithelia, sind elektrolyt- und wassertransportierende Gewebe, die zur Bildung des Tränenfilms beitragen können. Permeabilitätsveränderungen konjunktivaler Blutgefäße könnten ebenfalls zu Veränderungen des Tränenfilms führen. Welchen Beitrag diese bei Beschreibungen der Tränensekretion gewöhnlich übersehenen Strukturen zum Tränenfilm leisten könnten, wird einen weiteren Diskussionspunkt darstellen.

Klassischerweise ging man von zwei Tränensekretionsarten aus, der Basissekretion und dem Tränenreflex (1). Von der Basissekretion wurde angenommen, daß sie eine konstante, langsam durch Drüsen wie die akzessorischen Tränendrüsen und Becherzellen, deren Innervation unbekannt war, hervorgerufene Sekretion sei. Die Reflexsekretion, von der man annahm, daß sie sich hauptsächlich auf die Tränendrüse bezog, wurde als durch neurale Stimulation hervorgerufener Sekretionsanstieg definiert. Ein allgemeines Prinzip der Homöostase ist, daß alle zellulären Prozesse reguliert oder gesteuert werden, und zwar gewöhnlich sehr exakt. Es ist unwahrscheinlich, daß ein so komplexer Vorgang wie die Sekretion dreier wesentlicher Schichten des Tränenfilms durch verschiedene Drüsen nicht reguliert würde. Darüber hinaus könnte selbst eine nicht direkt innervierte Drüse parakriner (Diffusion chemischer Stimulantien durch einen nahegelegenen Nerv oder eine endokrine Zelle) oder hormonelle Steuerung unterliegen. Gegenargumente zum Konzept Grund-

sekretion versus Tränenreflex bestanden im Nachweis des abnehmenden Tränenflusses bei verringerter sensorischer Reizung, was darauf schließen läßt,
daß wahrscheinlich die Sekretion aller dieser Drüsen auf die eine oder andere
Weise reguliert wird (2). Doch nur die Sekretion der Tränendrüse, die größte
und zugänglichste, wurde genau erforscht und dies erst in jüngster Zeit.

Die Sekretion der anderen Drüsenkomponenten wurde dagegen nie genau
charakterisiert. Viele frühere Untersuchungen, besonders der Tränendrüse,
beschäftigten sich mit der Tränenflüssigkeit, da diese leicht gesammelt werden
kann. Außer der Tränendrüse sind alle anderen Drüsen klein, und es ist
schwierig, ihr Sekret zu sammeln, was eine Voraussetzung für die Erforschung
der Sekretion darstellt. Ein weiteres Problem ist, daß die Erforschung der
Sekretion dieser Drüsen nicht unbegrenzt am Menschen durchführbar ist. Dies
ist selbst für die Tränendrüse zutreffend, da ihre zahlreichen Ausführungsgänge unzugänglich sind. Daher stammt der Hauptteil unseres Wissens über
die Tränensekretion aus Tierversuchen.

Die erste zur Erforschung der Tränensekretion entwickelte Methode war
ein In-vivo-Versuch, bei dem in den Tränenausführungsgängen der Tränendrüse narkotisierter Katzen und später Kaninchen eine Kanüle eingeführt war
und unkontaminierte Tränenflüssigkeit gesammelt wurde (3). Die arterielle
Blutzufuhr an die Drüse wurde zwecks Injektion von Agonisten oder
Versuchsmedikamenten isoliert. In der Folgezeit wurde diese Versuchsanordnung zur Erforschung der extraorbitalen Tränendrüsen von Ratten verändert.
Auch wurde diese In-vivo-Versuchsanordnung entwickelt, um das Sekret von
Meibom-Drüsen unmittelbar an den Ausführungsgängen zu gewinnen (4) und
indirekt die Sekretion der akzessorischen Tränendrüsen in einem Kaninchenmodell für Keratoconjunctivitis sicca zu erforschen (5). Darüber hinaus sollte
die Sekretion von Becherzellen nach topischer Arzneistoffanwendung und
anschließender histochemischer Anfärbung des Muzins bestimmt werden (6).

Da In-vivo-Versuche viele unkontrollierbare Variablen enthalten, wurden
auch In-vitro-Versuche entwickelt. Für Untersuchungen an der Haupttränendrüse wurden Teile der extraorbitalen Tränendrüse der Ratte sowie isolierte
und aktivierte Drüsenacini verwendet, vorwiegend um die Proteinsekretion
und die intrazellulären Mechanismen der Sekretion zu erforschen (7). Zellkulturen individueller Tränendrüsengewebe wurden verwendet, um die Sekretion
anhand reiner Zellpräparate und mittels Verwendung spezifischer Antikörper
und Zyklo-DNA zu erforschen.

2 Überblick über den Sekretionsvorgang

Ein Überblick über die allgemeinen Prinzipien des Sekretionsvorganges
umfaßt funktionelle Anatomie und Innervation, Signalübertragung und den
Zellmechanismus der Protein-, Elektrolyt/Wasser- und Lipidsekretion.

2.1 Funktionelle Anatomie

Sekretorische Systeme sind anatomisch in zwei Gruppen, Einzelzellen und epitheliale Verbände klassifizierbar, wobei unter letztere exokrine Drüsen fallen. Die Sekretion jeder Gruppe kann polarisiert oder nichtpolarisiert sein (8). Die Sekretionsart ist regulierbar. Ist die Sekretion von Einzelzellen nicht polarisiert, können z.B. extrazelluläre Matrixmoleküle oder sekretorische Vesikel irgendwo an der Zelloberfläche freigesetzt werden (Abb. 1). Konjunktivale Mastzellen und Plasmazellen in der Haupttränendrüse sind okuläre Beispiele nichtpolarisierter Einzelzellen, deren Ionentransport ebenfalls nichtpolari-

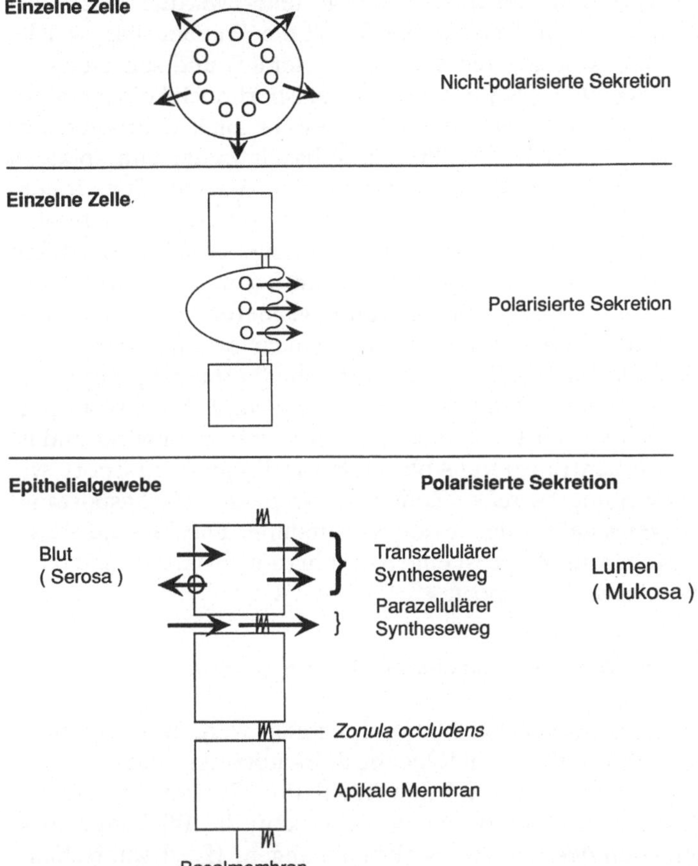

Abb. 1. Sekretionsarten. Oben: Einzelzelle mit sekretorischen Granula *(kleine Kreise)*, die irgendwo an der Zelloberfläche, wie die *Pfeile* zeigen, freigesetzt werden. Mitte: Einzelzelle, die oben und unten über feste Verbindungen mit zwei benachbarten Zellen in einem Epithel verbunden ist. Sekretgranula *(kleine Kreise)* werden, wie die *Pfeile* zeigen, auf einer Zellseite freigesetzt. Unten: Drei Zellen, die zur Bildung eines Epithelialgewebes durch feste Verbindungen miteinander verknüpft sind. Die *Pfeile* bezeichnen den Ionentransport. Der *kleine Kreis* links auf dem Pfeil stellt eine Ionenpumpe dar

siert ist. Daher sind diese Zellen zur Regulation ihrer ionischen Zusammensetzung und Ionenmenge befähigt, jedoch nicht zum Transport oder zur Sekretion großer Ionen- und Wassermengen wie dies polarisierte Epithelien vermögen. In einer einzelnen, nichtpolarisierten Epithelzelle findet kein reiner Flüssigkeitstransport statt. Ist die Sekretion von Einzelzellen polarisiert, kommt es z.B. nur auf einer Zellseite zur Freisetzung sekretorischer Granula. Als Einzelzellen in die apikale Seite der Konjunktiva eingebettete Becherzellen sind am Auge Beispiel polarisierter Epithelzellen. Eine Freisetzung von Muzinen findet folglich nur an der apikalen Zellseite statt.

Vielzellige Augendrüsen sind komplexe epitheliale Gebilde, deren feste Verbindungen apikale von basolateralen Membranen trennen. Infolgedessen kann die Sekretion auf die eine oder andere Seite gesteuert werden. Das heißt: die Sekretion ist polarisiert. Ein Beispiel hierfür ist die Tränendrüse, welche extrazelluläre Matrixmoleküle auf die eine (basolaterale) und sekretorische Granula auf die andere (apikale) Seite steuert. Es existiert noch kein eindeutiger Beweis dafür, daß die Sekretion epithelialer Gewebe auch nichtpolarisiert ist, obgleich dies sein könnte (8). Die Trennung basolateraler von apikalen Membranen ist bedeutsam für die Flüssigkeitssekretion. Verschiedene Ionenkanäle und Transportproteine für Ionen befinden sich an den basolateralen und apikalen Membranen, was für polarisierte Flüssigkeitssekretion durch Zellen im allgemeinen und für die Tränendrüse im besonderen charakteristisch ist und die Voraussetzung für eine Sekretion größerer Ionen- und Wassermengen darstellt. Die festen Verbindungen, die auch zwischen den Zellen bestehen, liefern die Basis für eine Trennung transzellulärem von parazellulärem Transport. Transzellulärer Transport, wie Ionen- und Wassertransport *durch* Zellen, wird von Transportproteinen der Zellmembran bewirkt und ist abhängig vom aktiven Ionentransport (Abb. 1). Parazellulärer Transport, wie Ionen- und Wasserbewegung *zwischen* Zellen, ist ein passiver Transport und abhängig von den Eigenschaften der festen Verbindung. Die Flüssigkeitssekretion vielzelliger Drüsen am Auge ist eine Kombination aus trans- und parazellulärem Ionen- und Wassertransport.

2.2 Funktionelle Innervation und neuroendokrine Regulation

Die Drüsensekretion kann nerval oder humoral reguliert werden. Eine neuroendokrine Regulation unterteilt sich in folgende Subkategorien: neurale, neurokrine, endokrine, parakrine und autokrine Regulation. Je nach Transmitter kann dasselbe Molekül über einen dieser Wege wirken; die Wirkung würde dann von den Rezeptoren des Erfolgsgewebes abhängen. Es ist wahrscheinlich, daß all diese Mechanismen zur Sekretionsregulation am Auge vorhanden sind, auch wenn sie bis heute nicht alle beschrieben wurden.

2.2.1 Neurale Regulation

Bei neuraler Sekretionsregulation kommt es nach Depolarisation zur Freisetzung von mit spezifischen Rezeptoren der Zellmembran interagierenden Neurotransmittern durch Nerven. Sekretionsorganen liegen drei Regulationsebenen zugrunde: die Drüse innervierende Nerven und ihre Transmitter, Rezeptoren der Sekretionszellen und solche des Gefäßsystems. Zur Aktivierung der Sekretion sind neurale Stimulation und Aktivierung der Rezeptoren der Sekretionszelle notwendig, jedoch kann die Sekretion − insbesondere Elektrolyt- und Wassersekretion − durch Vasokonstriktion und Vasodilatation verändert werden (s. Abschnitt 3.1 über die Sekretion der Tränendrüse).

Neurale Sekretionsregulation wurde herkömmlicherweise auf das parasympathische und sympathische Nervensystem beschränkt sowie auf cholinergische bzw. α- und β-adrenergische Rezeptoren. Ende der 60er Jahre entdeckten Forscher/-innen, daß parasympathische und sympathische Nerven über die klassischen Neurotransmitter Acetylcholin und Noradrenalin hinaus biologisch aktive Peptide enthalten. Viele der ursprünglich in den endokrinen Zellen des Gastrointestinaltrakts nachgewiesenen Peptide wurden später in den Nervenendfasern des ganzen Körpers gefunden. In den Nervenfaserenden in oder in der Nähe der tränenbildenden Organe bis dato gefundene Peptide beinhalten das vasoaktive intestinale Polypeptid (VIP) (9), die Substanz P (9), eine aus Pro-Enkephalin-A abgeleitete Gruppe von Enkephalinen einschließlich Met-Enkephalin und Leu-Enkephalin (10), das Neuropeptid Y und ein dem Calcitonin-Gen-verwandtes Polypeptid (CGCP). Die Peptide werden zusammen mit Acetylcholin oder Noradrenalin freigesetzt und können durch direkte Einwirkung auf Rezeptoren oder Sekretionszellen zur Steigerung oder Hemmung der Sekretion führen oder durch Einwirkung auf Rezeptoren des Gefäßsystems die Sekretion modifizieren. Wie in dem Abschnitt über Signalübertragung (2.3) noch genauer dargestellt wird, können klassische Neurotransmitter und Peptide trotz gemeinsamer Freisetzung verschiedene Zellmechanismen haben und verschiedene Stoffe als „Zweiten Boten" aktivieren. Daher können sie in ihren kombinierten Wirkungen auf die Sekretion additiv, inhibitorisch oder synergistisch einwirken.

2.2.2 Neurokrine Regulation

Klassische Neurotransmitter und Peptidneurotransmitter können auch neurokrine Funktionen ausüben, indem sie an einem Nervenende freigesetzt werden, sich auf dem Blutweg fortbewegen und direkt auf die Sekretionszellen oder das Gefäßsystem einwirken. Beispiele für diesen Wirkungstyp sind das adrenokortikotrope Hormon (ACTH) und das α-Melanozyten stimulierende Hormon (α-MSH), welche vom Hypophysenvorder- und -mittellappen sezerniert werden und die Proteinsekretion der Tränendrüsen stimulieren (11). Doch ob ACTH oder α-MSH die Tränendrüse in vivo stimuliert oder ob der Bildungsort des ACTH und des α-MSH die Hypophyse ist oder ob sie in der Tränendrüse selbst vorhanden sind, ist unbekannt.

2.2.3 Endokrine Regulation

Drüsensekretion kann auch durch Hormone reguliert werden (endokrine Regulation). Hormone werden in endokrine Drüsen produziert, auf dem Blutweg weitergeleitet und wirken auf eine entfernte Erfolgszelle, die Sekretionszelle. Ein Beispiel für endokrine Regulation der Sekretion der Tränendrüsen ist die stimulatorische Wirkung von Androgenen auf IgA und auf die Sekretion der sekretorischen Komponente in Plasma- und azinösen Zellen bzw. auf die Haupttränendrüse (12).

2.2.4 Parakrine und autokrine Regulation

Klassische Neurotransmitter, biologisch aktive Peptide und Hormone können auch parakrin und autokrin wirken. Diese Moleküle werden lokal von Zellen freigesetzt und wirken auf andere Zellen (parakrine Wirkung) oder auf dieselbe Zelle, die das Molekül sezerniert (autokrine Wirkung). Ein Beispiel für parakrine Stimulation ist die Freisetzung von Histamin und konjunktivalen Mastzellen, wodurch jedes Drüsengewebe der Konjunktiva, so die Becherzellen und akzessorischen Tränendrüsen angeregt werden können. Bei autokriner Wirkung könnte das Histamin, das die Mastzelle sezerniert, diese zur Sekretion anregen. Andere möglicherweise parakrine oder autokrine Regulation bewirkende Komponente sind Wachstumsfaktoren wie der kürzlich in der Tränendrüse von Nagetieren festgestellte Wachstumfaktor der Epidermis und inflammatorische Mediatoren wie Prostaglandine und Leukotriene, die von konjunktivalen Epithelzellen produziert werden können.

Über die verschiedenen Arten neuroendokriner Regulation hinaus können Agonisten für ihre Wirkung verschiedene Zeiträume benötigen. Klassische Neurotransmitter, biologisch aktive Peptide und Peptidhormone benötigen relativ wenig Zeit in der Größenordnung von Sekunden oder Minuten. Diese Verbindungen stimulieren bei der Proteinsekretion die Freisetzung vorher gebildeter Produkte oder aktivieren die bei der Elektrolytsekretion bereits in der Membran vorhandenen Ionenkanäle oder Transportmechanismen. Dagegen benötigen Steroidhormone oder Wachstumsfaktoren einen relativ langen Zeitraum in der Größenordnung von Stunden oder Tagen. Diese Verbindung stimulieren die Bildung von Sekretionproteinen, Ionenkanälen oder Ionentransportproteinen.

Das Konzept der funktionellen Innervation der Tränendrüsen ist komplizierter als die nervale Stimulation zur Sekretion (Tränenreflex). Es müssen weitere ergänzende Arten der Stimulation (neurokrine, endokrine, parakrine und autokrine), unterschiedliche Erfolgsgewebe (Sekretzellen, Gefäßsystem) und verschiedene Zeitfaktoren (Kurz- und Langzeit) mitberücksichtigt werden.

2.3 Signalübertragung

Vier getrennte Zellwege können aktiviert werden, um das neuroendokrine, extrazelluläre Signal in ein intrazelluläres zur Steigerung oder Hemmung der

Sekretion zu übertragen. Drei dieser Wege werden nach den als „Zweiter Bote" verwendeten Stoffen benannt: der Ca^{2+}/Diacylglycerol/cGMP-, cAMP- und Tryosin-Kinase-abhängige Weg. Der vierte Weg wird durch Steroidhormone aktiviert und beinhaltet die Einleitung oder Unterdrückung der Proteinsynthese.

2.3.1 CA^{2+}/Diacylglycerol/cGMP-abhängiger Weg

Neuroendokrine Stimuli, die den Ca^{2+}/Diacylglycerol/cGMP-abhängigen Weg aktivieren, verbinden sich zuerst mit spezifischen Rezeptoren (R) der Plasmamembran (Abb. 2) (13). Dadurch wird ein Guanin-Nuceleotid-bindendes Protein (G-Protein) aktiviert. Das G-Protein erhöht die Aktivität von Phosphatidylinositol-4,5-Biphosphat (PIP_2) Phosphodiesterase (auch bekannt als Phosphopolipase C), um PIP_2 in 1,4,5,-Inositol-Triphosphat (1,4,5-IP_3) und Diacylglycerol (DAG) zu zerlegen. 1,4,5,-IP_3 setzt aus einem intrazellulären nichtmitochondrialen Speicher Ca^{2+} frei. Das freigesetzte Ca^{2+} kann in Verbindung mit Calmodulin (CaM) Ca^{2+}/Calmodulin-abhängige Proteinkinasen aktivieren, um spezifische Proteinsubstrate zu phosphorylieren. Das gleichzeitig mit 1,4,5-TP_3 produzierte DAG bewirkt eine Verlagerung von Proteinkinase C (C-Kinase) an die Plasmamembran, wo es in Verbindung mit minimalen Ca^{2+}-Mengen und dem in der Membran vorhandenen Phosphatidylserin spezifische Proteinsubstrate phosphoryliert. Beide Kinasen phosphorylieren Proteine an Serin- und Threonin-Resten, und die neu phosphorylierten Proteine sollen zu direkter Anregung der Sekretion führen.

Das durch PIP_2 produzierte DAG kann auch zu Arachidonsäure umgewandelt werden, die auch durch Aktivierung von Phospholipase A_2 und Phospholipase D produziert werden kann. Arachidonsäure kann metabolisiert werden, um Eicosanoide einschließlich der Prostanoide (Prostaglandine und Thromboxane), Leukotriene und Epoxide zu bilden (14). Prostaglandine, Thromboxane und Leukotriene können sezerniert werden und haben parakrine und autokrine Wirkung. Die Eicosanoide haben die Aufgabe mit spezifischen Rezeptoren der Zellmembran zusammenzuwirken. Die Aktivierung des Rezeptors wiederum aktiviert ein G-Protein. Eicosanoide üben viele verschiedene Wirkungen auf Zellen aus, einschließlich Steigerung und Hemmung der Adenylat-Zyklase-Aktivität und Aktivierung von Phospholipase C zur Freisetzung von intrazellulärem Ca^{2+}. Die Wechselwirkung mit dem G-Protein hätte verschiedene zelluläre Antworten zur Folge, je nach Zelltyp und Eicosanoid.

PIP_2-Phosphodiesterase aktivierende Stimuli können auch die gewöhnlich im Cytosol stattfindende Guanylat-Zyklase-Aktivität auslösen, um cGMP aus GTP herzustellen (Abb. 2) (15). Erhöhte cGMP-Werte im Cytosol aktivieren cGMP-abhängige Proteinkinasen (G-Kinase), um spezifische Proteinsubstrate an Serin- und Threonin-Resten zu phosphorylieren. Die phosphorylierten Proteine sollen die Sekretion direkt anregen.

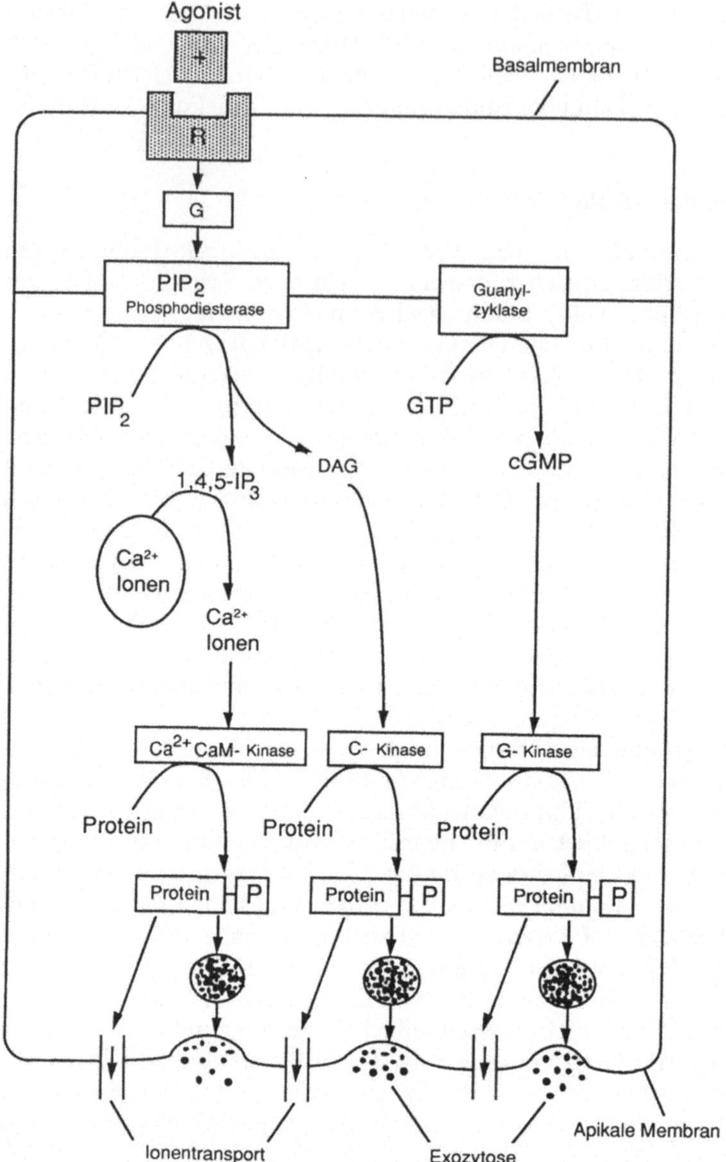

Abb. 2. Ca^{2+}/Diacylglycerin/cGMP-abhängiger Sekretionsweg. *R*, Rezeptor; *G*, Guanin-Nucleotid-bindendes Protein (G-Protein); *PIP₂, Phosphatidylinositbiphosphat; 1,4,5,-IP₃, 1,4,5,-Isomer von Inosittriphosphat; DAG,* Diacylglycerin; *CaM,* Calmodulin; *Protein-P,* phosphoryliertes Protein; *GTP,* Guanosintriphosphat; *cGMP,* Zyklo-Adenosinmonophosphat; *Kreise,* Sekretgranula

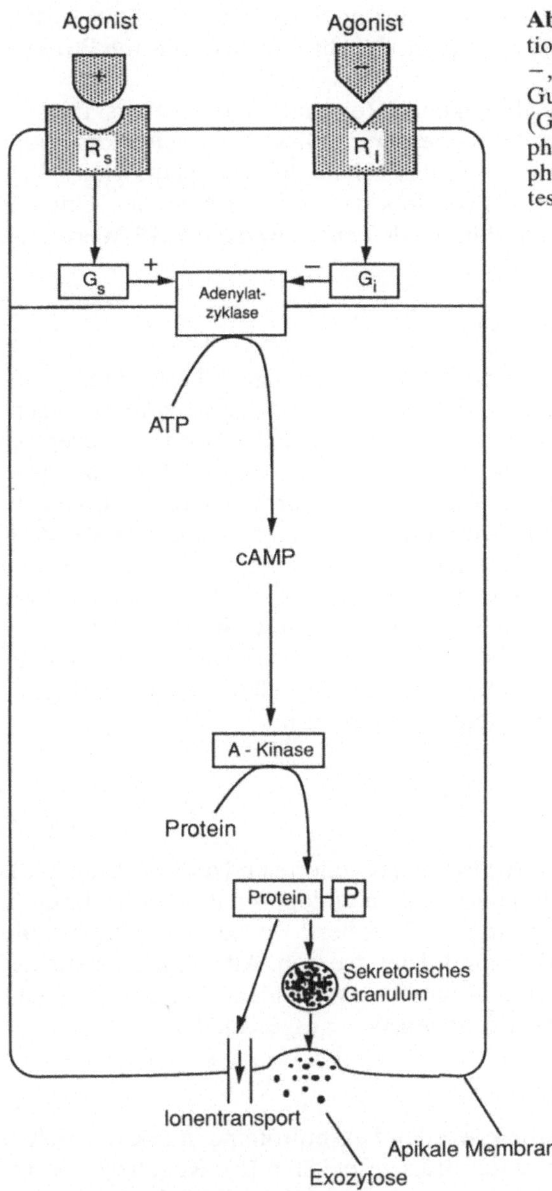

Abb. 3. cAMP-abhängiger Sekretionsweg. *s* und +, Stimulation; *i* und −, Hemmung; *R*, Rezeptor; *G*, Guanin-Nucleotid-bindendes Protein (G-Protein); *ATP*, Adenosintriphosphat; *cAMP*, Zyklo-Adenosinmonophosphat; *Protein-P*, phosphoryliertes Protein

2.3.2 cAMP-abhängiger Weg

Neuroendokrine Stimuli, die den cAMP-abhängigen Weg aktivieren, wirken zuerst mit spezifischen Rezeptoren (R_s) der Zellmembran zusammen (Abb. 3) (15). Diese Wechselwirkung aktiviert ein stimulatorisches G-Protein, G_s, welches die Aktivität der Adenylat-Zyklase erhöht, um aus ATP cAMP zu produzieren. Der erhöhte zelluläre cAMP-Wert aktiviert cAMP-abhängige Protein-

kinasen (A-Kinase), um spezifische Proteine an Serin- und Threonin-Resten
zu phosphorylieren. Es wird angenommen, daß die phosphorylierten Proteine
die Sekretion direkt anregen.

Den cAMP-abhängigen Weg hemmende Reize interagieren zuerst mit spezifischen Rezeptoren (Ri) der Plasmamembran. Diese Wechselwirkung aktiviert ein inhibitorisches G-Protein, Gi, das sich an die Adenylat-Zyklase bindet und ihre Aktivierung durch Gs verhindert. Die Steigerung der Aktivität
von Adenylat-Zyklase und die anschließende Erhöhung der cAMP-Werte sind
somit gehemmt.

2.3.3 Steroidhormon-aktivierter Weg

Im Gegensatz zu den oben beschriebenen Wegen der Signalübertragung gelangen Steroidhormone in die Erfolgszelle und binden sich an spezifische Rezeptoren des Cytosols. Durch diese Wechselwirkung wird der Hormon-Rezeptor-
komplex, der zum Zellkern wandert, aktiviert. Dort verbindet sich der aktivierte Steroid-Rezeptorkomplex mit an die Kernmatrix gebundenen Akzep-
torproteinen. Der ganze Komplex wirkt mit den Promotorelementen der Ziel-
DNA-Moleküle zusammen. Im Fall der Sekretion könnte es sich bei den neu
synthetisierten Proteinen um sekretorische Proteine, Ionenkanälchen oder zur
Einfügung in die Zellmembran bestimmte Ionenpumpen handeln. Die Anregung der Proteinsynthese ist der Grund für die vergleichsweise längere Wirkungsdauer von Steroidhormonen gegenüber Peptidhormonen, biologisch
aktiven Peptiden und klassischen Neurotransmittern.

2.4 Proteinsynthese

Es gibt zwei Arten der Proteinsekretion, die regulierte und die konstituive (8).
Bei beiden Arten werden Proteine im rauhen endoplasmatischen Retikulum
synthetisiert und zum Golgi-Apparat transportiert, wo sie unter Mitwirkung
von Oligosacchariden enzymatisch modifiziert werden. Auf der *trans*-Seite des
Golgi-Feldes werden die Proteine in membrangebundene Vesikel verbracht
und über den regulierten und konstitutiven Weg ausgeschieden.

2.4.1 Regulierte Proteinsynthese

Bei der regulierten Proteinsynthese werden Sekretproteine in sekretorischen
Granula in der Nähe des Freisetzungsortes gespeichert (8). Regulierte Sekretionsgranula haben eine lange Halbwertzeit und füllen die Sekretzelle. Die
Granula werden am Verschmelzen mit der Zellmembran gehindert, bis sich
der Wert des geeigneten „Zweiten Boten" (Ca^{2+}, cAMP, cGMP oder DAG)
durch Wechselwirkung von Stimuli mit ihren Rezeptoren (wie in Abschnitt 2.3
über Signalübertragung beschrieben) erhöht. Durch Reizung verschmilzt die
Membran der Sekretionsgranula mit der Zellmembran und Sekretproteine
werden an der Zelloberfläche freigesetzt. Vor endgültiger Verschmelzung mit
der Membran kann es auch zu kombinierter Exozytose, zur Verschmelzung

mehrerer Sekretgranula kommen. Regulierte Sekretzellen sind daher befähigt, größere Proteinmengen freizusetzen als dies bei der Proteinsynthese geschieht. Regulierte Proteine können auf polarisierte oder nichtpolarisierte Weise sezerniert werden.

2.4.2 Konstitutive Proteinsekretion

Bei der konstitutiven Proteinsekretion sind die Sekretgranula kurzlebig (8). Die Membran der Granula verschmilzt kurz nach ihrer Entstehung mit der Plasmamembran, und die Zelle setzt das sekretorische Protein frei. Sekretgranula sind im Elektronenmikroskop selten erkennbar. Die Steuerung der konstitutiven Proteinsekretion erfolgt durch Veränderung der synthetisierten Proteinmenge, und Proteine werden sezerniert, während sie synthetisiert werden. Es gibt keinen Außenreiz zur Auslösung der Exozytose. Veränderungen der Werte der „Zweiten Boten" verändern nicht das Volumen der Exozytose, jedoch möglicherweise das Ausmaß der Proteinsynthese. Konstitutive Proteine können polarisiert oder nichtpolarisiert sezerniert werden.

2.5 Elektrolyt- und Wassersekretion

Reine Wasserbewegung durch ein Epithelium findet durch aktiven Elektrolyttransport statt. Physiologisch sind Na^+ und Cl^- die wichtigsten aktiv transportierten Elektrolyte: Die Stoffwechselenergie für ihren transepithelialen Transport stammt aus Na,K-ATPase. Na,K-ATPase befindet sich in Zellmembranen und transportiert Na^+ aus und Cl^- in die Zelle. Bei sekretorischen Epithelia ist die Verteilung von Na,K-ATPase in der Zelle polarisiert, wobei der größte Teil des Plasmamembran-Enzyms auf der basolateralen Membran lokalisiert ist (16). Diese Ausrichtung ist der Richtung des Na^+-Stroms entgegengesetzt. Zur Lösung dieses Problems wurde folgender Sekretionsmechanismus vorgeschlagen (Abb. 4) (16): (1) Ein gekoppelter, in der basolateralen Membran lokalisierter Na^+-Cl^--Transportmechanismus bewirkt, daß Cl^- entgegen seinem elektrochemischen Gradienten gekoppelt an das entlang seinem elektrochemischen Gradienten einströmende Na^+ in die Zelle gelangt. (2) Der günstige elektrochemische Gradient für Na^+ ist von der in der basolateralen Membran befindlichen Na,K-ATPase getrieben. (3) Ein passiver, bisher unbekannter Cl^--Transportstoff in der apikalen Membran ermöglicht dem Cl^- aus der Zelle in die Sekretflüssigkeit zu gelangen, wobei sein elektrochemischer Gradient ein großes, Lumen-negatives elektrisches Potential erzeugt. (4) Das durch den gekoppelten Na^+-Cl^--Transportmechanismus in die Zelle einströmende Na^+ wird durch Na,K-ATPase aus der Zelle heraus in den basolateralen Raum gepumpt. (5) Das Lumen-negative Potential treibt das Na^+ aus dem basolateralen Raum durch die feste Verbindung hindurch in das Lumen. (6) Das durch Na,K-ATPase in die Zelle gepumpte K^+ wird durch einen passiven K^+-Transportstoff an der basolateralen Membran wiederaufbereitet. Der passive K^+-Transportstoff ist für das transiente K^+, welches eine Begleiterscheinung bei der Stimulierung von Sekretzellen sein kann, verantwortlich. Unter-

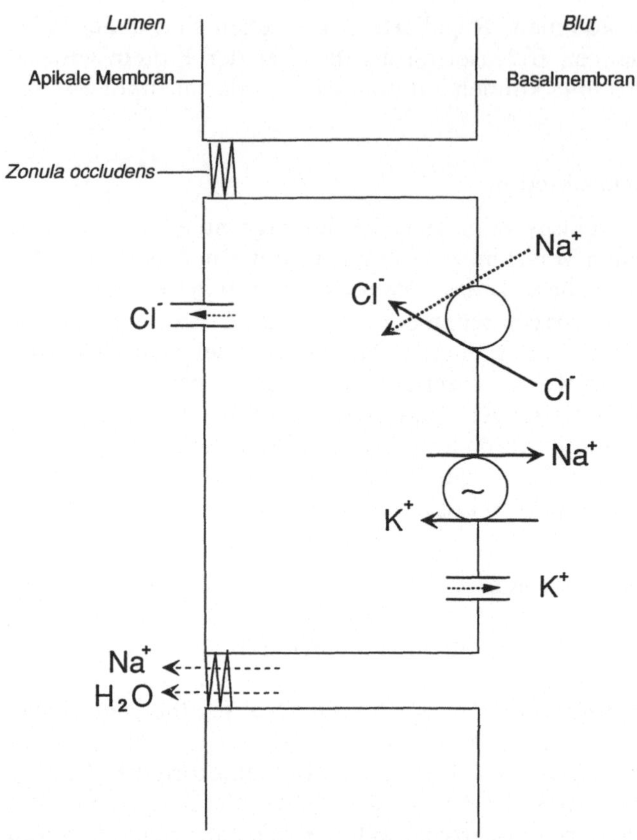

Abb. 4. Mechanismus der Elektrolyt- und Wassersekretion. *Gestrichelte Linien,* Ionentransport entlang dem elektrochemischen Gradienten; *durchgezogene Linien,* Ionentransport entgegen dem elektrochemischen Gradienten; *Kreis oben,* Ionen-Co-Transportprotein; *Kreis unten,* Na,K-ATPase. Aus Dartt et al. (16)

suchungen anhand von Läppchen brachten hervor, daß die basolaterale Membran einen Ca^{2+}- und spannungssensitiven K^+-Kanal (auch bekannt als BK-Kanal) enthält. Dieser Kanal weist eine hohe Leitfähigkeit auf und kann durch Vermehrung des intrazellulären Ca^{2+}, Depolarisation und Anstieg des zellulären cAMP aktiviert werden (17).

Wie in der basolateralen Membran untersucht wurde, hat der passive Cl^--Transportstoff eine geringere Leitfähigkeit als der BK-Kanal. Wie der BK-Kanal wird der Transportstoff durch Erhöhung der intrazellulären Ca^{2+}-Konzentration und Depolarisation aktiviert. Der Cl^--Kanal kann auch durch einige Sekretionsreize aktiviert werden. In der apikalen Membran vorhandene Cl^--Kanälchen ermöglichen das Ausströmen von Cl^- aus der Zelle in das Lumen.

Der gekoppelte Na^+-Cl^--Transportmechanismus in der basolateralen Membran könnte eine Kombination dreier Mechanismen sein: durch Stimuli aktivierte Ca^{2+}-abhängige Cl^-- und Na^+-Kanälchen, ein gekoppelter $NaKCl_2$-Transportmechanismus und eine parallele Reihe von gekoppelten Na^+/H^+- und Cl^-/HCO_3^--Transportmechanismen (18).

Zur Anregung der Sekretion könnte jeder dieser Transportmechanismen aktiviert werden, obwohl manches darauf hindeutet, daß die Ionenkanäle aktiviert werden. Die Aktivierung erfolgt durch rezeptorübermittelte Veränderungen der Werte der „Zweiten Boten" (gemäß obiger Darstellung in Abschnitt 2.3 über Signalübertragung).

2.6 Lipidsekretion

Lipide, einschließlich Phospholipiden, Triacylglycerin und Cholesterin werden im endoplasmatischen Retikulum synthetisiert (19). Glykolipide, einschließlich Gangliosiden werden im endoplasmatischen Retikulum synthetisiert und im Golgi-Apparat um Oligosaccharide ergänzt. Die Lipide müssen dann geschieden, geordnet und zum richtigen Zielort in der Zelle gebracht werden. Sezernierte Lipide werden zu membrangebundenen Vesikeln abgeschnürt und bis eine Sekretion erfolgt gelagert. Die Speicherung polarer und nichtpolarer Lipide ist verschieden, und einige Lipide sind an Proteine gebunden und werden mit diesen transportiert.

3 Sekretion der Orbitadrüsen

3.1 Tränendrüse

3.1.1 Funktionelle Anatomie

Die Tränendrüse ist eine tubuloazinöse Drüse mit Azini, dazwischenliegenden Ausführungsgängen und interlobulären Kanälchen. Die Azini bestehen aus pyramidalen azinösen Zellen, die ein zentrales Lumen umgeben. Die azinösen Zellen umfassen ungefähr 80% des Drüsengewebes. Damit eine Sekretabgabe erfolgt, wirken sekretionsanregende Mittel zusammen mit Rezeptoren der basolateralen Membran von Sekretzellen. Diese Wechselwirkung verursacht einen Anstieg der zellulären „Zweiten Boten", was zur Freisetzung von sekretorischen Proteinen durch Exozytose und von Elektrolyten und Wasser in das azinöse Lumen führt (Abb. 5). Die von Azinärzellen sezernierte Flüssigkeit, genannt Ausgangs- und Primärflüssigkeit, besteht aus regulierten Proteinen wie Lysozym und Laktoferrin sowie Elektrolyten in folgenden millimolaren Konzentrationen (Werte der interstitiellen Flüssigkeit in Klammern): Na^+ 139 (134), Cl^- 105 (116) und K^+ 9 (6) (20). Die Ionenzusammensetzung der Ausgangsflüssigkeit ist plasmaähnlich, und durch Stimulierung ändern sich die Elektrolyt-Konzentrationen nicht, jedoch die Mengen steigen an. Die Protein-zusammensetzung der Ausgangsflüssigkeit ist dagegen auffallend unterschiedlich von der des Plasmas: erstere enthält keine Plasmaproteine, sondern ihre

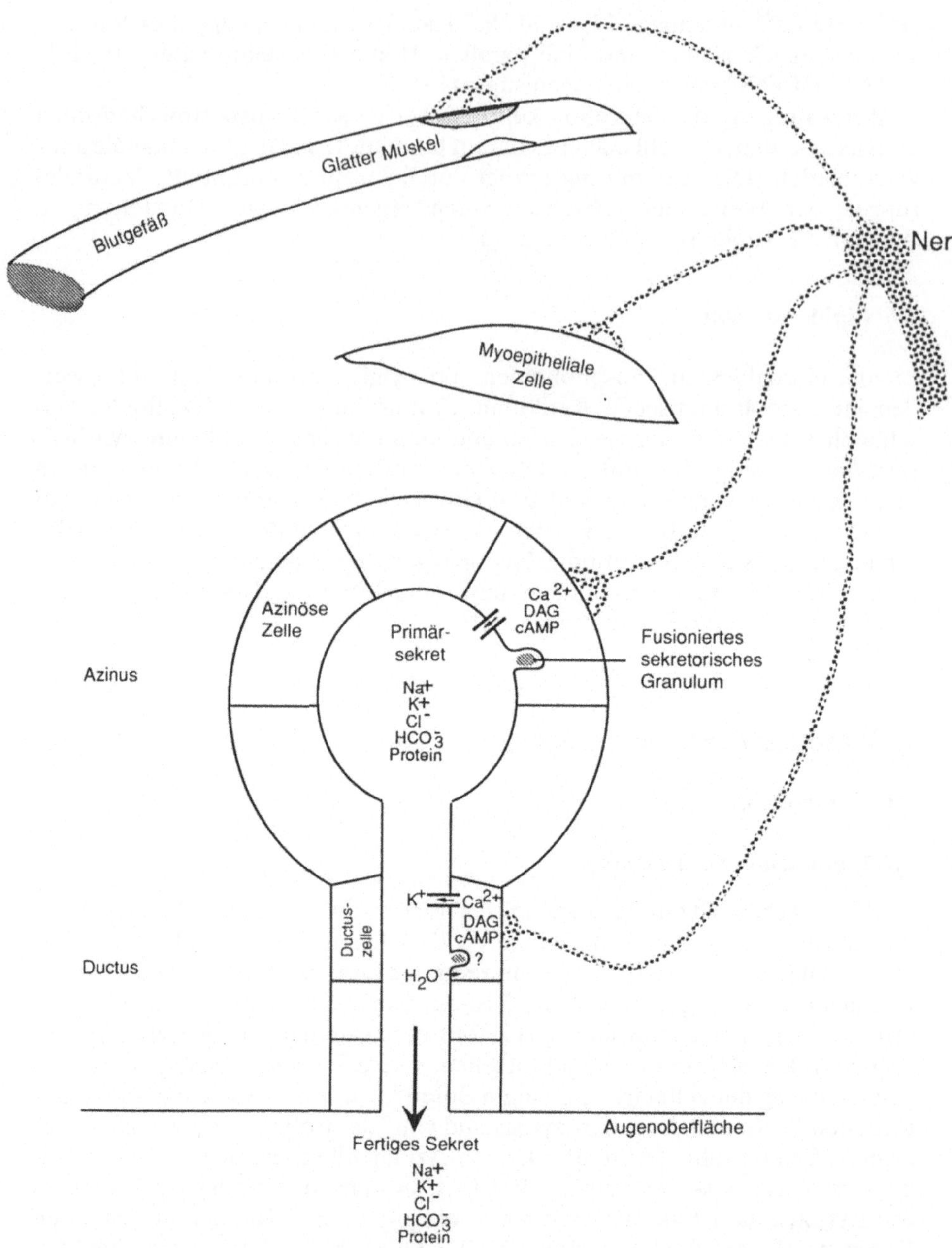

Abb. 5. Funktionelle Anatomie der Tränendrüse. In dieser schematischen Darstellung der Bedeutung von Nerven, Blutgefäßen, myoepithelialen, azinären und Ductuszellen bei der Tränendrüsensekretion ist die Tränendrüse durch einen einzigen Azinus dargestellt, der über mehrere azinäre Zellen mit einem einzigen Ausführungsgang verbunden ist. Der Ausführungsgang ist von Ductuszellen umgeben und zur Augenoberfläche hin geöffnet. Die in

eigenen sezernierten Proteine. Die Ausgangsflüssigkeit kann auch konstitutive Proteine wie sekretorische IgA (das später diskutiert werden wird) enthalten. Da die Ausgangsflüssigkeit am Ausführungsgangsystem entlangfließt, wird sie durch die Sekretion von Ductuszellen modifiziert. Sekretionsanregende Mittel wirken zur Erhöhung der Werte der „Zweiten Boten" mit Rezeptoren der Zellmembran zusammen. Die „Zweiten Boten" bewirken Elektrolyt- und Wassersekretion aus den ductalen Zellen, wodurch die Ausgangsflüssigkeit verändert wird. Ductuszellen sezernieren K^+ und Wasser zur Erhöhung der Sekretmenge und K^+-Konzentration (20). Unter Bedingungen der Nichtstimulation (geringe Sekretabgabe) können Ductuszellen Wasser reabsorbieren. Es ist unbekannt, ob Ductuszellen regulierte Proteine absondern, obwohl bei den untersuchten Arten (Ratte und Kaninchen) epidermaler Wachstumsfaktor in ductalen Zellen vorliegt und sie das Konstitutionsprotein sekretorisches IgA sezernieren. Die von der Tränendrüse gebildete End- oder Finalflüssigkeit ist bei geringem Sekretfluß hypertonisch und wird isotonisch bei steigender Sekretabgabe. Bei niedrigem Sekretfluß ist die millimolare Zusammensetzung der Endflüssigkeit wie folgt (Werte der interstitiellen Flüssigkeit in Klammern): Na^+ 140 (134), Cl^- 86 (116) und K^+ 95 (6) und bei stimuliertem Sekretfluß: Na^+ 135 (134), Cl^- 123 (116), K^+ 46 (6) und HCO_3^- 20 (22) (20). Diese Werte zeigen, daß die Tränendrüsenflüssigkeit und somit Tränen eine höhere K^+-Konzentration aufweisen als das Plasma und die K^+-Konzentration von der Reizstärke abhängt. Die Proteinkonzentration der Endflüssigkeit ist bei jedem Sekretfluß fast konstant, d.h. bei steigendem Sekretfluß erhöht sich die Proteinsekretion.

Die Tränendrüse enthält auch myoepitheliale Zellen, welche die Azini in einer korbähnlichen Schicht umgeben (Abb. 5). Ihre Funktion bei der Sekretion der Tränendrüse ist unbekannt, doch in anderen Geweben kontrahieren sie und saugen die zuvor infolge eines neuroendokrinen Reizes sezernierte Flüssigkeit ab. Ein weiterer wichtiger Bestandteil der Tränendrüse ist das Gefäßsystem. Veränderungen im Blutstrom können die Sekretion der Tränendrüse verändern (jedoch nicht aktivieren) (21). Vasodilation erhöht und Vasokonstriktion vermindert die zuvor angeregte Sekretion. Auch Plasmazellen sind in der Tränendrüse vorhanden (12). Sie sind über die ganze Drüse auf bestimmte Weise gestreut und sezernieren den IgA-Anteil des sekretorischen IgA.

3.1.2 Funktionelle Innervation

Die neurale Innervation ist für die Tränendrüse die finale Komponente (Abb. 5). Parasympathische Nervenfasern sind eng verbunden mit Azinärzellen,

---

Azinuszellen verwendeten „Zweiten Boten" sind Ca^{2+}, DAG und cAMP. Die Erhöhung der „Zweiten Boten" führt zu Ionentransport *(drei kleine Pfeile)* und die Proteinsekretion ist durch die fusionierten sekretorischen Granula dargestellt. In Ductuszellen können dieselben „Zweiten Boten" die K^+-Sekretion, die Wasserabsorption und die Proteinsekretion anregen

Ductuszellen, myoepithelialen Zellen und Blutgefäßen (22). Sympathische Nerven innervieren Blutgefäße und sind bei manchen Arten eng verbunden mit sekretorischen und myoepithelialen Zellen (22). Parasympathische Nerven übernehmen wichtige Steuerungsfunktionen bei sowohl der Elektrolyt/Wasser- als auch der Proteinsekretion. Beide Sekretionsarten werden durch Reizung des parasympathischen Tränennervs oder intraarteriellen Injektion cholinerger Agonisten stimuliert (3). Rezeptoren für cholinerge Agonisten sind auf azinären und vermutlich ductalen Zellen lokalisiert, obwohl letzteres nicht eindeutig nachgewiesen wurde. Der Rezeptor ist ein Muskarinrezeptor des glandulären Typus M_3 und Atropin sein Antagonist. Cholinerge Rezeptoren befinden sich auch im Gefäßsystem. Cholinerge Agonisten bewirken eine Vasodilation, welche die Menge der zuvor angeregten Sekretion erhöht.

Über den parasympathischen Neurotransmitter Acetylcholin hinaus enthalten parasympathische Nervenendfasern zumindest ein biologisch aktives Peptid, das vasoaktive intestinale Polypeptid (VIP) (9). Durch intraarterielle Injektion von VIP wird wie bei cholinergen Agonisten die Elektrolyt/Wasser- und Proteinsekretion stimuliert (7). In der Speicheldrüse des Unterkiefers führt die Reizung parasympathischer Nerven zur Freisetzung von VIP zusammen mit Acetylcholin. Obwohl ein entsprechender Nachweis für die Tränendrüse fehlt, trifft es wahrscheinlich zu. VIP kann auch auf das Gefäßsystem einwirken. In Speicheldrüsen bewirkt VIP Vasodilation und Sekretionsanstieg. Möglicherweise erzeugt VIP auch in der Tränendrüse Vasodilation und erhöht die Menge der stimulierten Sekretion.

Wie durch Immunohistochemie gezeigt wurde, ist VIP in der menschlichen Tränendrüse vorhanden (9). Wie aus einem Bericht über einen Patienten mit Cholera pancreatica hervorging, bei dem hohe VIP-Werte im Serum, Epiphora und ein signifikant erhöhter Schirmer-Test sowie eine signifikant niedrigere Tränenosmolarität als bei normalen Untersuchungen vorlagen, kann VIP die menschliche Tränensekretion anregen (23).

Das sympathische Nervensystem innerviert hauptsächlich das Gefäßsystem der Tränendrüse, obwohl bei einigen Arten (Hund, Katze, Meerschweinchen, Affe, Mensch) sympathische Nerven auch die Azinuszellen umgeben (7). In-vivo-Stimulation sympathischer Nerven bewirkt einen geringfügigen Anstieg der Flüssigkeitssekretion (3). Die Stimulation wird durch einen β_1-adrenergen Agonisten übermittelt, der mit adrenergen Rezeptoren auf Azinuszellen zusammenwirkt (24). Es ist unbekannt, ob sich auf Ductuszellen β-adrenerge Rezeptoren befinden. Im Fall der Sekretionsanregung durch einen cholinergen Agonisten führt die Reizung des Ganglion cervicale superior oder die Injektion sympathischer Agonisten zu Vasokonstriktion, welche die Elektrolyt- und Wassersekretion hemmt (21). Die Wirkung erfolgt über einen α-adrenergen Rezeptor an den Blutgefäßen. Darüber hinaus befinden sich auf azinären Tränendrüsenzellen α_1-adrenerge, die Proteinsekretion anregende Rezeptoren (7). Diese Rezeptoren könnten sowohl von zirkulierenden Katecholaminen als auch durch neurale Stimulation aktiviert werden. Ob die Aktivierung dieser Rezeptoren Elektrolyt- und Wassersekretion bewirkt, ist unbekannt, da es kein Präparat gibt, in dem die Flüssigkeitssekretion unabhängig von den Einflüssen des Gefäßsystems gemessen werden kann.

Außer Acetycholin, Noradrenalin und VIP enthalten Tränendrüsennerven auch andere Neurotransmitter einschließlich Substanz P, einer Gruppe von Enkephalinen, ein dem Calcitonin Gen-verwandtes Peptid (CGVP) und Neuropeptid Y (7, 9, 10). Diese Peptide könnten in sympathischen oder parasympathischen Nerven enthalten sein und mit Noradrenalin bzw. Acetylcholin freigesetzt werden. Es ist wahrscheinlich, daß in den Nerven der Tränendrüse noch andere Peptide entdeckt werden. Die physiologische Funktion der in der Tränendrüse identifizierten Peptide ist nur von den Enkephalinen bekannt: Sie hemmen die durch cholinerge Agonisten oder VIP angeregte Proteinsekretion (7). Andere Agonisten stimulieren die Sekretion der Tränendrüse, wurden jedoch noch nicht in der Tränendrüse ausfindig gemacht. Elektrolyt- und Wassersekretion auslösende Stimuli beinhalten Cholzystokinin und Histidin-Isoleucin enthaltendes Peptid (vom Schwein), HIP (28). Die zu regulierter Proteinsekretion veranlassenden Reize umfassen das α-Melanozyten stimulierende Hormon (α-MSH) und das adrenokortikotrope Hormon (ACTH) (11).

3.1.3 Signalübertragung

Cholinergische Muskarin-Agonisten wirken zusammen mit einem spezifischen Rezeptor in der Plasmamembran (Abb. 6) (13). Diese Wechselwirkung aktiviert Phospholipase C, um PIP_2 in 1,4,5-IP_3 und Diacylglycerin zu zerlegen (7). Nach Stimulierung kommt es zur schnellen Erhöhung von 1,4,5-IP_3 und zur langsameren Erhöhung von 1,3,4-IP_3 und 1,3,4,5-IP_4, den Stoffwechselprodukten von 1,4,5,-IP_3. Es ist unbekannt, ob 1,3,4-IP_3 und 1,3,4,5-IP_4 bei der Sekretion physiologische Funktionen haben, jedoch bewirkt 1,4,5,-IP_3 eine schnelle Freisetzung von Ca^{2+} aus einem intrazellulären Speicher. Dieser schnelle Ca^{2+}-Anstieg leitet die Sekretion ein. Die Dauerphase der Sekretion wird durch einströmendes Ca^{2+} aus einem extrazellulären Speicher aufrechterhalten. Der Anstieg des Ca^{2+} setzt die Sekretion in Gang, sei es durch direkte Aktivierung von Ionenkanälen wie den K^+- und Cl^--Kanälchen oder in Verbindung mit dem Ca^{2+}-bindenden Protein Calmodulin. Ca^{2+} und Calmodulin aktivieren zusammen Ca^{2+}/Calmodulin-abhängige Proteinkinasen, die bis jetzt unidentifizierte, spezifische Proteinsubstrate phosphorylieren. Das ebenfalls mit Hilfe cholinerger Agonisten hergestellte Diacylglycerin bewirkt die Translokation von Proteinkinase C aus dem Zytosol in die Membran, wo sie aktiviert wird. Die aktivierte Proteinkinase C wirkt durch Phosphorylierung spezifischer, bis heute unbekannter Proteinsubstrate. Die translozierte, aktivierte Proteinkinase C könnte durch Phosphorylierung Transportproteine direkt zur Elektrolyt- und Wassersekretion anregen oder die Exozytose zur Anregung der Proteinsekretion aktivieren.

In den meisten Geweben verwenden α_1-adrenerge Agonisten zur Aktivierung von Sekretzellen denselben Signalübertragungs-Mechanismus wie cholinerge Agonisten. In der Tränendrüse jedoch liegen α_1-adrenergen und choli-

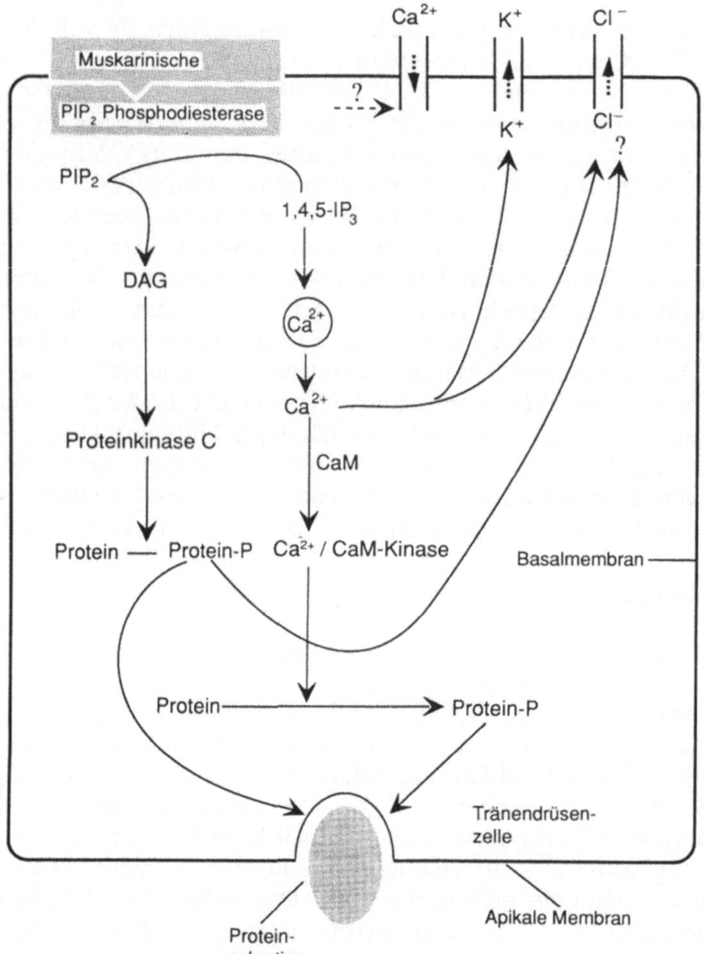

Abb. 6. Anregung der Tränendrüsensekretion durch Muskarin-Agonisten. *PIP$_2$, Phosphatidylinositbiphosphat; 1,4,5-IP$_3$, 1,4,5-Isomer von Inosittriphosphat; DAG,* Diacylglycerin; *CaM,* Calmodulin; *Protein-P,* phosphoryliertes Protein; *gestrichelte Linien,* Ionentransport entlang dem elektrochemischen Gradienten. K$^+$ und Cl$^-$ stellen die ersten für die Elektrolyt- und Wassersekretion aktivierten Schritte dar

nergen Agonisten getrennte Zellwege zugrunde. α_1-adrenerge Agonisten aktivieren nicht Phospholipase C, um 1,4,5-IP$_3$ und Diacylglycerin zu produzieren; sie erhöhen nur Diacylglycerin (Abb. 7) (7). Das zur Diacylglycerin-Herstellung aktivierte Enzym ist noch unbekannt, doch könnte es sich um Phospholipase handeln. Die Erhöhung des Diacylglycerins durch α_1-adrenerge Agonisten transloziert und aktiviert wie bei cholinergen Agonisten Proteinkinase C, welche zur Sekretionsanregung Proteinsubstrate phosphoryliert. α_1-adrenerge Agonisten erhöhen auch Ca^{2+}, jedoch in sehr geringem Ausmaß im Vergleich zu cholinergen Agonisten.

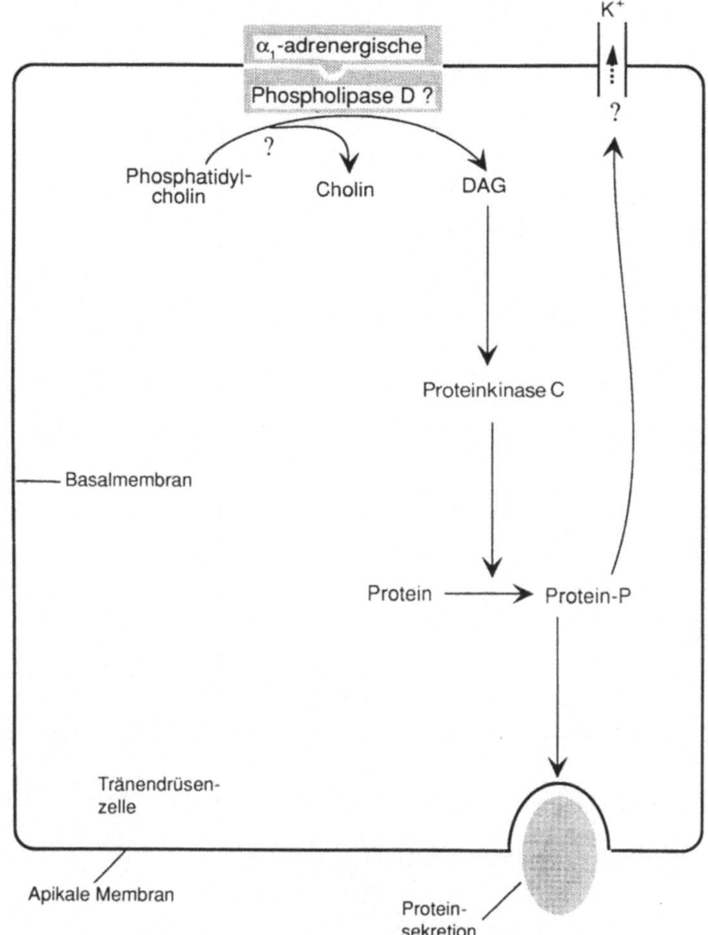

Abb. 7. Anregung der Tränendrüsensekretion durch α_1-adrenerge Agonisten. *DAG*, Diacylglycerin; *Protein-P*, phosphoryliertes Protein; *gestrichelte Linie*, Ionentransport entlang dem elektrochemischen Gradienten. K$^+$ stellt den ersten für die Elektrolyt- und Wassersekretion aktivierten Schritt dar

Es sind keine Agonisten zur Aktivierung der Guanylat-Zyklase in der Tränendrüse bekannt, und ein Anstieg des zellulären cGMP führt nicht zur Anregung der regulierten oder konstitutiven Proteinsekretion der Tränendrüse (7). Es ist daher unwahrscheinlich, daß cGMP bei der Anregung der Tränendrüsensekretion eine wichtige Rolle spielt, wenngleich die Wirkung von cGMP auf die Elektrolyt- und Wassersekretion nicht untersucht wurde.

Die Werte der Prostanoide in Tränendrüsenzellen nach Anwendung beliebiger stimulatorischer Agonisten wurden nicht gemessen. Es wurde jedoch indirekt nachgewiesen, daß Arachidonsäure und Prostanoide auf die regulierte Proteinsekretion der Tränendrüse keinen Einfluß ausüben. Sie spielen

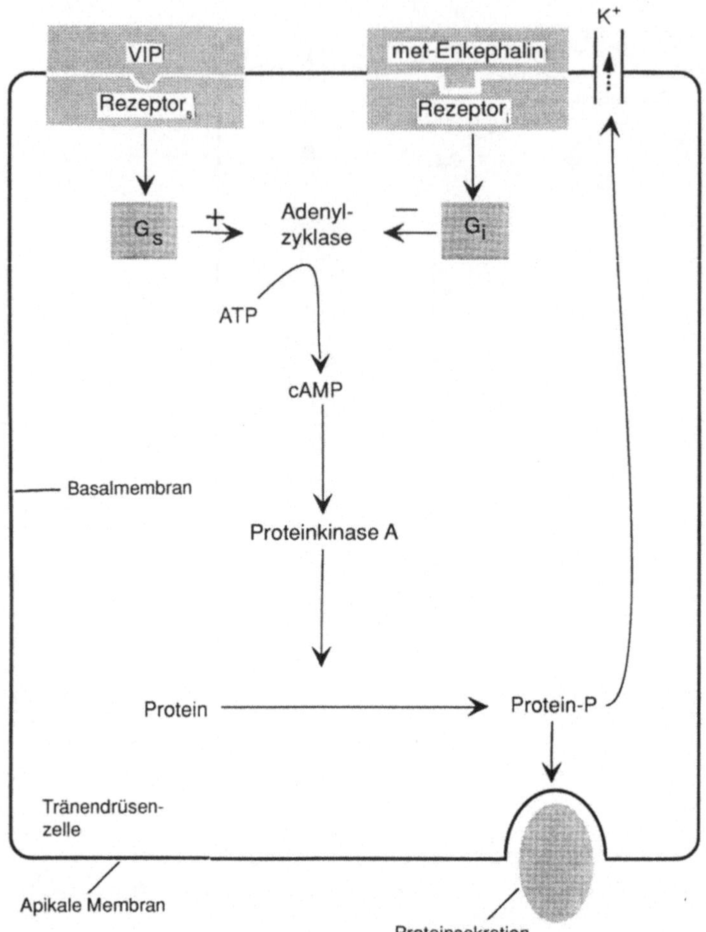

Abb. 8. cAMP-abhängiger Weg zur Tränendrüsensekretion. *s* und +, Stimulation; *i* und −, Hemmung; *VIP*, vasoaktives intestinales Polypeptid. β-adrenerge Agonisten, adrenokortikotropes Hormon und α-Melanozyten stimulierendes Hormon wirken auch zusammen mit Rezeptor$_s$ in der Tränendrüse. *G*, Guanin-Nucleotid-bindendes Protein (G-Protein); *Protein-P*, phosphoryliertes Protein; *ATP*, Adenosintriphosphat; *cAMP*, Zyklo-Adenosinmonophosphat; *gestrichelte Linie*, Ionentransport entlang dem elektrochemischen Gradienten. K$^+$ stellt den ersten für die Elektrolyt- und Wassersekretion aktivierten Schritt dar

vielleicht eine Rolle bei der Elektrolyt- und Flüssigkeitssekretion, insofern als Prostaglandin E$_1$ nachweislich unter Mitwirkung β-adrenerger Rezeptoren die Flüssigkeitssekretion der Tränendrüse anregt (25). Die Funktion der Leukotriene bei der Regulation der Tränendrüsensekretion ist unbekannt.

β-Adrenerge Agonisten, VIP, α-MSH und ACTH stimulieren Tränendrüsenzellen durch Aktivierung von Adenylat-Zyklase, wodurch das zelluläre cAMP erhöht wird (Abb. 8) (7). Diese Erhöhung aktiviert die cAMP-abhängige Proteinkinase, welche spezifische, aber noch nicht identifizierte Proteinsubstrate phosphoryliert, die sich wahrscheinlich von den durch Proteinkinase C und Ca^{2+}/Calmodulin-abhängige Proteinkinase phosphorylierten unterscheiden.

Die Aktivierung beider Zellwege, bei denen Ca^{2+}/Proteinkinase C und cAMP als „Zweite Boten" verwendet werden, stellt einen gleich starken Stimulus für die Elektrolyt- und Wassersekretion dar. Daher gibt es zumindest zwei getrennte Wege zur Anregung der Elektrolyt- und Wassersekretion der Tränendrüse.

Da in parasympathischen Nerven sowohl Acetylcholin als auch VIP vorhanden sind und wahrscheinlich nach neuraler Stimulierung zusammen freigesetzt werden, könnten beide Agonisten gleichzeitig mit Tränendrüsenzellen zusammenwirken (7). Beide Agonisten aktivieren verschiedene Zellwege, so daß man erwarten würde, daß die Sekretion in Antwort auf ihr gleichzeitiges Vorhandensein additiv wäre. Dies scheint auf die Flüssigkeitssekretion zuzutreffen, jedoch nicht auf die Proteinsekretion, die potenziert (synergistisch) ist. Zur Wechselwirkung dieser zwei Wege kommt es in letzterem Fall nach dem rezeptorübermittelten Anstieg von cAMP und intrazellulärem Ca^{2+}, das heißt bei Aktivierung von Proteinkinase oder bei der Exozytose selbst. Zu ähnlichen Wechselwirkungen zwischen verschiedene intrazelluläre Wege benutzenden Agonisten könnte es nach Aktivierung sympathischer Nerven oder in Gegenwart zirkulierender Katecholamine und Hormone kommen, zumal die gleichzeitige Hinzufügung von α_1-adrenergen Agonisten und VIP oder cholinergen Agonisten und ACTH die Proteinsekretion potenziert.

Alle bisher diskutierten Agonisten aktivieren Tränendrüsenzellen und stimulieren die Sekretion. In der Tränendrüse wurde nur eine sekretionshemmende Gruppe von Agonisten, die Enkephaline, identifiziert. Met-Enkephalin hemmt die durch cholinergische Agonisten oder VIP, jedoch nicht durch α_1-adrenerge Agonisten angeregte Sekretion (26). VIP-induzierte Sekretion wird durch Inhibition der Adenylat-Zyklase-Aktivität (wahrscheinlich über ein inhibitorisches G-Protein) gehemmt (Abb. 8), jedoch der Mechanismus der Hemmung von durch cholinerge Agonisten induzierte Aktivierung ist unbekannt.

3.1.4 Zellmechanismus der Elektrolyt- und Wassersekretion

Die für die Elektrolyt-, Wasser- und Proteinsekretion verantwortlichen Zellen sind Azinus- und Ductuszellen. Agonisten aktivieren Rezeptoren auf Azinuszellen zur Anregung der Elektrolyt-, Wasser- und Proteinsekretion und auf Ductuszellen zur Anregung der Elektrolyt- und Wassersekretion. Die Wirkung von Agonisten auf den zellulären Elektrolyt- und Wassertransport wurde nur in vivo und in isolierten Azinuszellen untersucht, da eine reine Population von Ductuszellen schwer zu erreichen ist. Für die Muskarin-bedingte Anregung der Elektrolyt- und Wassersekretion wurde folgender Mechanismus vorgeschlagen. Die Aktivierung von Muskarinrezeptoren bewirkt einen Anstieg des intrazellulären Ca^{2+} und aktiviert Proteinkinase C, wodurch die Absonderung plasmaähnlicher Na^+-, K^+- und Cl^--Konzentrationen in das azinäre

Lumen angeregt wird (16, 18). Proteinkinase C kann durch Phosphorylierung von Ionenkanälen oder Transportproteinen zu direkter oder indirekter Anregung des Ionentransports führen. Durch Ca^{2+} können Ionenkanäle direkt aktiviert werden. Es aktiviert zuerst apikale Cl^--Kanälchen, die den auswärts gerichteten elektrochemischen Potentialgradienten von Cl^- veranlassen, Cl^- ins azinäre Lumen zu treiben (Abb. 9). Ca^{2+} aktiviert auch die basolateralen K^+-Kanäle, welche die durch Aktivierung der Cl^--Kanäle bewirkte Depolarisation durch Erhöhung des aus der Zelle in den basolateralen Extrazellularraum strömenden K^+ kompensieren. Das ausströmende K^+ aktiviert Na,K-ATPase, die zur Aufrechterhaltung der intrazellulären K^+-Konzentration K^+ in die Zelle und Na^+ aus der Zelle in die basolateralen Zwischenzellen pumpt. Das Na^+ diffundiert dann auf parazellulärem Weg in das azinäre Lumen. Der erhöhte Cl^--Strom in das azinäre Lumen bewirkt dort ein negatives elektrisches Potential, das die Antriebskraft des in das Lumen strömenden Na^+ noch weiter erhöht. Um das intrazelluläre Cl^- zu sättigen, erhöhen die Co-Transportproteine Na^+/H^+ und Cl^-/HCO_3^- der basolateralen Membran ihre Aktivität. Bei der cholinergen Sekretionsanregung werden zusätzlich Na,K-ATPase-Moleküle an die basolateralen Membranen gebracht, um ein Gleichgewicht zwischen aus- und einströmendem Na^+ während der verlängerten Stimulierung zu gewährleisten. Auch K^+ wird in das azinäre Lumen sezerniert. Es wurde der Vorschlag unterbreitet, daß Ca^{2+} den K^+-Strom in das azinäre Lumen durch Aktivierung von K^+-Kanälen in der apikalen Membran erhöht. Der Nettostrom von Na^+, K^+ und Cl^- in das azinäre Lumen verursacht einen

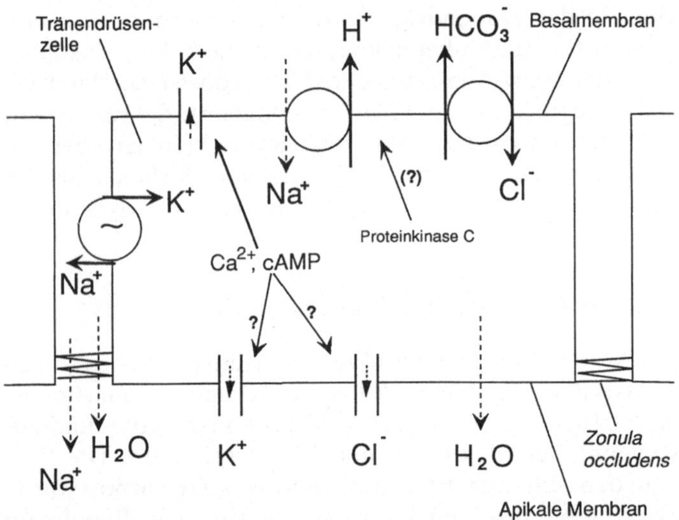

Abb. 9. Mechanismus der Elektrolyt- und Wassersekretion der Tränendrüse. Ca^{2+}, cAMP (Zyklo-Adenosinmonophosphat) und Protein-Kinase C sind die „Zweiten Boten", die die Elektrolyt- und Wassersekretion der Tränendrüse aktivieren. *Gestrichelte Linie,* Ionentransport entlang einem elektrochemischen Gradienten; *durchgezogene Linie,* Ionentransport entgegen einem elektrochemischen Gradienten; *Kreise oben,* Ionen-Co-Transportprotein; *Kreis links,* Na,K-ATPase

osmotischen Wasserfluß, der zu einer isotonen Ausgangsflüssigkeit in den azinären Lumen führt.

Schätzungen zufolge tragen Ductuszellen exorbitaler Tränendrüsen von Ratten mit etwa 30% zum Volumen der durch die ganze Drüse angeregten Elektrolyt- und Wassersekretion bei. Aus in-vivo-Untersuchungen geht hervor, daß Ductuszellen der Tränendrüsen die Ausgangsflüssigkeit durch Absonderung von K^+ modifizieren, so daß K^+-Konzentration in der am Auge sezernierten Tränenflüssigkeit höher ist als im Plasma (20). Ductuszellen können auch Wasser reabsorbieren, wodurch die Tränenflüssigkeit bei abnehmendem Sekretfluß hyperton wird (27). Da ein direkter Nachweis des Sekretionsmechanismus ductaler Zellen fehlt, geht eine Vermutung dahin, daß das ductale Epithelium apikale, für die Sekretion von K^+ ins ductale Lumen und von Na,K-ATPase in die basolaterale Membran verantwortliche K^+-Kanäle enthält, um die Energie für den Ionentransport zu liefern. Darüber hinaus muß die Wasserpermeabilität der ductalen Apikalmembran unter gewissen Bedingungen (z.B. niedrige Fließrate) begrenzt werden, so daß Wasserreabsorption stattfindet. Somit bewirken cholinerge Agonisten die durch Azinus- und Ductuszellen erfolgende Sekretion der Tränendrüsen-Endflüssigkeit, die jeweils plasmaähnliche Na^+- und Cl^--Konzentrationen und eine höhere K^+-Konzentration als im Plasma aufweist.

VIP, das zur Erhöhung intrazellulärer cAMP-Werte, jedoch nicht des intrazellulären Ca^{2+} führt, regt die Flüssigkeitssekretion der Tränendrüse genau so wirkungsvoll an wie cholinerge Agonisten (28). cAMP-abhängige Proteinkinase aktiviert die in der basolateralen Membran befindlichen Ca^{2+}-abhängigen K^+-Kanäle (Abb. 9) (17). Es sind dieselben durch cholinerge Agonisten zur Anregung der Elektrolyt- und Wassersekretion aktivierten K^+-Kanäle. Dies deutet darauf hin, daß VIP durch Erhöhung des cAMP und Aktivierung cAMP-abhängiger Proteinkinase die Flüssigkeitssekretion durch denselben wie bei cholinergen Agonisten beschriebenen Ionentransportmechanismus anregt.

β-Adrenerge Agonisten wirken über cAMP, produzieren jedoch nur geringe Sekretmengen (24). Dies steht im Einklang mit der schwachen Wirkung β-adrenerger Agonisten auf die Proteinsekretion. Aus diesen Beobachtungen ergibt sich, daß sich auf Tränendrüsenzellen entweder nur wenige oder gar keine β-adrenergen Rezeptoren befinden und β-adrenerge Agonisten unspezifisch und schwach mit einem anderen Rezeptortyp zusammenwirken.

3.1.5 Zellmechanismus der Proteinsekretion

Die Aktivierung einiger Zellwege, bei denen verschiedene „Zweite Boten" verwendet werden, führt zu regulierter Proteinsekretion (Abb. 6–8). Cholinerge Agonisten wirken über Ca^{2+} und Proteinkinase C, um die Proteinsekretion der Tränendrüse zu erhöhen. In der Tränendrüse stimulieren adrenerge Agonisten durch Translokation und Aktivierung von Proteinkinase C die Proteinsekretion (7). $α_1$-Adrenerge Agonisten bewirken nur einen geringen Ca^{2+}-Anstieg und führen nicht zur Erhöhung von Inositphosphaten. VIP, α-MSH,

ACTH und in geringerem Ausmaß β-adrenerge Agonisten stimulieren die Proteinsekretion durch Erhöhung des cAMP. Zur Proteinsekretion azinärer Tränendrüsenzellen kommt es daher durch entweder direkt oder infolge Aktivierung Ca^{2+}/Calmodulin-abhängiger Proteinkinase bewirkten Ca^{2+}-Anstieg, durch Erhöhung der Aktivierung von Proteinkinase C oder cAMP-abhängiger Proteinkinase. Die Aktivierung jedes Weges erzeugt dieselbe Sekretmenge. Daher gibt es drei getrennte intrazelluläre Wege zur Anregung der Proteinsekretion (7). Damit Protein sezerniert wird, muß die Membran des Sekretgranulum mit der apikalen Membran verschmelzen und den Inhalt des Granulum (sekretorisches Protein) ins azinäre Lumen freisetzen (Exozytose). Die Exozytose ist ein schneller, fast explosiver Vorgang.

Auch die Sekretion konstitutiver Proteine durch die Tränendrüse ist gesteuert. Das wichtigste von der Tränendrüse konstitutiv sezernierte Protein ist das sekretorische IgA, das die Augenoberfläche vor Bedrohung durch Antigene schützt. Sekretorisches IgA besteht aus polymerem, an eine J-Kette gebundenes Glykopeptid und an die sekretorische Komponente gekoppeltes IgA. Das IgA und die J-Kette werden von Plasmazellen im Parenchym der Tränendrüse synthetisiert, und die sekretorische Komponente wird von azinären und ductalen Tränendrüsenzellen abgesondert. IgA und die J-Kette verbinden sich, um vor dem Verlassen der Plasmazellen ein Dimer (polymeres IgA) zu bilden (12). Das polymere IgA bindet sich an die sekretorische Komponente, die, nachdem sie synthetisiert wurde (s. Abschnitt 2.4 über die Proteinsynthese), als Rezeptor für polymeres IgA in die Membran geschleust wird. Wenn sich das polymere IgA erstmal an die sekretorische Komponente gebunden hat, wird der Komplex in Vesikel und sekretorische Granula geschleust, die das Plasma durchkreuzen, sich an die apikale Membran binden und sekretorisches IgA in die azinäre Ausgangsflüssigkeit oder ductale Endflüssigkeit freisetzen. Die Sekretmenge des sekretorischen IgA wird nicht wie bei regulierter Proteinsynthese vom Verschmelzungsgrad der Membran von Sekretgranula mit der apikalen Membran bestimmt, sondern durch die Menge des synthetisierten IgA, der J-Kette und der sekretorischen Komponente. Das heißt, daß die Steuerung auf der Ebene der Gentranskription und RNA-Translation stattfindet. Es überrascht nicht, daß die Verbindungen, die die Sekretion des sekretorischen IgA anregen, sich von jenen unterscheiden, welche die regulierte Proteinsekretion stimulieren. Was jedoch verwundert ist, daß einige der Stimuli und „Zweiten Boten", die die Elektrolyt- und Wassersekretion ebenso wie die regulierte Proteinsekretion anregen, auch die konstitutive Proteinsekretion anregen.

Sexsteroide üben die wichtigsten Steuerungsfunktionen bei der Synthese und Sekretion des sekretorischen IgA aus (12). Bei männlichen Versuchsobjekten ist der Wert des IgA und der sekretorischen Komponente höher als bei weiblichen. IgA und die sekretorische Komponente werden bei männlichen Ratten nach Orchiektomie und bei weiblichen Ratten durch Androgene (Testosterone), jedoch nicht durch Östrogene erhöht. Östrogene haben keinen Einfluß auf die Stimulation durch Testosteron, welche von der Hypophysen-Hypothalamus-Achse gesteuert wird. Durch Hypophysektomie wird die

Stimulierung des IgA und der sekretorischen Komponente in Tränen fast vollständig gehemmt.

Die Synthese des sekretorischen IgA wird außer durch Testosteron noch von einigen anderen Verbindungen angeregt. Erstaunlicherweise führt ein durch VIP erzeugter zellulärer cAMP-Anstieg sowie β-adrenerge Agonisten (jedoch nur in Gegenwart von Testosteron) und ein permeabler cAMP-Analogstoff zur Anregung der Sekretion der sekretorischen Komponente. Der permeable cAMP-Analogstoff bewirkt mit Choleratoxin die Aktivierung der Adenylat-Zyklase-Aktivität und hemmt (nur in Gegenwart von Testosteron) den cAMP-Abbau durch 3-Isobutyl-1-methylxanthin (29). Nicht alle Agonisten, die die zellulären cAMP-Werte in azinären Tränendrüsenzellen erhöhen, stimulieren die Sekretion der sekretorischen Komponente; α-MSH ist unwirksam. Cholinerge Agonisten hemmen im Gegensatz zu ihrer Wirkung auf die regulierte Proteinsekretion sowie die Elektrolyt- und Wassersekretion die Sekretion der sekretorischen Komponente. Daher scheinen die „Zweiten Boten" cAMP und Ca^{2+}, von denen früher angenommen wurde, daß sie nur in der Plasmamembran und im Zytosol stattfindende Kurzzeitwirkungen hätten, auch über einen Langzeiteffekt im Nukleus Einfluß auf die Proteinsynthese auszuüben.

3.2 Akzessorische Tränendrüsen

Die akzessorischen Tränendrüsen (Krause- und Wolfring-Drüsen) sind kleine, in der konjunktivalen Mukosa liegende Drüsen mit derselben Struktur wie die Tränendrüse. Beim Menschen gibt es 4–42 akzessorische Tränendrüsen im oberen Konjunktivalgewebe und 6 oder weniger in der unteren Konjunktiva (30). Ihr Gewicht beträgt ungefähr 10% des Gewichts der Tränendrüse. Sie sind durch histochemische und immunohistochemische Verfahren praktisch nicht von der Tränendrüse zu unterscheiden. Beide nehmen bei drei verschiedenen Zytokeratin-Markern und Vimentin dieselbe Färbung an. Beide Drüsenarten enthalten die regulierten Sekretproteine Lysozym und Laktoferrin sowie die sekretorische Komponente als konstitutives Sekretprotein (31). Die Immunglobuline IgG, IgA, IgM, IgD und IgE sind bei beiden Drüsenarten ähnlich lokalisiert (32). Schließlich enthalten beide Drüsenarten myoepitheliale Zellen, jedoch die Tränendrüse in größerem Ausmaß als die akzessorischen Drüsen. Der einzige bekannte Unterschied zwischen den Drüsen ist, daß die Tränendrüse bei S-100, einem Marker für Nervengewebe und Zellen mit Ursprung in der Neuralleiste positiv kontrastiert und die akzessorischen Drüsen nicht (31). Herkömmlicherweise wurden die akzessorischen Tränendrüsen zusammen mit den anderen in der Konjunktiva befindlichen Drüsen Basissekretoren genannt. Das heißt, daß sie kontinuierlich das Protein, die Elektrolyte und das Wasser der mittleren, wäßrigen Schicht des Tränenfilms sezernieren und nicht von Nerven oder anderen Reizen reguliert werden. Obwohl das Vorhandensein myoepithelialer Zellen in anderen Geweben einherging mit dem Vorhandensein von Nervenendfasern, wurde noch nicht festgestellt, ob akzessorische Tränendrüsen Nervenendfasern enthalten. Das Vorhandensein regulierter und konstitutiver Sekretproteine in den Drüsen entspricht jedoch der neuroendokrinen Sekretionsregulation.

Ein indirekter Nachweis deutet darauf hin, daß die akzessorischen Tränendrüsen zur Flüssigkeitssekretion angeregt werden können. In einem Kaninchen-Modell für das trockene Auge zur Erforschung der Flüssigkeitssekretion akzessorischer Tränendrüsen, wurde der Ausführungsgang der Tränendrüse durch Kauterisation verschlossen und die Harder-Drüse sowie die Drüsen der Nickhaul entfernt. Das Ergebnis ist eine auf ungefähr 310 mOsm/l erhöhte Tränenosmolarität, ähnlich dem im menschlichen trockenen Auge vorgefundenen Wert (5). Der einzige Ursprungsort der wäßrigen Tränenschicht waren die akzessorischen Tränendrüsen. Ein Anstieg in der Osmolarität des Tränenfilms und der Tränenmenge als Reaktion auf topische Anwendung von Stimuli wurde als Ausdruck erhöhter Sekretion der akzessorischen Tränendrüsen interpretiert. Wie bei der Protein-, Elektrolyt- und Wassersekretion der Tränendrüse stimulierten Verbindungen, die das zelluläre cAMP erhöhten, die Sekretion der akzessorischen Tränendrüsen (5). Diese Verbindungen umfaßten die Agonisten VIP, α-, β- und γ-MSH, Glykagon, einen permeablen cAMP-Analogstoff sowie Forskolin, einen Aktivator der Adenylat-Zyklase und einen Inhibitor des cAMP-Abbaus, 3-Isobutyl-1-methylxanthin. Im Unterschied zu den an der Tränendrüse gemachten Entdeckungen wir die Sekretion der akzessorischen Tränendrüsen durch cGMP angeregt. Darüber hinaus haben cholinerge Agonisten die Sekretion der akzessorischen Tränendrüsen nicht über einen durch Muskarinrezeptoren übermittelten Wirkmechanismus angeregt. Cholinerge Agonisten stimulierten jedoch die durch Lokolanästhesie blockierte Sekretion der akzessorischen Tränendrüsen, was auf eine neural übermittelte, aber sensorisch wirkende Stimulierung hindeutet. Diese Ergebnisse lassen darauf schließen, daß akzessorische Tränendrüsen zur Sekretion angeregt werden können, und daß die Regulation ihrer Sekretion neuroendokrin sein kann. Der Mechanismus der Elektrolyt-, Wasser- und Proteinsekretion akzessorischer Tränendrüsenzellen wurde nicht erforscht, doch es ist wahrscheinlich, daß die Mechanismen dieselben wie bei Tränendrüsenzellen sind.

3.3 Becherzellen

In der apikalen Oberflächenschicht der Konjunktiva lokalisierte Becherzellen sind die wichtigsten Sekretoren der inneren Schleimschicht. Mukus besteht aus einer extrem heterogenen Gruppe O-verbundener Glykoproteine. Die Proteinteile der Becherzellen-Glykoproteine werden im endoplasmatischen Retikulum synthetisiert, und die große Anzahl und komplizierten Verzweigungen der Saccharide kommen im Golgi-Apparat und im *Trans*-Golgi-Netzwerk hinzu (Abb. 10). Die neu synthetisierten Glykoproteine verdichten sich und werden an der apikalen Zellseite in membrangebundenen sekretorischen Granula gespeichert. Es wird angenommen, daß Mukus aus Becherzellen nicht-

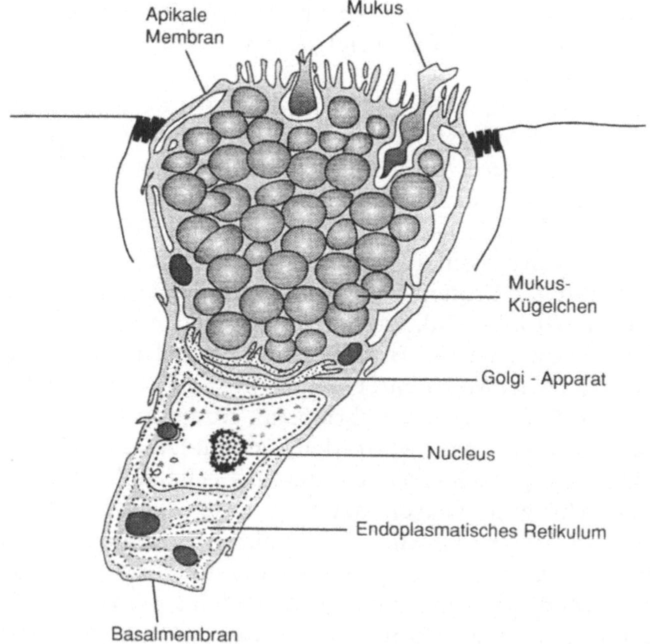

Abb. 10. Schematische Darstellung der Synthese und Sekretion von Mukus durch eine konjunktivale Becherzelle. Die Zelle ist über feste Verbindungen mit den apikalen Zellen des Konjunktivalepithels verbunden. Mukus wird an der Augenoverfläche freigesetzt

konjunktivalen Gewebes durch einen regulierten Mechanismus sezerniert wird. Sekretorische Mukusgranula werden, bis der entsprechende Sekretionsreiz erfolgt, im Zytosplasma gespeichert, woraufhin die Membran der Mukusgranula mit der apikalen Membran verschmilzt und Mukus an der Augenoberfläche freigesetzt wird.

Das Konjunktiva ist mit sensorischen, parasympathischen und sympathischen Nerven innerviert. VIP ist in der Konjunktiva von Kaninchen, jedoch nicht in menschlicher Konjunktiva enthalten (33). Die Nerven innervierten Blutgefäße sind in der subepithelialen Schicht, aber kaum im Epithelium vorhanden. Es gibt keine mit den Becherzellen verbundenen Nervenendigungen, noch sind in Bereichen mit erhöhter Becherzelldichte Nervenendigungen auffindbar. Becherzellen scheinen daher nicht innerviert zu sein. Jedoch gibt es andere stimulatorische Mechanismen, einschließlich parakriner Stimulation (Freisetzung eines Stimulus durch eine nahegelegene Nervenendigung oder andere Zellen), autokrine Stimulation (Freisetzung eines Stimulus durch selbststimulierende Becherzellen) sowie hormonelle Stimulation (Freisetzung eines Stimulus in das Blutgefäßsystem von einem entfernten oder nahegelegenen Ort aus). Zur Unterstützung des letzten Mechanismus wurde der Vorschlag gemacht, daß die Transdifferentiation von Becherzellen durch einen Blutfaktor reguliert sein kann (34). Schließlich könnte die Sekretion der

Becherzellen auch von in Tränen enthaltenen Verbindungen angeregt werden. Der epidermale Wachstumsfaktor zum Beispiel wird von Ductuszellen der Tränendrüse in die Tränen sezerniert.

Die Steuerung der Mukussekretion durch Becherzellen wurde vor allem in nichtkonjunktivalen Epithelien untersucht. Im Darm können Becherzellen der Krypten durch parasympathische Agonisten sowie Histamin und Becherzellen der Villi durch chemische Reizmittel zur Sekretion angeregt werden (35). Im Magen kann die Becherzellensekretion durch cholinerge Agonisten angeregt werden, durch Prostaglandin E_2 und indem zelluläres cAMP mit Forskolin sowie die Aktivität von Protein-Kinase C mit Phorbolestern erhöht wird (36). In der Luftröhre wird die Mukussekretion von Becherzellen durch ein breites Spektrum von Proteinasen (z.B. Elastase, Thermolysin und Pronase) angeregt (37). Dieser Nachweis deutet darauf hin, daß Becherzellen durch ähnliche wie bei der Tränendrüse beschriebene, rezeptorübermittelte Mechanismen zur Mukussekretion angeregt werden können. Diese Mechanismen jedoch unterscheiden sich je nach Gewebe, und für Becherzellen-Stimuli hat sich kein einheitliches Muster herausgebildet.

Manches läßt darauf schließen, daß die Mukussekretion konjunktivaler Becherzellen stimulierbar ist. Es wurde berichtet, daß ein stabiler Analogstoff von PGD_2 die Mukussekretion von Kaninchen-Becherzellen und PGD_2 sowie sein Metabolit PGJ_2 die Becherzellensekretion von Meerschweinchen anregt (6, 38). Möglicherweise ist die Sekretion der Mukusschicht des Tränenfilms durch Becherzellen stimulierbar und reguliert, und Becherzellen sind nicht Basissekretoren wie zuvor angenommen.

3.4 Meibom-Drüsen

Die Meibom-Drüsen sind Talgdrüsen, die eine komplexe Mischung von Lipiden am Augenlidrand absondern. Die Drüsen liegen in einer Reihe im oberen und unteren Lidrand, und ihre Ausführungsgänge führen direkt zu den inneren Augenlidrändern. Die von den Meibom-Drüsen sezernierten Lipide breiten sich auf der wäßrigen Schicht aus, um die äußere Schicht des Tränenfilms zu bilden (39). Meibum (das Sekret der Meibom-Drüsen) enthält Hydrocarbone, Sterinester, Wachsester, Triaglycerine, freies Cholesterin, freie Fettsäuren und polare Lipide (40, 41). Meibom-Drüsen bestehen aus alveolären Einheiten oder Lobuli sekretorischer Zellen, die sich in einen Ausführungsgang entleeren (Abb. 11). Eine einzige, äußere Schicht von basalen Keimzellen in den Lobuli enthält keine Lipidtröpfchen (42). Während die Ductuszellen sich in Richtung des Ausführungsganges bewegen, entwickeln sich das endoplasmatische Retikulum wie die Lipid-enthaltenden, vom endoplasmatischen Retikulum synthetisierten und in der Zelle gespeicherten Sekrettröpfchen. Die Zellen im Zentrum der Alveole enthalten reichlich endoplasmatisches Retikulum und Sekrettröpfchen. Die Lipidtröpfchen enthaltenden Zellen im Zentrum der Alveole lösen sich in den Ausführungsgängen auf, wodruch es zur Sekretion kommt.

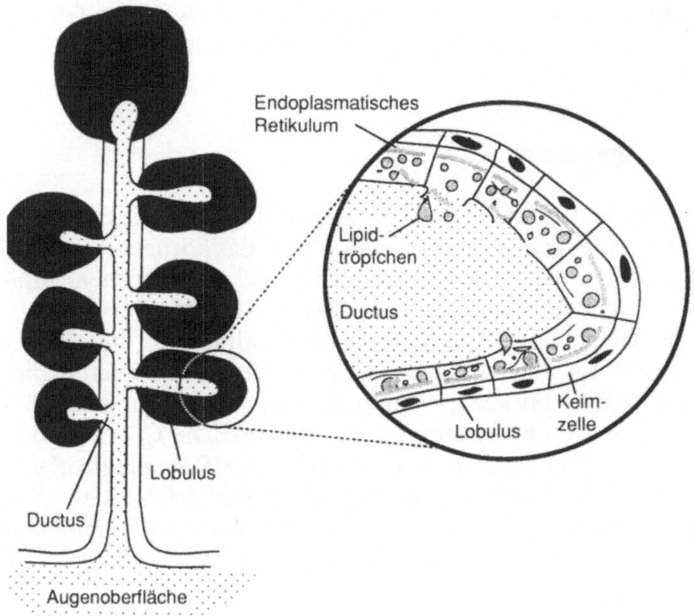

Abb. 11. Schematische Darstellung der Meibom-Drüsen. Links: Meibom-Drüse mit Lobuli *(schwarz)*, die sich in ein Ausführungsgangsystem entleeren, das zur Augenoberfläche hin geöffnet ist. Rechts: Detaillierte Lobulus, den Mechanismus der Lipidsekretion darstellend

Während des Lidschlags werden die Meibom-Drüsen durch Kontraktion der Pars palpebrae des M. orbicularis oculi gemolken, die Sekretion erfolgt dann durch Entspannung der die Ductusöffnung umgebenden Pars-maginalis-Muskeln, was die Freisetzung des im Ausführungsgang angesammelten Meibum ermöglicht (43). Zwischen den Lidschlägen sind die Pars-marginalis-Muskeln kontrahiert und verhindern, daß Meibum die Ausführungsgänge verläßt. Die Pars palpebrae dagegen ist entspannt, damit Sekret in den Ausführungsgang gelangen kann.

Bei Krallenaffen und einigen Primaten sind die Meibom-Drüsen von Nervenfasern umgeben (44). Frühe Untersuchungen an Kaninchen ließen auf sympathische Steuerung der Sekretion schließen, da es nach Durchschneidung zervikaler sympathischer Nerven zu einer Erhöhung der Sekretion kam (45). Es kann auch parasympathische Steuerung der Sekretion stattfinden, insofern als die Nerven, welche die Meibom-Drüsen umgeben, auf Cholinesterase reagieren und Anticholinesterase Physostigmin, welche die Acetylcholin-Wirkung verlängert, auch die Sekretion anregt. Daher kann die Sekretion der Meibom-Drüsen zusätzlich zu den mechanischen Wirkungen des Lidschlags neural reguliert werden.

Eine andere Art der Sekretionsregulation ist ebenfalls möglich, nämlich die Regulation der Menge der synthetisierten Lipide im Meibum. Dies wäre ähn-

lich wie die Regulation der Sekretion des sekretorischen IgA in der Tränendrüse und würde die Langzeitsteuerung der DNA-Transkription und RNA-
Translation beinhalten.

3.5 Nichtglanduläres Epithelium

Über die Orbitadrüsen hinaus gibt es an der Augenoberfläche einige Epithelia,
die zur Tränenbildung beitragen könnten. Dazu zählen das korneale und konjunktivale Epithelium sowie die konjunktivalen Blutgefäße. Das korneale Epi-
und Endothel steuern über die Regulation des Na^+-, Cl^-- und Wassertrans-
ports die Dicke der Kornea. Obwohl das korneale Epithelium Na^+ und Wasser
durch aktiven Transport aus den Tränen ins Stroma bringt, führt eine Erhöhung des zellulären cAMP in kornealen Epithelzellen zur Anregung der Cl^--
Sekretion aus dem Stroma in die Tränen (Abb. 12) (46). Die Cl^--Sekretion
kann durch β-adrenerge Agonisten, einen permeablen cAMP-Analogstoff und
einen Inhibitor des cAMP-Abbaus, Theophyllin, stimuliert werden. Die
erhöhte Cl^--Sekretion führt zur verstärkten Na^+- und Wasserbewegung aus
dem Stroma in die Tränen, was die Kornea dehydriert und zur wäßrigen Tränenschicht beiträgt.

Es ist wenig über den Ionen- und Wassertransport des Konjunktivalepithels
bekannt, welches auch zur wäßrigen Schicht beitragen kann. Es wurde entdeckt, daß das Konjunktivalepithel von Kaninchen ungefähr um ein Zehnfa-

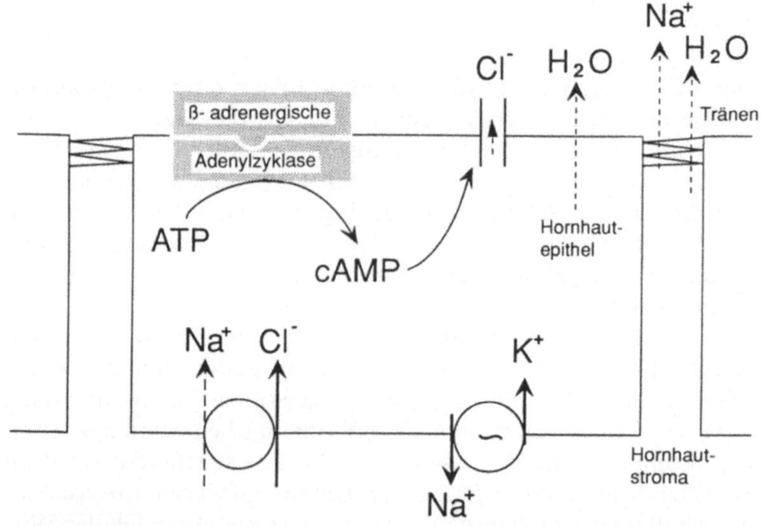

Abb. 12. β-adrenerger Weg zur Anregung der Elektrolyt- und Wassersekretion des kornealen Epithelium. Das korneale Epithel ist durch eine einzige Zellschicht dargestellt. *ATP,*
Adenosintriphosphat; *cAMP,* Zyklo-Adenosinmonophosphat; *gestrichelte Linie,* Ionentransport entlang einem elektrochemischen Gradienten; *durchgezogene Linie,* Ionentransport entgegen einem elektrochemischen Gradienten; *Kreis links,* Ionen-Co-Transportprotein; *Kreis rechts,* Na,K-ATPase. Aus Klyce und Crosson (46)

ches stärker für Na$^+$- und Cl$^-$-durchlässig ist als die Kornea (47). Das elektrische Potential quer durch die Konjunktiva zeigt eine Transportrate von Na$^+$, Cl$^-$ und Wasser an, die unter gewissen Bedingungen den Tränenfilm zur Trockenheit hin verringern könnte. Da dies nicht geschieht, müssen zusätzliche Faktoren wirksam sein.

Ferner könnte die Konjunktiva über Permeabilitätsveränderungen konjunktivaler Blutgefäße zur wäßrigen Schicht des Tränenfilms beitragen. Ein Anstieg der Gefäßpermeabilität würde das Volumen des Tränenfilms erhöhen; durch eine Permeabilitätssenkung würde es gesenkt. Ein Nachweis für solche Veränderungen unter normalen Bedingungen fehlt, jedoch führt bei Augenallergien ein durch Antigene übermittelter Anstieg der konjunktivalen Blutgefäßpermeabilität zur Vermehrung der wäßrigen Schicht des Tränenfilms (48). Durch Histaminfreisetzung aus okulären Mastzellen werden ähnliche Veränderungen bewirkt.

Das Konjunktivalepithel kann auch zur Mukusschicht beitragen. Bei der Riesenpapillenkonjunktivitis und Conjunctivitis vernalis findet eine Erhöhung der Anzahl kleiner Vesikel in den apikalen Seiten apikaler Konjunktivalzellen statt (49). Diese Vesikel enthalten Mukus-ähnliche Glykoproteine; Mukussekretion aus diesen Vesikeln könnte für die bei diesen Krankheiten vorgefundene Mukuserhöhung im Tränenfilm verantwortlich sein.

4 Entwicklung neuer Behandlungsmethoden des trockenen Auges

Die Untersuchung der normalen Sekretionsreize und Sekretionsmechanismen individueller Orbitadrüsen und die die Augenoberfläche umgebenden Epithelien liefern eine wissenschaftliche Basis für die Entwicklung neuer Behandlungsmöglichkeiten des trockenen Auges. Es werden dazu 2 noch in den frühen Untersuchungsstadien befindliche Beispiele beschrieben.

1. J. P. Gilbard und ich haben unsere Ergebnisse über die Stimulierung der Flüssigkeitssekretion, gewonnen aus der In-vivo-Tränendrüse von Kaninchen dazu verwendet, topische Behandlungsmöglichkeiten für das an Flüssigkeit mangelnde trockene Auge zu entwickeln. Reize zur Sekretion der Haupttränendrüse wurden von uns in einem experimentellen Kaninchen-Modell mit trockenem Auge (nicht funktionsfähige Tränen-, Harder- oder Nickhautdrüse) zur Bestimmung der Sekretionsreize für akzessorische Tränendrüsen verwendet. Dann benutzten wir einen der Stimuli, nämlich 3-Isobutyl-1-methylxanthin, eine Verbindung, die den cAMP-Abbau verhindert, als topische Tropfen zu einem vierwöchigen Vorversuch an 10 Patientinnen mit trockenem Auge (50). Die Tränenosmolarität ließ bei allen 10 Patientinnen signifikant nach. Dieses Ergebnis könnte die Entwicklungsbasis für eine Reihe neuer topischer Medikamente zur Anregung der Tränensekretion darstellen.

2. D. A. Sullivan und H. Ariga verwendeten ihre Entdeckung, daß Testosteron die Sekretion des sekretorischen IgA aus Tränendrüsen erhöht, zur Ent-

wicklung einer weiteren Behandlungsmethode. Sie stellten fest, daß eine
Androgen-Therapie die autoimmunen Sequenzen in den Tränendrüsen ausge-
wachsener, weiblicher MRL/Mplpr/lpr/Mäuse, einem Tiermodell für das Sjögren-Syndrom, verbesserte (51). Insbesondere verminderte Testosteron die
Leukozyteninfiltration in die Tränendrüse. Diese Untersuchungsergebnisse
können ebenfalls Basis für neue systemische Arzneimittel zur Behandlung des
trockenen Auges darstellen.

Weitere Untersuchungen der Sekretionsreize und -mechanismen auf ähnliche Weise könnten an den verschiedenen Orbitadrüsen weitere wissenschaftliche Grundlagen für die Behandlung des trockenen Auges liefern, das entweder Folge eines Mangels oder einer Veränderung der Lipid- und Mukusschicht
oder Mangel an der wäßrigen Schicht des Tränenfilms ist.

5 Schlußfolgerungen

Tränen sind das Ergebnis der Sekretion verschiedener Orbitadrüsen und der
die Augenoberfläche umgebenden Epithelien (Abb. 13). Die Gesamtsekre-
tion bildet eine bemerkenswerte widerstandsfähige dreischichtige Struktur,
die die Augenoberfläche gegen äußere Einflüsse schützt. Zur Erhaltung des
Tränenfilms sezernieren die orbitalen Drüsen und Epithelien ihre spezifischen
Sekrete aus Lipiden, Elektrolyten, Wasser, Proteinen und Mukus. Daß die
Elektrolyt- und Wassersekretion der Tränendrüse neuroendokrin gesteuert
wird, ist ebenso sicher nachgewiesen wie viele Einzelheiten des Sekretionsmechanismus, wohingegen über die neuroendokrine Regulation ebenso wie
über Besonderheiten des Sekretionsmechanismus anderer Orbitadrüsen noch
weitgehend Unklarheit besteht. Manches deutet jedoch darauf hin, daß die
Sekretion der akzessorischen Tränendrüsen, der Meibom-Drüse, der Becherzellen und des kornealen Epithels neuroendokrin reguliert wird. Auch besteht
keine Klarheit über die Regulation der Elektrolyt-, Wasser- oder Mukussekretion durch das Konjunktivalepithel, noch über den Beitrag der Permeabilität
konjunktivaler Blutgefäße zur Tränenbildung. Zukünftige moderne Methoden der Gewebekultur und Molekularbiologie sind erforderlich, um die neuroendokrine Regulation aller Orbitadrüsen ebenso wie die einzelnen, im Sekretionsmechanismus ablaufenden Prozesse eingehender zu erfassen, um dadurch
eine Basis für eine verbesserte Therapie des trockenen Auges zu liefern.

Abb. 13. Schematische Darstellung der Sekretionsanregung jeder zum Tränenfilm beitra-
genden Orbitadrüsen. *Durchgezogene Pfeile* zeigen an, daß ein wichtiger die Sekretionsanregung befürwortender Nachweis vorliegt. *Gestrichelte Pfeile* zeigen an, daß manches darauf hindeutet, die Sekretionsanregung zu befürworten. *Durchgezogene Pfeile mit Fragezei-
chen* stellen den hypothetischen Mechanismus der Sekretionsanregung dar. Meibom-Drüsen sezernieren die Lipidschicht des Tränenfilms; die Tränendrüse und akzessorischen Tränendrüsen, das korneale und konjunktivale Epithel sowie konjunktivale Blutgefäße sezernieren die wäßrige Schicht; konjunktivale Becherzellen und das konjunktivale Epithel
sezernieren die Mukusschicht

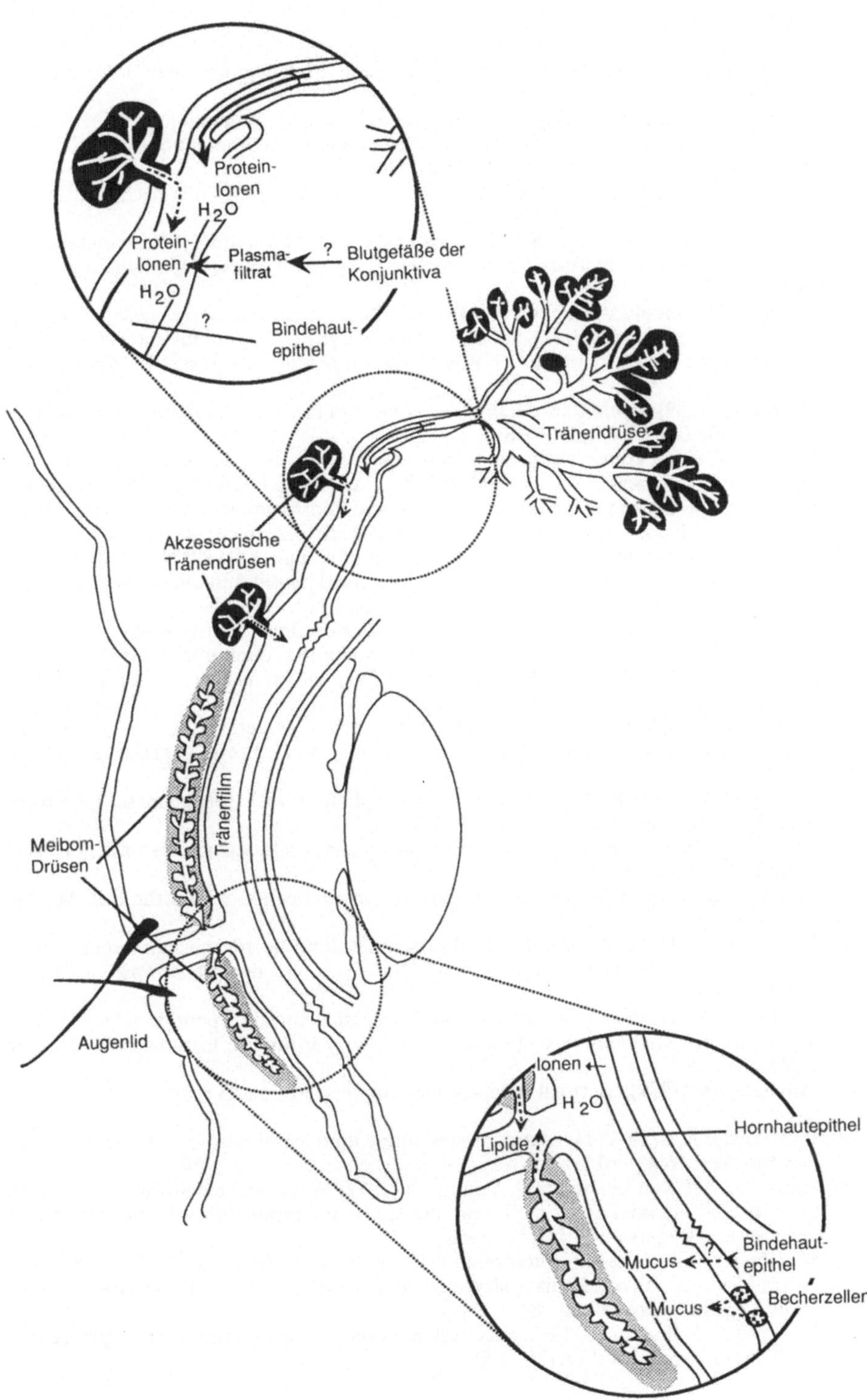
Protein-
Ionen
H_2O
Protein-
Ionen
H_2O
Plasma-
filtrat
?
Blutgefäße der
Konjunktiva
Bindehaut-
epithel
Tränendrüse
Akzessorische
Tränendrüsen
Meibom-
Drüsen
Tränenfilm
Augenlid
Ionen
H_2O
Lipide
Hornhautepithel
Mucus
?
Bindehaut-
epithel
Mucus
Becherzellen

Literatur

1. Jones LT (1966) The lacrimal tear system and its treatment. Am J Ophthalmol 62:47–60
2. Jordan A, Baum J (1980) Basic tear flow: Does it exist? Ophthalmology 87:920–930
3. Botelho SY, Hisada M, Fuenmayor N (1966) Functional innervation of the lacrimal gland in the cat. Arch Ophthalmol 76:581–588
4. Brown SI, Dervichian DG (1969) The oils of the meibomian glands Arch Ophthalmol 82:537–540
5. Gilbard JP, Rossi SR, Heyda KG, Dartt DA (1990) Stimulation of tear secretion by topical agents that increase cyclic nucleotide levels. Invest Ophthalmol Vis Sci 31:1381–1388
6. Aragona P, Candela V, Caputi AP, Micali A, Puzzolo D, Quintieri M (1987) Effects of a stable analogue of PGE_2 (11-deoxy-13, 14-didehydro-16(S)-methylester PGE_2: FCE 20700) on the secretory processes of conjunctival goblet cells of rabbit. Exp Eye Res 45:647–654
7. Dartt DA (1989) Signal transduction and control of lacrimal gland protein secretion: a review. Curr Eye Res 8:619–636
8. Kelly RB (1985) Pathways of protein secretion in eukaryotes. Science 230:25–32
9. Nikkinen A, Lehtosalo JI, Uusital H, Palkama A, Panula P (1984) The lacrimal glands of the rat and guinea pig are innervated by nerve fibers containing immunoreactivities for substance P and vasoactive intestinal peptide. Histochemistry 81:23–27
10. Lehtosalo J, Uusitalo H, Mahrberg T, Panula P, Palkama A (1989) Nerve fibers showing immunoreactivities for proenkephalin A-derived peptides in the lacrimal glands of the guinea pig. Graefes Arch Clin Exp Ophthalmol 227:455–458
11. Jahn R, Padel U, Porsch P-H, Soling H-D (1982) Adrenocorticotropic hormone and α-melanocyte-stimulating hormone induce secretion and protein phosphorylation in the rat lacrimal gland by activation of a cAMP-dependent pathway. Eur J Biochem 126:623–629
12. Sullivan DA (1987) Endocrine control of the ocular secretory immune system. In: Berczi I, Kovacs K (eds) Hormones and immunity. MTP Press, Lancaster, England, pp 54–92
13. Berridge MJ, Irvine RF (1989) Inositol trisphosphate, a novel second messenger in cellular signal transaction. Nature 312:315–321
14. Smith WL (1989) The eicosanoids and their biochemical mechanisms of action. Biochem J 259:315–324
15. Berridge MJ (1985) The molecular basis of communication within the cell. Sci Am 253:142–152
16. Dartt DA, Møller M, Poulsen JH (1981) Lacrimal gland electrolyte and water secretion in the rabbit: Localization and role of $(Na^+ + K^+)$-activated ATPase. J Physiol 321:557–569
17. Lechleiter JD, Dartt DA, Brehm P (1988) Vasoactive intestinal peptide activates Ca^{2+}-dependent K^+ channels through a cAMP pathway in mouse lacrimal cells. Neuron 1:227–235
18. Mircheff AK (1989) Lacrimal fluid and electrolyte secretion: A review. Curr Eye Res 8:607–617
19. Dawidowicz EA (1987) Dynamics of membrane lipid metabolism and turnover. Annu Rev Biochem 56:43–61
20. Alexander JH, van Lennep EW, Young JA (1972) Water and electrolyte secretion by the exorbital lacrimal gland of the rat studied by micropuncture and catheterization techniques. Pflugers Arch 337:299–309
21. Botelho SY, Martinez EV, Pholpramool C, van Prooyen HC, Janssen JT, De Palau A (1976) Modification of stimulated lacrimal gland flow by sympathetic nerve impulses in rabbit. Am J Physiol 230:80–84
22. Ichikawa A, Nakajima Y (1962) Electron microscope study on the lacrimal gland of the rat. Tohoku J, Exp Med 77:136–149

23. Gilbard JP, Dartt DA, Rood RP, Rossi SR, Gray KL, Donowitz M (1988) Increased tear secretion in pancreatic cholera: a newly recognized symptom in an experiment of nature. Am J Med 85:552−554
24. Tangkrisanavinont V (1984) Adrenergic control of lacrimal secretion in rabbits. Life Sci 34:2373−2378
25. Pholpramool C (1979) Secretory effect of prostaglandins on the rabbit lacrimal gland in vivo. Prostaglandins in Medicine 3:185−192
26. Cripps MM, Bennett DJ (1990) Peptidergic stimulation and inhibition of lacrimal gland adenylate cyclase. Invest Ophthalmol Vis Sci 31:2145−2150
27. Gilbard JP, Dartt DA (1982) Changes in rabbit lacrimal gland fluid osmolarity with flow rate. Invest Ophthalmol Vis Sci 23:804−806
28. Dartt DA, Shulman M, Gray KL, Rossi SR, Matkin C, Gilbard JP (1988) Stimulation of rabbit lacrimal gland secretion with biologically active peptides. Am J Physiol 254:G300−G306
29. Kelleher RS, Hann LE, Edwards JE, Sullivan DA (1990) Endocrine, neural and immune control of secretory component output by lacrimal acinar cells. (Submitted for publication)
30. Allansmith MR, Kajiyama G, Abelson MB, Simon MA (1976) Plasma cell content of main and accessory lacrimal glands and conjunctiva. Am J Ophthalmol 82:819−826
31. Vigneswaran N, Wilk CM, Heese A, Hornstein OP, Naumann GOH (1990) Immuno-histochemical characterization of epithelial cells. I. Normal major and accessory lacrimal glands. Graefes Arch Clin Exp Ophthalmol 228:58−64
32. Gillette TE, Allansmith MR, Greiner JV, Janusz M (1980) Histologic and immunohistologic comparison of main and accessory lacrimal tissue. Am J Ophthalmol 89:724−730
33. Ruskell GL (1985) Innervation of the conjunctiva. Trans Ophtahlmol Soc UK 104:390−395
34. Tseng SCG, Hirst LW, Farazdaghi M, Green WR (1984) Goblet cell density and vascularization during conjunctival transdifferentiation. Invest Ophthalmol Vis Sci 25:1168−1176
35. Neutra MR, Phillips TL, Phillips TE (1984) Regulation of intestinal globet cells in situ, in mucosal explants and in the isolated epithelium. Ciba Found Symp 109:20−39
36. Seidler U, Sewing K-Fr (1989) Ca^{2+}-dependent and -independent secretagogue action on gastric mucus secretion in rabbit mucosal explants. Am J Physiol 256:G739−G746
37. Boat TE, Cheng PW, Klinger JD, Liedtke CM, Tandler B (1984) Proteinase release mucin from airways goblet cells. Ciba Found Symp 109:72−88
38. Woodward DF, Hawley SB, Williams LS, Ralston TR, Protzman CE, Spada CS, Nieves AL (1990) Studies on the ocular pharmacology of prostaglandin D2. Invest Ophthalmol Vis Sci 31:138−146
39. Tiffany JM (1985) The role of meibomian secretion in the tears. Trans Ophthalmol Soc UK 104:396−401
40. Baron C, Blough HA (1976) Composition of the neutral lipids of bovine meibomian secretions. J Lipid Res 17:373−376
41. Tiffany JM (1978) Individual variations in human meibomian lipid composition. Exp Eye Res 27:289−300
42. Parakkal PF, Matoltsy AG (1964) The five structures of the lipid droplets in the meibomian gland of the mouse. J Ultrastruc Res 10:417−421
43. Linton RG, Curnow DH, Riley WJ (1961) The meibomian glands: An investigation into the secretion and some aspects of the physiology. Br J Ophthalmol 45:718−723
44. Miraglia T, Gomes NF (1969) The meibomian glands of the marmoset (Callithrix jachus). Acta Anat 74:104−113
45. Montagna W, Ellis RA (1959) Cholingeric innervation of the meibomian gland. Anat Rec 135:121−128
46. Klyce SD, Crosson CE (1985) Transport processes across the rabbit corneal epithelium: a review. Curr Eye Res 4:323−331

47. Maurice DM (1973) Electrical potential and ion transport across the conjunctiva. Exp Eye Res 15:527–532
48. Abelson MB, Smith LM (1991) Mediators of ocular inflammation. In: Duane TD, Jaeger EA (eds) Biomedical foundations of ophthalmology. Harper & Row, Philadelphia, chap 27
49. Greiner JV, Weidman TA, Korb DR, Allansmith MR (1985) Histochemical analysis of secretory vesicles in non-goblet conjunctival epithelial cells. Acta Ophthalmol 63:89–92
50. Gilbard JP, Rossi SR, Heyda KG, Dartt DA (1991) Stimulation of tear secretion and treatment of dry eye with 3-isobutyl-1-methylxanthine. Arch Ophthalmol
51. Ariga H, Edwards J, Sullivan DA (1989) Androgen control of autoimmune expression in lacrimal glands of MRL/Mp-lpr/lpr mice. Clin Immunol Immunopathol 53:499–508

Grundlagen und Klassifizierung von Funktionsstörungen des trockenen Auges

Michael A. Lemp

1 Einleitung

Der Begriff „Trockenes Auge" beinhaltet eine Vielzahl von Funktionsstörungen des Auges unterschiedlicher Pathogenese, aber ähnlichen, unangenehmen Symptomen wie z.B. „Trockenheit", Sandkorngefühl und/oder Fremdkörpergefühl. Diese Symptome werden unter anderem durch mangelnde Tränensekretion, Störungen der konjunktivalen Muzinsekretion, Dysfunktion der Meibom-Drüsen, Veränderungen der Lidoberfläche und primäre Erkrankungen der Augenoberfläche verursacht. Dieses Kapitel befaßt sich mit den physikalisch-chemischen Abläufen beim Aufbau des Tränenfilms, seiner Aufrechterhaltung, dem Aufreißen, den biochemischen Eigenschaften der Tränen, der Morphologie der Augenoberfläche, den Wechselbeziehungen zwischen Tränen und Epithel und dem Erneuerungszyklus des Hornhautepithels. Eine Klassifizierung dieser Störungen wird unter Berücksichtigung der hauptsächlichen krankheitsauslösenden Faktoren vorgenommen. Es folgt eine Darstellung der verschiedenen Theorien über die Pathogenese von Erkrankungen der Augenoberfläche mit abschließender Diskussion der Bedeutung neuer Entdeckungen für die zukünftige Diagnose und Behandlung dieser Erkrankung.

2 Struktur, Bildung, Aufriß und Erhalt des Tränenfilms

Tränen erhalten die normale Struktur und Funktion der Oberfläche der Horn- und Bindehaut. Der Tränenfilm gleicht Unregelmäßigkeiten des Hornhautepithels aus und bildet als Grenzfläche zwischen Luft und wäßrigem Medium die vordere refraktive Oberfläche des Auges (1). Es gibt Hinweise dafür, daß Tränen auch eine Rolle bei der Hydratation der Hornhaut spielen, insbesondere weil sich durch Verdunstung des Tränenfilms die Tonizität ändert. Mishima zeigte, daß ein osmotisches Gefälle quer durch die Hornhaut entsteht, weil durch Verdunstung des Tränenfilms Flüssigkeit aus dem Kammerwasser durch die Hornhaut in den Tränenfilm gelangt. Anhand von Versuchen an Kaninchen schätzte er, daß dieser Fluß 3 µl/cm/h ausmacht. Werden hypertonische Lösungen in den Tränenfilm eingebracht, so verstärkt sich dieser Fluß

sowohl durch die Hornhaut als auch über die Bindehaut noch erheblich, wie
dies Mishima und Maurice klinisch darstellen konnten nach Gabe von hyper-
tonischen Augentropfen zur Reduzierung eines Hornhautepithelödems.

Tränen sind auch für das Hornhautepithel die hauptsächliche Sauerstoffquelle aus der Luft, wobei der Sauerstoff in der Tränenflüssigkeit gelöst ist.
Die Hornhaut selbst enthält keine Gefäße und verfügt auch über keine andere
Sauerstoffquelle. Die Tränen stellen also tatsächlich die einzige Sauerstoffquelle dar und sind wichtig für alle aeroben Abläufe im Hornhautepithel. Das
relative Verhältnis zwischen dem Sauerstoff in den Tränen und dem Sauerstoff, der aus dem Blutkreislauf in die Bindehaut gelangt, ist nicht bekannt.
Tränen spielen außerdem eine Rolle beim Verheilen zentraler Hornhautwunden, indem sie Zellen aus der Bindehaut und dem Limbus corneae zur zentral
liegenden Hornhautwunde leiten. Tränen enthalten auch Substanzen mit anti-
bakteriellen Eigenschaften wie zum Beispiel Lysozym, Betalysin und Laktoferrin. Tränen spülen die Oberfläche des Auges ab, wobei sie abgeschilferte
Zellen, Zelltrümmer und Fremdkörper entfernen, indem sie sie in einem
Muzinnetz auf der Oberfläche festhalten (Abb. 1).

Es besteht eine enge Beziehung zwischen der Augenoberfläche und dem
Tränenfilm. Der gesamte Tränenfilm ist etwa 7 μm dick. Wolf hat als erster die
dreischichtige Struktur der Tränen beschrieben: Eine innere Muzinschicht
überzieht die Epitheloberfläche, es folgen eine mittlere, viel dickere wäßrige
und eine dünne äußere Lipidschicht (Abb. 2). Diese von Wolf beschriebene
Struktur wurde von anderen Untersuchern bestätigt, die die Lipidschicht

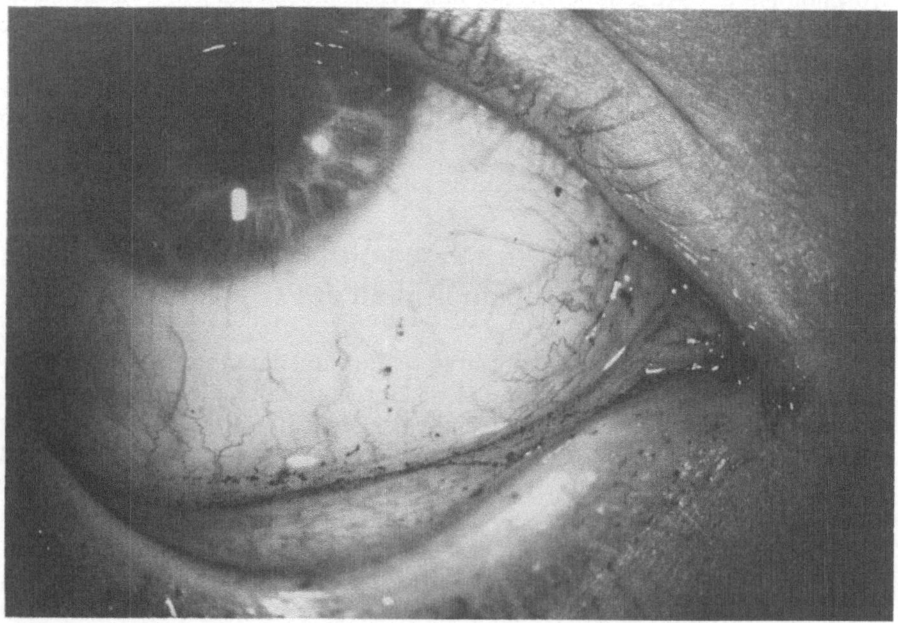

Abb. 1. Schwarze Mikrosphären im Muzinnetz auf der Augenoberfläche

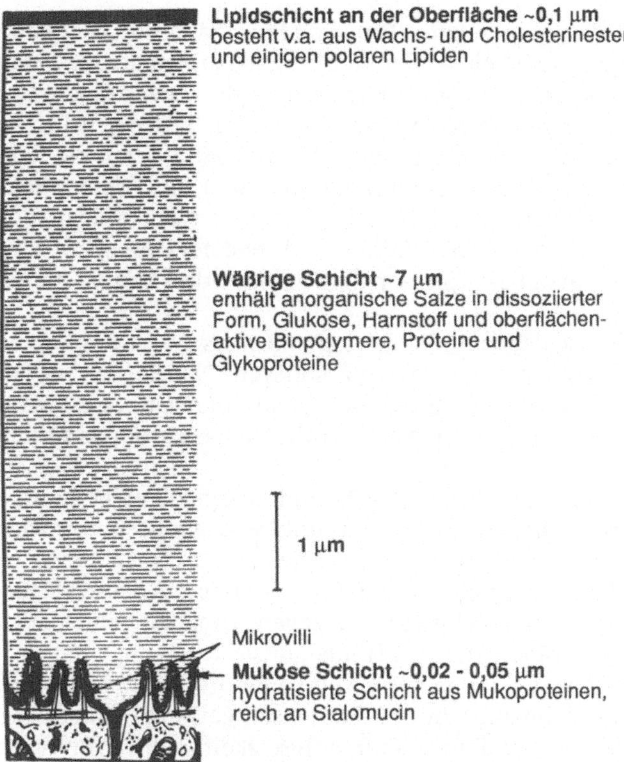

Abb. 2. Aufbau des Tränenfilms

anhand ihres Interferenzmusters und eines direkten Lipidnachweises auf der Oberfläche des Tränenfilms nachwiesen.

2.1 Die wäßrige Komponente des Tränenfilms

Der wäßrige Bestandteil der Tränen macht über 90% der Dicke des Tränenfilms aus und wird von den Haupttränendrüsen und den akzessorischen Tränendrüsen produziert (2). Man nimmt an, daß 95% der Tränen aus den orbitalen und palpebralen Teilen der Haupttränendrüse stammen; der Rest kommt wahrscheinlich aus den akzessorischen Krause- und Wolfring-Drüsen. Anatomische Untersuchungen an Leichen ergaben, daß Zahl und Masse des akzessorischen Drüsengewebes normalerweise stark differiert. Diese Unterschiede mögen erklären, wie wichtig die Haupttränendrüse für eine ausreichende Tränenproduktion ist. Der wäßrige Anteil der Tränen wird als isotonische oder leicht hypotonische Lösung sezerniert (zur ausführlichen Diskussion der wäßrigen Sekretion s. Abschnitt 3). Die wäßrigen Tränen gelangen über die Ausführungskanälchen der Haupt- und akzessorischen Tränendrüsen in den oberen Fornix der Bindehaut und von dort in die Übergangsfalten, den Tränensee und über die der Außenwelt ausgesetzten Teile von Hornhaut- und Bindehautoberfläche. Die wäßrige Flüssigkeit wird vom Musculus orbicularis oculi von temporal nach medial bewegt und in der Entspannungsphase nach einem Lidschlag sofort von den Tränenpünktchen aufgesogen. Ein Teil der wäßrigen Tränenflüssigkeit geht durch Verdunstung und Reabsorption durch die Konjunktivaoberfläche verloren. Der Großteil fließt aber über die Tränenpünktchen, das obere und untere Tränenkanälchen in den Tränensack und von dort über den Tränen-Nasengang in die Nasenhöhle. Während der Passage wird ein beträchtlicher Teil der Flüssigkeit von der Schleimhaut des Tränen-Nasengangs absorbiert.

Abgesehen von den Lidschlägen findet fast kein Austausch von Tränen zwischen dem marginalen Tränensee und der präokularen Oberfläche des Tränenfilms statt. Die von Maurice beschriebene „blank line" ist ein schmaler Streifen, in dem ein begrenzter Transport aus dem Tränensee in den präokularen Tränenfilm erfolgt.

Wenn kleine Tränenproben (0,1−0,4 μl) vom marginalen Tränenfilm genommen und die Osmolarität durch Gefrierpunktsenkung bestimmt wird, ergeben sich bei normalen Patienten Werte zwischen 302 ± 6 mOsmol/l, was mit einer annähernden Isotonie entsprechend physiologischer Kochsalzlösung übereinstimmt. Frühere Untersuchungen dagegen ergaben eine leicht geringere Osmolarität der Tränen aus dem Bindehautsack.

Das Volumen der wäßrigen Tränen kann mittels Fluorometrie festgestellt werden, indem man den Schwund von im Tränensee gelöstem Fluoreszein durch die kontinuierlich neugebildete Tränenflüssigkeit mißt. Mit dieser Methode wurde ein Tränenvolumen von 6 und 8 μl bestimmt, wobei der marginale Tränensee etwa 3,0 μl, der präkorneale Tränenfilm 1 μl und die Übergangsfalten ungefähr 3 μl enthalten. Der Tränenfluß beträgt ungefähr 1,2 μl/min bei einer Streubreite von 0,5−2,2 μl/min. Diese sog. Basissekretion läuft im Auge ohne jede Stimulation ab. Wird der Tränenfluß stimuliert, so kann er sich 100fach erhöhen. Andererseits kann es aber bei Patienten mit Keratoconjunctivitis sicca zu einer beträchtlichen Verringerung des Tränenvolumens kommen.

Die Dicke des Tränenfilms ist auf unterschiedliche Art und Weise untersucht worden und variiert zwischen 6 und 7 μl.

Jones schlug vor, die Tränensekretion aus den Haupttränendrüsen und den akzessorischen Tränendrüsen in eine Basissekretion und eine Reflexsekretion zu unterteilen. Seiner Ansicht nach kann die Basissekretion nach Gabe eines lokalen Anästhetikums mit dem Schirmer-Test bestimmt werden. Spätere Studien haben aber gezeigt, daß nach Stimulation des Lidrandes am betäubten menschlichen Auge noch ein 300%iger Anstieg des Tränenumsatzes erreicht werden kann. Darüber hinaus war der Tränenfluß in diesen Augen, nachdem der Reiz verringert wurde, noch stärker als in nicht anästhesierten Augen. Diese Daten kann man entnehmen, daß die Tränensekretion reflexbestimmt ist, und ein Schirmer-Test nach lokaler Anästhesie des Auges kein Maß der Basissekretion sein kann. Die Existenz einer Basissekretion muß also in Frage gestellt werden (3). Viel wahrscheinlicher ist, daß der wäßrige Tränenfluß immer durch einen Reiz verursacht wird. Ein weiterer Beweis für diese Annahme ist, daß bei einer beträchtlichen Verringerung äußere Reize, wie dies z.B. in Narkose und im Schlaf der Fall ist, die wäßrige Sekretion zurückgeht. Ähnliches trifft auch für den Speichelfluß während des Schlafens zu. Dieser Reduzierung der wäßrigen Sekretion im Schlaf wird eine nicht unbeträchtliche Bedeutung für das Auftreten rezidivierender Hornhauterosionen und Schwierigkeiten mit Kontaktlinsen zugesprochen.

Da der Tränenfluß während des Schlafs vermindert ist, wurde auch schon geäußert, daß es keine ausreichende Erklärung dafür gibt, was mit den Tränen während des Schlafs geschieht, zumal durch das Fehlen des Blinkreflexes keine Fortbewegung der Tränen mehr erfolgt. Auch wurde vermutet, daß Tränenflüssigkeit über die Konjunktiva in das Blut gelangt, was durch einen Natriumionentransport im Schlaf bewirkt werden soll.

Die Tränen verlassen das Auge wahrscheinlich auf drei verschiedene Arten:
1. ein großer Teil über die tränenableitenden Kanäle,
2. durch Verdunstung von der Augenoberfläche (etwa 0,085 µl/s)
3. durch Absorption von Wasser durch die Konjunktiva aufgrund einer Natrium-Pumpe des Konjunktivaepithels. Es gibt Hinweise, daß eine beträchtliche Absorption von Tränenflüssigkeit durch die Schleimhäute der oberen und unteren Tränenkanälchen, den Tränensack und den Tränennasengang erfolgt.

2.2 Die Lipidkomponente des Tränenfilms

Die *Lipide* im Tränenfilm werden überwiegend von den Meibom-Drüsen abgesondert. In jedem Ober- und Unterlid gibt es etwa 20 solcher Meibom-Drüsen. Möglicherweise stammen einige Lipide des Tränenfilms auch von den Zeis- und Moll-Drüsen. Die Meibom-Drüsen liegen tief in der Lidstruktur und können mittels Durchleuchtung des Lides sichtbar gemacht werden (Abb. 3). Ihre makroskopische Morphologie kann mit einem Infrarotfilm mittels Durch-

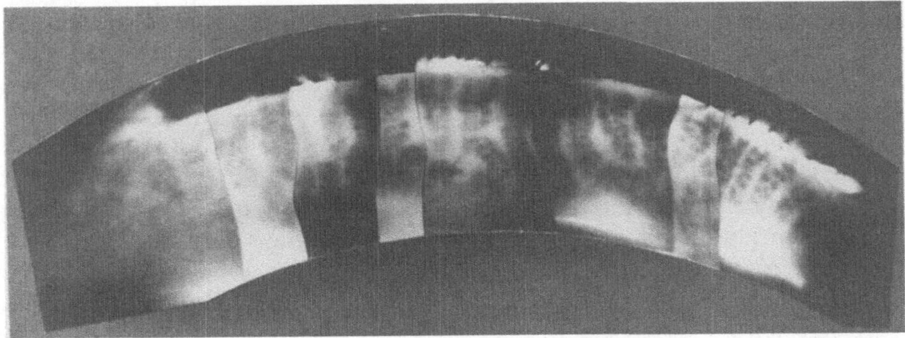

Abb. 3. Durchleuchtungs-Infrarotphotographie (Montage) des Augenlids zur Struktur der Meibom-Drüsen. Mit freundlicher Genehmigung von William Shields, CRA

leuchtungsphotographie dargestellt werden. Über die Faktoren, die die Absonderung der Meibom-Drüsen lenken, weiß man noch nicht viel. Nach dem, was man bisher über die Talgdrüsen der Haut weiß, kann man jedoch schließen, daß die Absonderung des Sekrets der Meibom-Drüsen zumindest teilweise von hormonalen Veränderungen beeinflußt wird. Man nimmt an, daß Infektionen der Meibom-Drüsen und/oder Dysfunktion die Exkretion qualitativ verändern (zur vollständigen Diskussion der Meibom-Sekretion s. Kap. 3). Tatsächlich kommt es dabei auch zu einem Anstieg der Menge freier Fettsäuren (s. später).

Das von den Meibom-Drüsen ausgeschiedene Lipid besteht aus einer Vielzahl von Lipiden wie z.B. nichtpolaren Sterinen und Wachsestern (rund 58%), aber auch aus anderen Estern, freien Sterinen, Triglyzeriden und freien Fettsäuren. Polare Lipide machen wahrscheinlich etwa 15% der Sekretion der Meibom-Drüsen aus. Das Meibom-Lipid wird in flüssiger Form ausgeschieden und breitet sich über dem wäßrigen präkornealen Tränenfilm aus; es kann manchmal als Streifen, die aus den Öffnungen der Meibom-Drüsen kommen, gesehen werden. Die Ausrichtung der Lipide, die die äußere Schicht des präkornealen Tränenfilms bilden, ist wahrscheinlich so, daß sich ihre polare Komponente schnell mit ihren geladenen polaren Gruppen in Richtung auf die wäßrige Phase ausbreitet, während die sich langsamer verteilenden, nichtpolaren Lipide die polare Schicht überziehen und so einen Duplexfilm bilden.

Auf die Existenz dieser äußeren Lipidschicht des präkornealen Tränenfilms schloß man aus der biomikroskopischen Untersuchung von Interferenzmustern, die auf der Oberfläche des Tränenfilms beobachtet wurden. Solche Muster wurden von Koby, Meesman und Vogt beobachtet. McDonald und Norn berichteten über eine Methode zur Schätzung der Dicke des Lipidfilms auf dem Tränenfilm anhand der Beobachtung von Farbbändern. Vor kurzem wurde ein Interferenzmikroskop zur Unterscheidung organischer Strukturen von Hamano et al. entwickelt. Sie beschreiben dabei drei in der Lipidschicht reflektierende Muster: ein amorphes Muster, ein marmorartiges Muster und ein fließendes Muster. Diese Lipidmuster können auch mit einer modifizierten Spaltlampe mittels Spiegelmikroskopie, Keratometrie und einem an eine Zeiss-Spaltlampe angebrachten Toposkop beobachtet werden.

Während des Lidschlags unterliegt die Lipidschicht starker Kompression und Dekompression. Diese Schicht ist charakterisiert durch eine hohe Stabilität, die auch ihre Widerstandskraft gegen mechanische Einflüsse begründet. In-vitro-Studien haben ergeben, daß die Sekretion der Meibom-Drüsen eine stabile Schicht von 80–100 Å Dicke bilden kann; andere Studien ergaben Werte von 200–2000 Å.

Man nimmt an, daß die Lipidschicht des Tränenfilms mindestens 3 wichtige Funktionen zur Erhöhung der Stabilität des Tränenfilms erfüllt:

1. Sie verzögert die Verdunstung aus dem Tränenfilm. Bei Kaninchen wurde eine 4- bis 20fache Verringerung der Verdunstung durch die Lipidschicht festgestellt.
2. Man vermutet, daß die Sekretion der Meibom-Drüsen eine Durchsetzung des Tränenfilms mit den stärker polaren Lipiden, die von den Talgdrüsen

der Augenlider abgesondert werden, verhindert. So bewirkt ein Tropfen dieses Talgs ein sofortiges Aufreißen des Tränenfilms unter Bildung trockener Stellen.

3. Da sich das Augenlid nach einem Lidschlag wieder öffnet, senken die sich ausbreitenden Lipide die Oberflächenspannung der Tränen, wodurch Flüssigkeit in den Tränenfilm gesogen und die wäßrige Phase verdickt wird. Dieser sog. Maragoni-Effekt scheint für die Aufrechterhaltung der Dicke des Tränenfilms eine wichtige Rolle zu spielen.

2.3 Der Muzinanteil des Tränenfilms

Wie schon zuvor bemerkt, besteht die innere Schicht des Tränenfilms aus einer Schicht, welche die Oberfläche des Hornhaut- und Bindehautepithels überzieht. Es handelt sich dabei um eine komplexe Schicht, die überwiegend aus mukösen (wasserhaltigen) Glykoproteinen in Verbindung mit einer Mischung aus Protein-Elektrolyten und Zellmaterial besteht. Die Dicke dieser Schicht wurde unterschiedlich mit nur wenigen Hundertsteln eines Mikrons bis hin zu 1 µm angegeben. Als Quelle der Muzinschicht werden angegeben:

1. die Becherzellen der Konjunktiva,
2. die Tränendrüsen,
3. gewisse Epithelzellen der Horn- und Bindehaut.

Die Becherzellen sind einzellige schleimabsondernde Drüsen, die in der bulbären und palpebralen Bindehaut verteilt sind. Die topographische Verteilung dieser Zellen ist sehr verschieden. Sie ist in zahlreichen früheren Arbeiten beschrieben. Kessing fand an Präparaten von Leichenbindehaut die größte Dichte dieser Zellen in der Bindehaut des unteren Augenlids (Abb. 4). Ralph

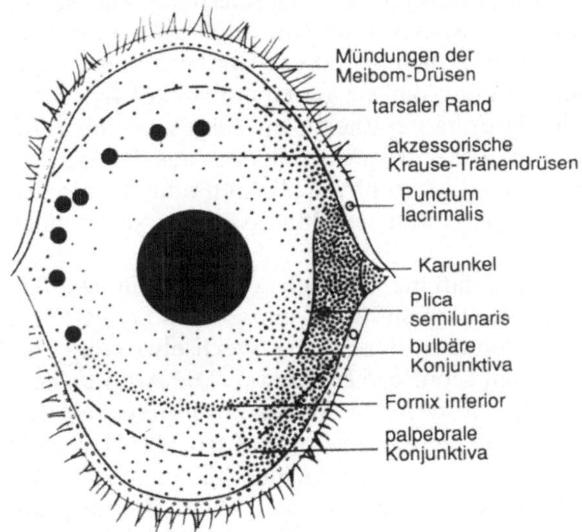

Abb. 4. Die Verteilung der Becherzellen auf der Bindehaut

zählte an bioptischem Material, das ebenfalls aus einem unteren Augenlid stammte, zwischen 8,8 und 10 Becherzellen/cm. Nachfolgende Studien von Marquardt ergaben zwischen 25 und 40 Zellen/mm². Die Dichte der Becherzellen scheint in den verschiedenen Altersgruppen nicht erheblich zu differieren, verzeichnet jedoch einen leichten Rückgang bei Personen ab dem 70. Lebensjahr. Histochemische Untersuchungen haben ergeben, daß sich menschliche Becherzellen mit PAS und Alzianblau färben lassen; diese Färbung bei pH-Werten von 1 und 2,5 stimmt mit der Anwesenheit von sulfatierten Glykoproteinen und Sialoglykoproteinen überein. Fluoreszeinkonjungierte Antikörpertests gegen Fraktionen von mukösen Glykoproteinen aus menschlicher Tränenflüssigkeit haben dieses Material in den Becherzellen bewiesen, nicht aber in anderen möglichen Quellen der Muzinschicht, wie z.B. den Tränendrüsen oder den Epithelzellen der Bindehaut (non-goblet epithelial cells).

PAS- und Alcianblau-Färbung von Proteingranula wurden auch in azinösen Zellen der menschlichen Tränendrüsen festgestellt. Diese Ergebnisse sind jedoch nicht spezifisch für Glykoproteine und bestätigen nicht bestimmt, daß es sich dabei um Substanzen handelt, die zum Tränenfilm beitragen.

Eine dritte mögliche Quelle der Muzinbildung im Tränenfilm sind die Epithelzellen selbst. So konnten Untersucher feststellen, daß die sog. non-gobletepithelial cells der Konjunktiva ein muköses sekretorisches System besitzen. Unter der Oberfläche dieser Zellen liegen sekretorische Vesikel mit histochemischer Anfärbbarkeit, was für ein Vorhandensein von Sialomuzinen spricht. Wie schon erwähnt sind diese histochemischen Färbungen aber nicht spezifisch für die Glykoproteine der Muzinschicht des Tränenfilms.

Histopathologische Untersuchungen der Augenoberfläche ergaben, daß die Muzinschicht unterschiedlich dick ist und unterschiedliche morphologische Eigenschaften besitzt, was durch differierende Versuchsansätze erklärbar ist. Vor kurzem ist eine doppelschichtige Struktur der Muzinschicht beschrieben worden, d.h. eine innere Komponente, die eng mit der Epithelzelloberfläche verbunden ist und von der man annimmt, daß sie aus einem Glykokalyx gebildet wird, das von Vesikeln der Hornhautepithelzellen ausgeschieden wird. Darüber liegt eine viel dickere und lockerere „Muzindeckc" aus den Becherzellen der Bindehaut. Die unterschiedlichen physikalischen und chemischen Eigenschaften dieser beiden Komponenten der Mukusschicht sind jedoch genauer untersucht worden.

Holly und Lemp konnten zeigen, daß die Mukoglykoproteine in den Tränen die Oberflächenspannung der Tränenflüssigkeit von 70 Dyn/cm auf 40 Dyn/cm senken. Dies wird vermutlich durch eine Wechselwirkung zwischen Muzin und der oberflächlichen Lipidschicht bewirkt. Die Autoren nehmen an, daß das Epithel der Hornhautoberfläche wegen des Lipidgehalts seiner Zellwände hydrophob ist, und daß das Muzin eine lockere, absorbierende Schicht bildet, die vorübergehend eine neue Oberfläche bildet, die von der darüberliegenden wäßrigen Schicht benetzt werden kann. Diese Theorie gründet sich auf eine Reihe von Versuchen, bei denen die Muzinschicht vorsichtig von der Oberfläche abgewischt wurde, um die darunterliegenden Epithelzellen freizusetzen. Man fand dann heraus, daß diese freigesetzte Oberfläche der Hornhaut von physiologischer Kochsalzlösung oder Tränenersatzmitteln mit Proteinen nicht mehr benetzbar ist. Wurde die Oberfläche jedoch mit einem Schleimklümpchen bestrichen, so verteilten sich wäßrige Lösungen sofort wieder auf der Hornhaut. Später haben Untersucher an dieser Methode kritisiert, daß sie die Hornhautoberfläche beschädige und die festgestellte Unbenetzbarkeit auf diese Verletzung zurückzuführen sei. Auf die Benetzbarkeit der Hornhautoberfläche wird im folgenden genauer eingegangen.

2.4 Benetzbarkeit der Hornhautoberfläche

Die Zellwände der Oberflächenhornhautepithelzellen bestehen aus Proteinen und Lipiden. Es gibt Beweise dafür, daß die Zellen der Hornhautoberfläche ein Glykoprotein ausscheiden, das auf der Hornhautoberfläche ein äußeres Glykokalyx bildet. Über die chemische Zusammensetzung der epithelialen Zellwand und des Glykokalyx ist bisher wenig bekannt. Mishima fand, daß ein Abwischen der Hornhautoberfläche diese für Tränen unbenetzbar mache. Die Frage, wie die Tränen eigentlich die Hornhautoberfläche benetzbar machen, ist seit Jahren Gegenstand von Vermutungen und Forschungsprojekten. Es wurde vermutet, daß die in der wäßrigen Phase des Tränenfilms gelösten Proteine die Oberflächenspannung senken und so zu einer Stabilität beitragen. Andererseits nahm man an, daß Lipide der Meibom-Drüsen selektiv in die epitheliale Oberfläche eingerieben werden und dadurch die Oberflächenaktivität erhöhen.

Die Benetzbarkeit fester Oberflächen kann über die Ausbreitungseigenschaft verschiedener Flüssigkeiten beurteilt werden. Lemp et al. bestimmten an der abgeriebenen Hornhautoberfläche von Kaninchen den Benetzungswinkel von Lösungen, die verschiedene Inhaltstoffe der Tränenflüssigkeit enthielten. Sie stellten fest, daß sowohl Muzin als auch einfache Proteine in der Lage sind, die Oberflächenspannung der Tränen zu verringern. Das Bindehautmuzin jedoch, das durch den Lidschlag verteilt wird, lagert sich an der Hornhautoberfläche an und gilt als wichtiger Faktor für den Aufbau einer neuen Schicht auf der Hornhautoberfläche, um diese für die wäßrige Phase benetzbar zu machen. Weitere Untersuchungen von Holly und Lemp an herauspräparierter Kaninchenhornhaut und an einschichtigen Epithelzellkulturen (kultiviert aus dem Hornhautepithel) wurden mit reinen hydrophoben Flüssigkeiten durchgeführt. Die Ergebnisse zeigten, daß ein Hornhautepithel ohne angelagertes Muzin eine energiearme Oberfläche besitzt. Obwohl die epitheliale Oberfläche eine Affinität zur wäßrigen Phase zeigt, reicht diese nicht zur völligen Benetzung aus. Nimmt man Muzin aus der Submaxillardrüse des Rindes zu Hilfe, so wandelt dieses die energiearme Oberfläche in eine neue mit höherer kritischer Oberflächenspannung und bedeutend größerer Affinität zu Wasser um. Die Autoren vertreten die Ansicht, daß die hauptsächliche Aufgabe der Bindehautglykoproteine (Muzin) darin besteht, die energiearme Hornhautoberfläche durch Absorption in eine energiereichere zu verwandeln. Diese Wirkung des Muzins kombiniert mit seiner erhöhten Affinität zu Wasser und der Senkung der Oberflächenspannung der Tränenflüssigkeit reicht aus, die Hornhautoberfläche völlig zu benetzen. Andere Untersucher sind jedoch der Meinung, daß die Zellmembran der Hornhautoberflächenzellen aufgrund der geladenen Gruppen an den Glykoproteinen, Proteinen und dem Glykokalyx vollständig benetzt werden können, weil eine ausgeprägte Wechselwirkung zwischen dem starken Dipol Wasser und den polaren Zelloberflächen besteht.

2.5 Bildung und Stabilität des Tränenfilms

Durch die Abwärtsbewegung des Oberlides über die Hornhaut- und Bindehautoberfläche wird die äußere Lipidschicht des Tränenfilms zwischen den Lidrändern zusammengedrückt; die wäßrige Schicht verbleibt an ihrem Platz. Wahrscheinlich verteilt die Lidbewegung auch gleichzeitig konjunktivales Muzin, das sich dann auf der Hornhautoberfläche anlagert. Der äußere Lipidstreifen wird stark verdichtet und erreicht eine Stärke von 0,1 mm, ohne daß es zu einem Überlaufen von Lipid auf die Lidhaut kommt. Die Lidbewegung bestimmt die Geschwindigkeit der Flüssigkeitsverteilung und verhindert, daß die wäßrige Phase des Tränenfilms kontinuierlich der umgebenden Luft ausgesetzt ist.

Die Hornhautoberfläche müßte befeuchtet werden, wenn ihre Oberflächenspannung größer ist als die Summe der Oberflächenspannung und der Spannung innerhalb des Tränenfilms. Es wird angenommen, daß die Spannungsdifferenz zwischen der wäßrigen Schicht und der Muzinschicht ziemlich niedrig ist. Das Muzin erleichtert auch durch Absenken der Oberflächenspannung der Tränenflüssigkeit sowie der Spannung innerhalb des Tränenfilms eine erneute Benetzung möglicher Aufbrüche (Trockenstellen) des Tränenfilms.

2.6 Aufreißen des Tränenfilms

Wenn das Oberlid seine Aufwärtsbewegung vollendet hat, bleibt das Auge vorerst geöffnet. Der präkorneale Tränenfilm, der eine labile Struktur hat, wird dünner und reißt schließlich auf, wobei trockene Stellen „dry spots" entstehen. Die Zeit zwischen dem letzten vollständigen Lidschlag und dem Auftreten der ersten unregelmäßig verteilten Trockenstellen bezeichnet man als Tränenfilmaufreißzeit. Sie dient zur Messung der Stabilität des Tränenfilms. Für das Aufreißen des Tränenfilms wurden verschiedene Hypothesen aufgestellt. Holly äußerte die Vermutung, die Muzinschicht wird so mit Lipiden überladen, daß sie hydrophob wird. Es ist bekannt, daß wäßrige Schichten über hydrophoben Oberflächen aufreißen, wenn ihre Dicke unter einen kritischen Wert fällt. Dieser liegt bei 10−2 cm, also viel höher als die Dicke des Tränenfilms. Man kann also nicht davon ausgehen, daß der Tränenfilm über solch einer hydrophoben Fläche bestehen bleibt. Weiter vertritt Holly die Ansicht, daß die wahrscheinlichste Quelle der Kontamination die oberflächliche Lipidschicht des Tränenfilms ist. Verdunstung, Zelltrümmer im Tränenfilm oder ein Abfall der Oberflächenspannung durch die lokale Flüssigkeitsbewegung (Marangoni-Fluß) tragen zur Verdünnung des Tränenfilms bei. Man nimmt an, daß es eine Diffusion von Lipidmolekülen über diese sehr dünne wäßrige Phase in die Muzinschicht gibt. Sobald die Muzinschicht so weit mit Lipiden gesättigt ist, daß sie an einigen Stellen hydrophob wird, reißt der Tränenfilm spontan auf. Solches von Lipiden durchsetztes Muzin, gelangt wahrscheinlich nach der Bildung eines Muzinnetzes, das aus Fibrillen, Fäden und Klümpchen besteht, aus der Tränenflüssigkeit heraus, wird durch den nächsten Lidschlag nach unten geleitet und erscheint schließlich als sichtbarer Schleimfaden in der unteren Übergangsfalte, der das Auge über den inneren Augenwinkel verläßt.

Im Gegensatz dazu glauben Ruckenstein und Sharma, daß der wichtigste Punkt für ein Aufreißen des Tränenfilms die Instabilität und ein eventuelles Aufreißen der mukösen Schicht ist, bedingt durch die van-der-Wals-Kräfte, die auf die Muzinschicht einwirken. Man nimmt an, daß die wäßrige Phase dann aufreißt, wenn sie mit darunterliegendem hydrophoben Epithel in Berührung kommt. Lin und Brenner sehen noch eine weitere Möglichkeit, die zum Aufreißen des Tränenfilms führen kann. Sie fanden, daß das Aufreißen durch anhaltende intermolekulare Kräfte verursacht werden kann. Diese Kräfte sind bekannt als Dispersionskräfte in Verbindung mit kohärenten Dipol-Dipol-Wechselwirkungen zwischen neutralen Molekülen.

Jede dieser Hypothesen zeigt Tatsachen auf, die für ein Aufreißen des Tränenfilms in Frage kommen können. Alle stimmen darin überein, daß der durch den Lidschlag aufgebaute Tränenfilm sehr dünn ist und daher zum Aufreißen neigt. Um einen kontinuierlichen Tränenfilm auf der Hornhautoberfläche zu erhalten, ist daher eine regelmäßige Erneuerung jeweils durch einen erneuten Lidschlag erforderlich.

3 Die Wiederherstellung der Augenoberfläche

Es besteht eine enge Beziehung zwischen der Augenoberfläche und dem darüberliegenden Tränenfilm. Hornhaut- und Bindehautoberfläche befinden sich in einem Zustand ständiger Erneuerung, wobei ältere Zellen abgeschilfert werden und jüngere, tieferliegende Zellen an die Oberfläche kommen. Die Erneuerung des Hornhautepithels ist intensiv untersucht worden; weniger weiß man über den Ersatz der Zellen der Bindehaut.

Das Hornhautepithel ist unregelmäßig angeordnet und besteht aus fünf gleichstarken Zellschichten. Die inneren Basalzellen sind säulenförmig bis kubisch und durch desmosomale Verbindungen an der darunterliegenden Basalmembran befestigt. Die Basalzellen dienen der Erneuerung des Epithels. Über den Basalzellen befindet sich eine Schicht aus breiten, flügelförmigen Zellen mit Fortsätzen, die sich zu den apikalen Bereichen der Basalzellschicht hinstrecken. Wenn man die Oberfläche der Hornhaut bei starker Vergrößerung unter dem Elektronenmikroskop betrachtet, sieht man an den Zellen viele Fortsätze in Form von Mikrovilli, die die Zelloberfläche vergrößern. Vermutlich wird dadurch auch das Anheften des Tränenfilms erleichtert. Über die Biochemie des Hornhautepithels sind Untersuchungen angestellt worden, wobei man feststellte, daß sie sich von derjenigen der Bindehaut unterscheidet. Die Biochemie des Hornhautepithels wird charakterisiert durch ein hohes Maß an interzellulärem Glykogen und einem anaeroben und aeroben Metabolismus, in erster Linie über den Hexosemonophosphat-Shunt. Vermutlich sind es diese mit Sauerstoff aus den Tränen und dem konjunktivalen Kapillarsystem des Lids versorgte Energiequellen, welche die ständige Erneuerung und Wiederherstellung der Hornhautoberfläche ermöglichen.

Durch Zellteilung, die in der Basalzellschicht vonstatten geht, werden die Epithelzellen ständig erneuert. Durch die kontinuierliche Verlagerung neuer Zellen zur Oberfläche kommt es schließlich zu einem Abstoß der alten abgestorbenen Zellen der Oberfläche. Mit Tritium-markiertem Thymidin und Autoradiographie am Kaninchenmodell fanden Hanna und O'Brien heraus, daß sich immer eine von 75 Basalzellen in einem prämitotischen Teilungszustand befand, der zwei Stunden anhielt. Sie errechneten daraus beim Kaninchen einen durchschnittlichen Lebenszyklus von 3,5–7 Tagen für eine neue Epithelzelle.

Es ist dann errechnet worden, daß eine Mitoserate, wie sich aus den oben genannten Zellen ergibt, nicht ausreichen würde, um die Epithelzellen der Oberfläche zu ersetzen. Auf der Suche nach einer weiteren möglichen Quelle teilungsfähiger Zellen hat sich das Interesse auf den Limbus konzentriert. Seit vielen Jahren weiß man, wenn das Hornhautepithel vollständig entfernt wird, daß auch vom Bindehautepithel aus eine zentripetale Bewegung von Epithelzellen zum Wiederaufbau der Kornea ausgeht. Die Rolle der Bindehaut bei der Regeneration des normalen, unversehrten Hornhautepithels ist jedoch noch nicht restlich geklärt.

Davanger und Evensen lenkten die Aufmerksamkeit auf den Limbus, einen Bereich von besonderem histologischen Aufbau als mögliche Quelle einer Regeneration des Epithels. Dieses ringförmige Gewebeband ist ungefähr 1 mm breit und umgibt die gesamte Hornhaut. Charakteristisch sind hier die Vogt-Palisaden, unter dem Epithel gelegene Ausbuchtungen von stark mit Gefäßen durchzogenen Papillen. Oft treten diese Papillen bei jüngeren und stark pigmentierten Individuen einzeln auf. Im unteren Bereich treten sie stärker hervor und zeigen auch beträchtliche Unterschiede bei den einzelnen Individuen. Zwischen den Papillen liegen Areale von Epithelzellen ohne Becherzellen. Der von den Basalzellen bedeckte Bereich ist groß und wegen der durch die Einstülpungen erhöhten Oberfläche haben die Basalzellen eine enge Verbindung zu einem gut entwickelten Kapillarnetz. In stark pigmentierten Tierarten und bei stark pigmentierten Menschen findet sich an dieser Stelle häufig eine beträchtliche Pigmentierung.

Davanger und Evensen stützten ihre Hypothese mit dem häufigen Vorkommen von peripheren Pigmentlinien in der Kornea, aus der sie auf eine zentripetale Zellbewegung schlossen. Ein weiterer Beweis für eine zentripetale Bewegung der Zellen ist die strahlenförmige Anordnung von hemidesmisomalen Verbindungen entlang der Basalmembran im Rattenauge. Hinzu kommt, daß man bei stark pigmentierten Individuen häufig radiale Pigmentlinien findet, die unterschiedlich weit aus den Randbereichen in die Hornhaut hineinreichen, was ebenfalls an ein mögliches Einwandern von pigmentbeladenen Pigmentzellen aus dem Limbus denken läßt. Diese Beobachtung macht man besonders nach Verletzungen.

Auf der Grundlage dieser Beobachtungen und anderer indirekter Beweise haben Thoft und Friend die „x,y,z-Hypothese" aufgestellt, die besagt, daß der Erhalt der Hornhautepithelzellen sowohl auf einer ständigen zentripetalen Wanderung als auch auf einer Bildung und Abschilferung beruht. Um die mögliche Wanderung epithelialer Zellen in eine normale unversehrte Hornhaut genauer definieren zu können, markierte Buck die periphere Hornhaut zirkulär mit einer Nadel, die ein Gemisch von Indischrot und Thoriumdioxyd enthielt. Nach 7 Tagen war der Markierungsstoff im darunterliegenden Hornhautstroma sichtbar; das markierte Epithel hatte sich vom ursprünglich markierten Gewebe durchschnittlich 94 µm ± 17 oder ungefähr 17 µm/Tag zentripetal bewegt. Diese Wanderung wurde auch bei den Oberflächenzellen und den Zellen des Stratum spinosum, jedoch nicht bei den Basalzellen festgestellt. Ein neuerer experimenteller Nachweis an Gewebekulturen von menschlichen Hornhautepithelzellen hat den Eindruck weiter verstärkt, daß der Limbus cornea eine größere Kapazität zur Regeneration besitzt. Ebato, Friend und Thoft fanden heraus, daß Explantate aus der peripheren Hornhaut ein stärkeres Wachstum und eine höhere Mitoserate aufwiesen als ebensolche aus der Hornhautmitte. Weiterhin zeigten die Zellen der Peripherie eine Verbindung mit kleinen, wahrscheinlich neugebildeten Zellen, was bei Explantaten aus der Mitte der Hornhaut nicht der Fall war.

Daß Hornhautepithelzellen zu beträchtlichen Bewegungen fähig sind, ist durch Heilungsabläufe am Epithel nach experimentellen Verletzungen bekannt. Diese schnelle Gleitbewegung des Epithels nach einer Verletzung der Hornhaut hat erstmals Peters 1885 festgestellt. Spätere Studien haben gezeigt, daß kurz nach einer Verletzung benachbarte Epithelzellen zunächst pseudopodienartige Fortsätze in Richtung auf die defekte Stelle bilden, um diese zu bedecken. Parallel dazu sistiert für ca. 24 h die DNS-Synthese und Mitoserate der Basalzellen in der Umgebung der Verletzung. Rund 24 h nach der Verletzung kommt die DNS-Synthese in den Basalzellen wieder in Gang und eine Welle von Epithelzellen bewegt sich auf die Wunde zu, bis diese verschlossen ist. Man nimmt an, daß es sich bei der epithelialen Gleitbewegung um eine Art Reparaturmechanismus handelt, der nur in der Hornhaut vorkommt und von interzellulärem Glykogen abhängt. Durch eine Verringerung des Glykogens durch bestimmte Stoffwechselgifte kann dieser Vorgang verlangsamt werden. Daraus ergibt sich, daß der Heilungsprozeß im Hornhautepithel letztlich von 2 Phasen abhängt: einer initialen Gleitbewegung, die die defekte Stelle schnell bedeckt, und einer zweiten Phase mitotischer Aktivität, um das Epithel wieder zu verdicken. Man hat beobachtet, daß die Reepithelialisierung zunächst nach unten, dann horizontal und schließlich von unten nach oben vor sich geht.

Dua und Forrester untersuchten die Vorgänge beim Wundverschluß an 21 Patienten nach Hornhautabrasion. Dabei verwendeten sie die Fluoreszeinfärbung und die Planimetrie. Sie stellten fest, daß alle Läsionen, bei denen die Mitte der Hornhaut betroffen war, auf ähnliche Weise heilten, sofern der Limbus unverletzt blieb. Es bildeten sich an zwei, drei oder mehr Stellen epitheliale Proliferationsherde mit konvexen Vorbuchtungen, die sich trafen und dabei ein „y-Muster" oder doppeltes „y-Muster" bildeten, aus denen Epithelzellen letztlich ein wirbelartiges Muster aufbauten.

Nach einer Verletzung des Hornhautepithels kann die Bindehaut zur Quelle der Zellerneuerung werden, um die Hornhaut abzudecken. Danjo et al. untersuchten die Mitoserate und die Becherzelldichte des Bindehautepithels nach einer vollständigen oder zentralen Entfernung des Hornhautepithels. Am ersten Tag nach der völligen Entfernung des kornealen oder limbalen Epithels war die Mitoserate der umgebenden perilimbalen Konjunktiva 10mal so hoch wie normal. Nach der Entfernung von 5 oder 10 mm zentralen Epithels stieg die perilimbale Mitoserate auf das 3- oder 4fache des normalen Wertes. Gleichzeitig verringerte sich die Becherzelldichte. Dies ist ein eindeutiger Beweis dafür, daß das Bindehautepithel nach großen und kleineren Verletzungen der Hornhaut eine wichtige reparative Rolle spielt und es eine beträchtliche Zellmigration aus der Peripherie in die Mitte der Hornhaut gibt. Neuere elektronenmikroskopische Untersuchungen haben ergeben, daß das von der Bindehaut abstammende „Hornhautepithel" ungefähr 7 Monate lang morphologisch vom eigenständigen Hornhautepithel abweicht.

Alle Epithelzellen enthalten Keratin, wovon es über 20 verschiedene Arten gibt, die zur Markierung verschiedener Epithelarten herangezogen werden können. Mit monoklonalen, keratinspezifischen Antikörpern wurde den Wissenschaftlern ein wichtiges Werkzeug zum Studium der Epithelzellen in die Hand gegeben. Diese Untersuchungstechnik ermöglichte es, die Bedeutung einer bestimmten Art von Zellen, die „Stammzellen", näher kennenzulernen. Diese langlebigen Zellen sind in sich erneuernden Geweben anzutreffen, und man nimmt an, daß sie für die Regeneration verantwortlich sind. Stammzellen haben einen langsamen Stoffwechsel und nehmen mit Tritium markiertes Thymidin nur in unbedeutenden Mengen auf. Es wird vermutet, daß sie eine stabile Population von primitiven Zellen sind, die regelmäßig die Zellteilung durchlaufen und aus denen eine Art Zwischenglied, eine noch nicht völlig differenzierte Art von Zellen, hervorgeht (transient amplifying cells = TA cells). TA-Zellen teilen sich mehrmals, wodurch sich ihre Zahl erhöht, bevor endgültig differenzierte Zellen entstehen. Als Arbeitshypothese wurde also angenommen, daß zunächst die „Stammzelle" da ist, aus der TA-Zellen hervorgehen, die sich dann erst zu voll differenzierten Zellen entwickeln. Diese Hypothese wird durch umfangreiche experimentelle Untersuchungen gestützt. Der exakte Sitz und die Häufigkeit der TA-Zellen sind allerdings noch nicht genau erarbeitet (Abb. 5).

Soong nahm eine gleichzeitige Doppelmarkierung für Vinculin und Aktin an einer In-vitro-Kultur von Epithelzellen vor. Es wies eine enge Beziehung zwischen den zytoplasmatischen filamentösen Aktinphasen und dem

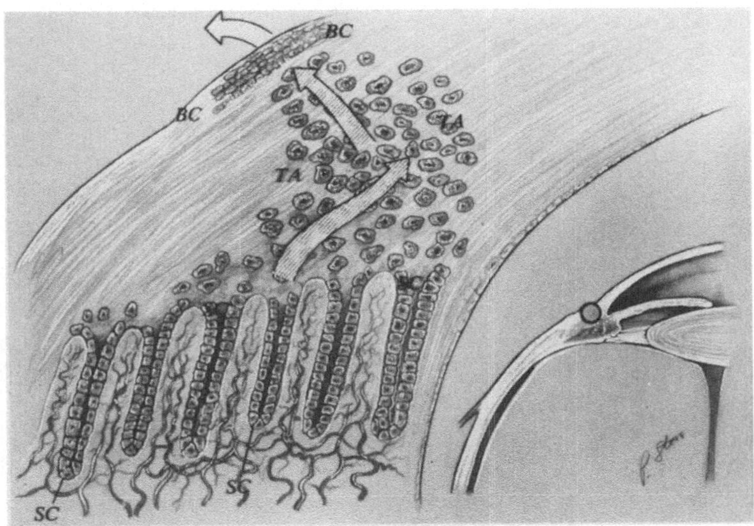

Abb. 5. Schematische Darstellung der Zellbewegung vom Hornhautlimbus mit den Vogt-Palisaden, Stammzellen *(SC)*, *TA*-Zellen und differenzierten Hornhaut-Basalzellen *(BC)*

extrazellulären Vinculin nach (110–130 kD), die beide für Zelle und Substrat Adhäsionsort sind. Soong hat die Theorie aufgestellt, daß epitheliale Zellverbände sich mit einer Art „Vorderradantrieb" fortbewegen in der Form, daß sich fokale Anheftungen (Vinculin) bilden, die Kontakt mit ausgerichteten Aktinfibrillen bekommen, welche die Zellen voranziehen.

Weitere Hinweise für Vinculin als möglicher Mittlersubstanz bei der Zellanheftung an das Gewebe wurden von Zieske und Gibson vorgelegt, die abgeschabte, herausgeschnittene und verbrannte Hornhaut von Ratten untersuchten. Sie entdeckten 110-kD-Protein, das an der Front des einwandernden Epithels gebildet wird und wahrscheinlich eine wichtige Rolle bei der Auslösung der epithelialen Zellwanderung und der Wundheilung spielt. Die Größe dieses Proteins, sein Sitz und die angenommenen Funktionen entsprechen denen von Vinculin.

In einer umfangreichen deskriptiven klinischen Studie hatte Bron eine Vielzahl von klinischen Krankheitsbildern beschrieben, bei denen gleichwohl strahlenförmige Linien (Wirbelmuster) im Hornhautepithel vorkommen. Dabei werden die Fabry-Krankheit, toxische Keratopathie, wie z.B. durch Chloroquin und Amiodaron hervorgerufen, streifenförmige Melanozytose, abheilende Hornhautläsionen in Verbindung mit Eisenlinien der Hornhaut, bandförmige Keratopathie, Hornhautödem und die Randbezirke einer durchgreifenden Keratoplastik genannt. Er vertritt die Auffassung, daß die Ähnlichkeit bei diesen verschiedenen Krankheitsbildern eher für Wachstumseigenschaften des Epithels als für spezifische Reize spricht. Hierfür spricht auch die zentripetale Wanderung von Pigmenten in der Hornhaut, die bei stark pigmentierten Individuen beobachtet wurde und von der man annimmt, daß dieses

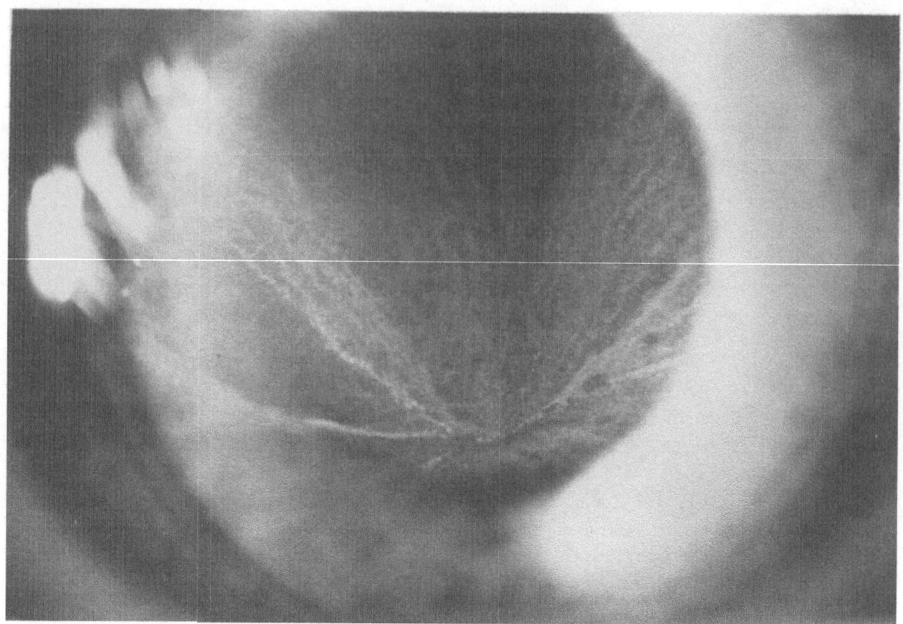

Abb. 6. Wirbelförmige Keratopathie. Erkennbar sind die strahlenförmigen Wege der epithelialen Gleitbewegung. Der Patient nimmt Amiodaron

Pigment in den Epithelzellen liegt. Es entsteht wahrscheinlich in den verzweigten Melanozyten, die mit fingerähnlichen Fortsätzen im Limbus corneae anzutreffen sind. Man hätte damit einen epithelialen Marker, der ein Wandern peripherer Zellen in die Mitte erklären könnte. Bei schwach pigmentierten Individuen könnten intrazelluläre Stoffwechselprodukte als Marker dienen, wie sie z.B. bei der Fabry-Krankheit, bei Chloroquin- oder Amiodaron-Keratopathie vorkommen (Abb. 6). Das nach unten dezentrierte Zentrum des Wirbelmusters spricht für eine vorwiegend abwärts gerichtete Zellbewegung. Konstant ist stets die strahlenförmige zentripetale Gleitbewegung vom Limbus zur Mitte der Hornhaut.

Wahrscheinlich gibt es mehr als nur einen Ort, von dem aus sich das Hornhautepithel regeneriert. Während basale Epithelzellen im gesamten Hornhautbereich zur Mitose fähig sind (besonders als Reaktion auf Verletzungen), scheint die Regeneration hauptsächlich vom Hornhautrand oder vom umgebenden Limbus auszugehen. Bei normaler Exfoliation geht die zentripetale Zellbewegung von der über den Basalzellen liegenden Zellschicht aus, wobei auch eine seitliche Bewegung von Basalzellen nicht ausgeschlossen werden kann. Diese mobilen Zellen teilen sich und ersetzen die Epithelzellen, die durch die Exfoliation an der Hornhautoberfläche verloren gehen.

Neuere Studien mit dem Spiegelmikroskop an der menschlichen Hornhautoberfläche (Lemp und Mathers) lassen vermuten, daß eine der treibenden Kräfte der zentripetalen Epithelbewegung der durch Exfoliation bedingte

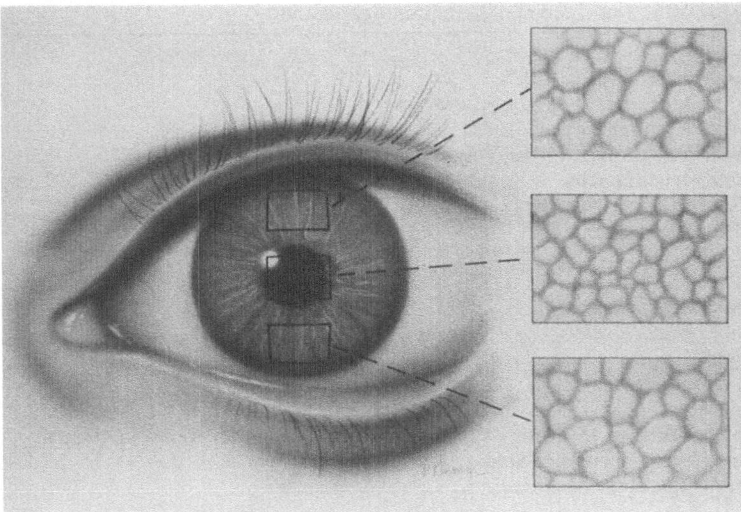

Abb. 7. Schematische Darstellung der Größenunterschiede zwischen Epithelzellen an verschiedenen Standorten. Kleine Zellen, die in der Hornhautmitte vorherrschen, sind neuere Zellen

Verlust von Zellen der Hornhautmitte ist, unterstützt von der Scherkraft des Oberlides (4). Hieraus erklärt sich auch die statistisch signifikante Verschiebung hin zu kleinen, wahrscheinlich neuen Zellen in Richtung auf die Hornhautmitte (Abb. 7). Das Oberlid, das einen beträchtlichen Druck auf die Hornhautoberfläche ausübt, der wahrscheinlich am Hornhautscheitel am größten ist, führt mit dazu, daß in der Hornhautmitte vermehrt Zellen abgeschilfert werden. Dieser Vorgang scheint bei Keratoconjunctivitis sicca verstärkt aufzutreten (s. unten).

4 Klassifizierung verschiedener Tränenmangelzustände

Basierend auf den zuvor diskutierten physiologischen Gegebenheiten ist es möglich, ein System zur Klassifizierung von Anomalien des Tränenfilms aufzubauen, mit dessen Hilfe spezifische pathogene Mechanismen identifiziert werden können. Obgleich jede der folgenden Anomalien einzeln auftreten kann, gibt es doch manchmal Überschneidungen, die multiple Anomalien beinhalten (Tabelle 1).

4.1 Tränenmangel

Die wäßrigen Tränen aus den Haupttränendrüsen und den akzessorischen Tränendrüsen bilden den Großteil des präokularen Tränenfilms. In bestimmten Situationen kann es zu einem völligen oder teilweisen Fehlen der wäßrigen

Tabelle 1. Klassifizierung verschiedener Tränenmangelzustände

A. Mangel an wäßriger Sekretion
     Keratokonjunctivitis sicca (KCS)
     KCS verbunden mit dem Sjögren-Syndrom
     Angeborener Tränenmangel
     Familiäre Dysautonomie (Riley-Day-Syndrom)
     Parese des Nervus facialis
     Zustand nach Dacryoadenitis
     Zustand nach Verletzung
     Zustand nach Bestrahlung
     Zustand nach Verätzung
     Medikamenteneinwirkung

B. Muzinmangel
     Vitamin-A-Mangel
     Okuläres Pemphigoid (fortgeschrittenes Stadium)
     Erythema multiforme (Stevens-Johnson-Syndrom, fortgeschrittenes Stadium)
     Verätzung (fortgeschrittenes Stadium)
     Trachom (fortgeschrittenes Stadium)

C. Störungen bei der Lipidproduktion
     Angeborene Anhidrosis hypotrichotica
     Dysfunktion der Meibom-Drüsen (Blepharitis)
     Isoretinin-Behandlung

D. Anomalien seitens der Lider
     Keratitis durch Austrocknung
     Parese des VII. Nervs
     Symblepharon
     Mangelnde Übereinstimmung zwischen Augenlid und Hornhautoberfläche
     Unvollständiger Lidschluß
     3-Uhr- und 9-Uhr-Flecken bei Trägern von Kontaktlirsen

E. Erkrankungen des Epithels
     Anästhesie der Hornhaut (Läsionen des V. Nervs)
     Narben auf der Hornhaut

Tränenproduktion kommen, so z.B. bei der seltenen angeborenen Alakrimie. Diese kann einseitig oder beidseitig auftreten und Folge einer Unterentwicklung der Tränendrüse und/oder einer angeborenen Parese des Nervus facialis sein.

Eine weitere, relativ seltene Ursache für einen Mangel an wäßrigen Tränen ist die familiäre Dysautonomie (Riley-Day-Syndrom). Dabei handelt es sich um eine Krankheit, die oft bei Juden osteuropäischer Herkunft vorkommt und beide Geschlechter gleichermaßen betrifft. Sie tritt als Teil einer generalisierten Dysfunktion des vegetativen Nervensystem auf und zeigt die folgenden Symptome: labiler Blutdruck, anfallartiges Erbrechen, unkoordinierte Bewegungen, emotionale Probleme, erhöhte Schweißabsonderung, Verfärbung der Haut und Neigung zu häufigen Infektionen der Atemwege. Sympathomimetika und Parasympathomimetika erzeugen eine sehr starke Reaktion. Zusätzlich zu der reduzierten Sekretion der wäßrigen Tränen ist auch die Hornhautsensibilität herabgesetzt; es kommt zu Hornhautgeschwüren. Da die meisten Betroffenen einer Infektion erliegen, ist die Lebenserwartung der Erkrankten gering.

Häufiger kommt es im Erwachsenenalter zum Tränenmangel. Zwar geht die wäßrige Sekretion im Alter zurück, was aber in der Regel nicht so ausgeprägt ist, daß nennenswerte Schwierigkeiten auftreten. Bei manchen Menschen, besonders bei Frauen, kann die Tränenproduktion so weit zurückgehen, daß sich Reizungen oder Erkrankungen der Augenoberfläche einstellen. Meist geschieht dies im 5. Lebensjahrzehnt oder später. In relativ leichten Fällen ist das hauptsächliche Symptom ein Fremdkörpergefühl oder „Kratzen". Diese Symptome verstärken sich bis zum ständigen heftigen Brennen. Diese Reizsymptomatik kann so stark werden, daß der davon Befallene nicht mehr arbeitsfähig ist. Die am häufigsten auftretenden klinischen Zeichen sind:
- ein erhöhter Anteil von Zelltrümmern im Tränenfilm, bedingt durch eine erhöhte Exfoliation von Epithelzellen,
- eine relative Stagnation des normalen Tränenflusses,
- ein schmaler Tränenminiskus,
- vermehrtes Auftreten von Schleimfäden, besonders in der unteren Überhangsfalte,
- herabgesetzte Befeuchtung des Schirmer-Teststreifens,
- Anfärbbarkeit der exponierten Hornhaut- und Bindehautoberfläche mit Bengalrosa (Abb. 8).

Die Schwere der Erkrankung ist unterschiedlich. In schweren Fällen tritt oft eine Keratitis filamentosa, eine sehr schmerzhafte Komplikation auf, die

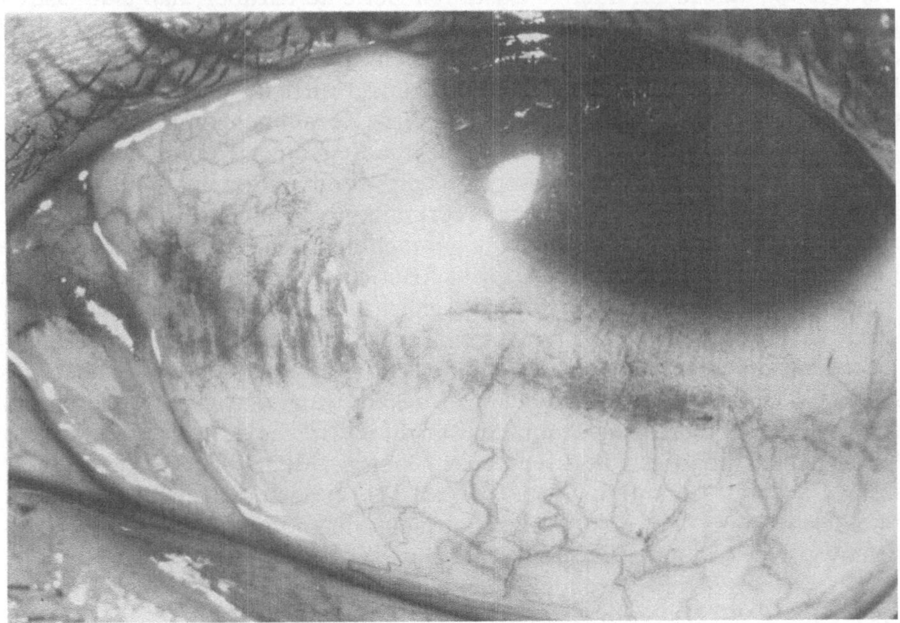

Abb. 8. Bengalrosa-Färbung der Augenoberfläche bei Keratoconjunctivitis sicca

durch zahlreiche Fäden oder Filamente auf der Hornhautoberfläche gekenn-
zeichnet ist. Es gibt Hinweise darauf, daß diese Filamente Brüche der normalen Epithelzellschicht darstellen, wahrscheinlich als Folge sekundärer Austrocknung und/oder bedingt durch die starke Scherkraft des Oberlids. Die
Filamente enthalten abgeschilferte Schichten von Epithelzellen vermischt mit
Muzin. Eine Variante hierzu sind die stationären mukösen Plaques.

Charakteristisch für die Keratoconjunctivitis sicca ist auch stagnierendes
Muzin im Tränenfilm und auf der Hornhautoberfläche. Es wird angenommen,
daß dies von einer erhöhten Ablagerung von lipidhaltigem Muzin herrührt,
bedingt durch die reduzierte Tränensekretion.

An Keratoconjunctivitis sicca erkrankte Augen sind anfälliger für Infektionen, weil mehrere Abwehrmechanismen der Augenoberfläche versagen. Es
gibt mindestens drei antibakterielle Komponenten im Tränenfilm: Lysozym,
Betalysin und Lactoferrin, wovon Lysozym und Lactoferrin bei Patienten mit
Keratoconjunctivitis sicca im Tränenfilm vermindert sind. Außerdem wird die
normale Fluktuation durch den Mangel an wäßriger Phase vermindert. Als
häufige Begleiterscheinungen bei Patienten mit Keratoconjunctivitis sicca sind
Lidinfektionen bekannt. Aus all dem können sich ernstere Infektionen der
Augenoberfläche wie Konjunktivitis und Keratitis entwickeln.

Obwohl die Keratoconjunctivitis sicca meist eine Krankheit sui generis ist,
tritt sie doch oft auch als Teilsymptom systemischer Erkrankungen auf. Das
häufige Vorkommen einer Keratoconjunctivitis sicca bei Frauen in der Menopause und in der postmenopausalen Altersgruppe läßt auf hormonelle Störungen schließen. Es gibt zwar keine exakt kontrollierten Studien, die eine solche
Verbindung aufzeigen, aber es existieren Berichte darüber, daß eine Östrogentherapie sich günstig auf diese Krankheit auswirken kann. Mehrere Studien über Hormonrezeptoren in den Tränendrüsen und auf der Augenoberfläche und auch Studien über Zellveränderungen an den Augen in Verbindung
mit dem Menstruationszyklus bestätigen diese Zusammenhänge (s. unten).

Die am häufigsten vorkommende Verbindung einer Keratoconjunctivitis
sicca mit systemischen Erkrankungen ist die Kombination mit Kollagenosen.
Damit ist eine Anzahl von Autoimmunerkrankungen mit der Entwicklung des
trockenen Auges in Zusammenhang gebracht worden. An der Spitze dieser
Liste steht die rheumatoide Arthritis. Berichten zufolge haben 14% der
Patienten mit rheumatoider Arthritis gleichzeitig eine Keratoconjunctivitis
sicca. Ist die Keratoconjunctivitis sicca Teilsymptom umfassenderer systemi-
scher Erkrankungen wird sie allgemein als Sjögren-Symptom bezeichnet (5).
Diese Krankheit besteht aus der Trias trockene Augen, trockener Mund und
Arthritis. Es ist aber auch bekannt, daß an dieser Erkrankung mehrere Organe
beteiligt sein können wie z.B. Leber, Nieren, Milz, Magen-Darm-Trakt,
Lunge, Schilddrüse und die Nebennieren. Da oft auch die Lippendrüsen des
Mundes beteiligt sind, dient deren Biopsie als diagnostischer Test eines mög-
licherweise bestehenden Sjögren-Syndroms.

Die histologischen Veränderungen bei Keratoconjunctivitis sicca entsprechen einer generalisierten Atrophie des azinösen und interstitiellen Gewebes
der Tränendrüsen. Besonders bei Patienten mit Sjögren-Syndrom findet man

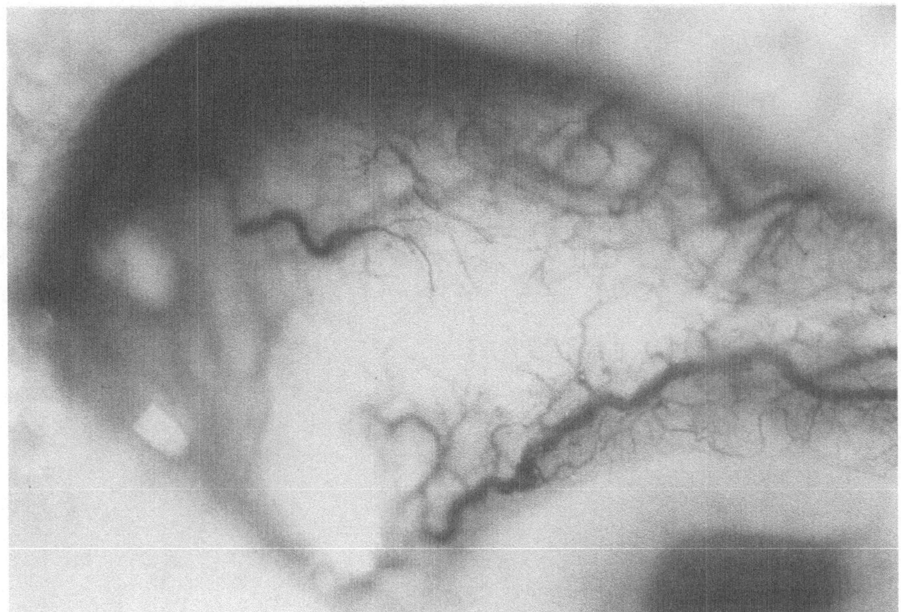

Abb. 9. Nekrotisierende Skleritis (Scleromalacia perforans)

eine starke Infiltration von Lymphozyten und Plasmazellen. Derartige Strukturveränderungen ähneln denen von Autoimmunerkrankungen. Damit verstärkt sich der Eindruck, daß auch die Keratoconjunctivitis sicca eine Autoimmunerkrankung ist.

Es gibt Beweise dafür, daß Patienten mit trockenen Augen und Sjögren-Syndrom besonders anfällig sind für schwere Komplikationen während des Krankheitsverlaufs, einschließlich Skleritis (auch nekrotisierender Skleritis) (Abb. 9), rheumatische Knoten auf der Sklera (Abb. 10) und Ulzerationen der Hornhaut, die mitunter bis zur Perforation führen können (Abb. 11).

Die Keratoconjunctivitis sicca tritt üblicherweise beidseitig und nur sehr selten einseitig auf. Einseitig kann sie nach einer Lähmung des Nervus facialis, viraler Dakryoadenitis, Verletzung oder operativer Entfernung der Tränendrüsen, Bestrahlung des Auges oder Verätzung vorkommen.

4.2 Muzinmangel

Im Unterschied zum trockenen Auge wegen Mangels an wäßriger Sekretion gibt es Erkrankungen, die hauptsächlich durch morphologische Veränderungen der Konjunktiva charakterisiert sind und eine Instabilität des Tränenfilms bewirken. Im vorangegangenen Abschnitt wurde die Rolle des von den Becherzellen der Bindehaut produzierten Muzins diskutiert. Viele Faktoren beeinflussen den Becherzellenbestand auf der Bindehaut negativ. Zu diesen

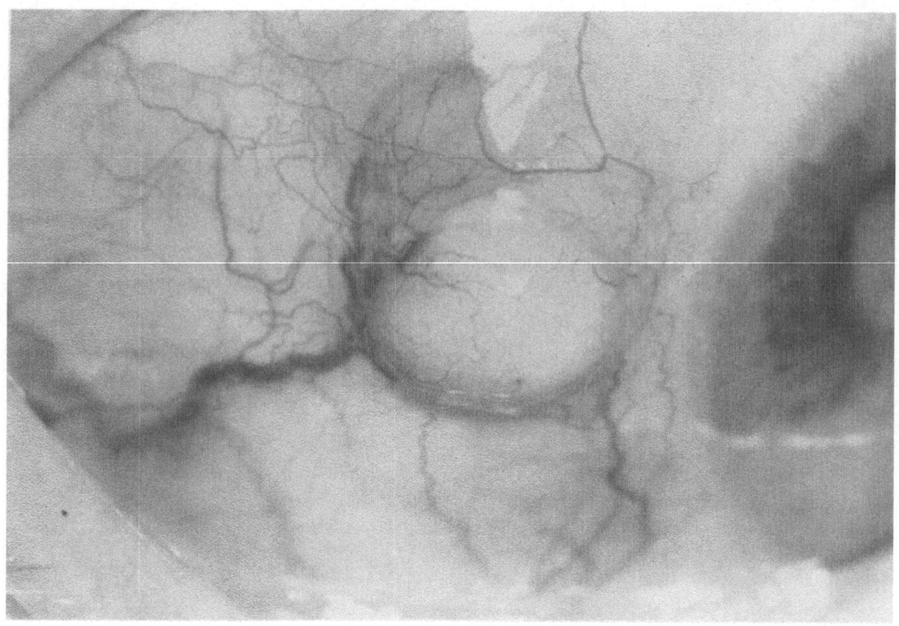

Abb. 10. Rheumatoider Knoten auf der Sklera eines Patienten mit Sjögren-Syndrom

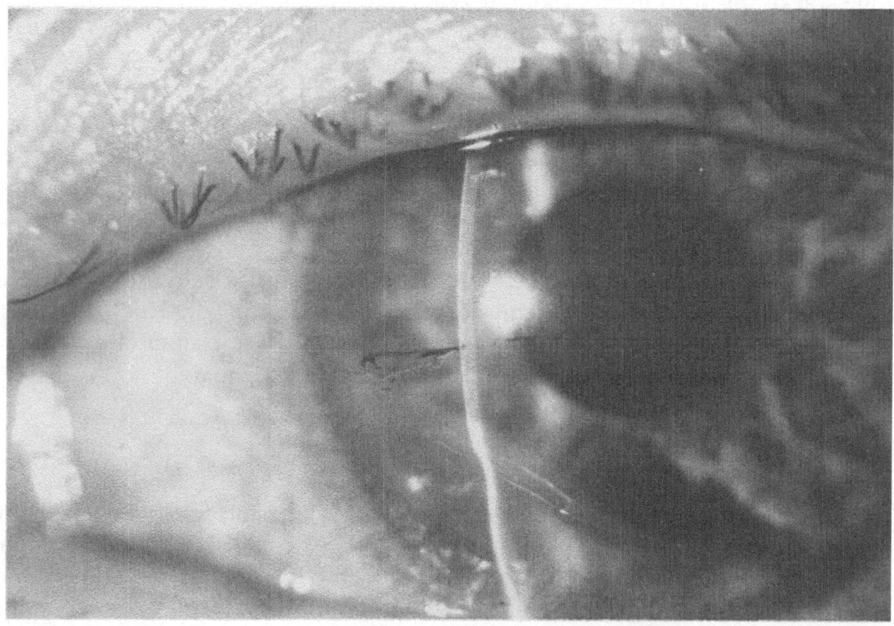

Abb. 11. Periphere Hornhautulzeration bei Sjögren-Syndrom mit Keratoconjunctivitis sicca

Faktoren gehören der Mangel an Vitamin A, Narben durch Pemphigus, Erythema exsudativum multiforme, Verätzungen und andere schwerwiegende Entzündungen, die die Bindehaut betreffen wie z.B. das Trachom. Der Mangel an Vitamin A ist der Prototyp einer Veränderung, welche die Muzinsekretion selektiv beeinflußt. Die Epithelzellen der Bindehaut, aber auch alle Schichten der Hornhaut enthalten Vitamin A und Vitamin-A-Säure bindendes Protein. Vitamin-A-Mangel bewirkt zunächst einen Verlust von Becherzellen in der Bindehaut. Auch gibt es Anzeichen dafür, daß Vitamin A bei der Differenzierung der Epithelzellen eine Rolle spielt. Fehlt es an Vitamin A, so werden bevorzugt verhornte Epithelzellen gebildet, während beim Vorhandensein von genügend Vitamin A bevorzugt Muzin produzierende Zellen entstehen. Tseng et al. haben nachgewiesen, daß das Hornhaut- und Bindehautepithel Keratintonofilamente von niedrigem Molekulargewicht (40 k) enthalten. Bei experimentellem Entzug von Vitamin A im Tierversuch stellte man fest, daß die Epithelzellen Keratin mit 65 k und 56 k produzieren, wie es normalerweise in der Haut gefunden wird. Zusätzlich fällt eine Keratinisierung auf. Die Behandlung von Rattenhornhaut nach Vitamin-A-Mangel mit Vitamin-A-Säure oder Vitamin A kann die Produktion spezifischer Glykoproteine wieder anfachen, die für den Erhalt der normalen Morphologie des Epithels von Bedeutung sind und so zum Abbau des abnormen Keratins führen. Die Rolle des Vitamin A beim Erhalt einer normalen Bindehaut- und Hornhautoberfläche ist letztlich noch ungeklärt.

Als erste histologische Veränderung beim Vitamin-A-Mangel kommt es zum Verschwinden von Becherzellen in der Bindehaut. Als erste klinische Veränderung treten unbenetzbare Stellen (Trockenstellen) auf der Hornhaut- und Bindehautoberfläche auf. Als nächstes kommt es zu einer Keratinisierung von Hornhaut- und Bindehautepithel. Es konnte festgestellt werden, daß eine Verringerung der Zahl der Becherzellen zu einer Instabilität des Tränenfilms führt, was ein rasches Aufreißen des Tränenfilms zur Folge hat. Es ist möglich, daß zusätzlich zu den negativen Auswirkungen auf den Tränenfilm selbst auch die Keratinisierung die Befeuchtung auf der Oberfläche beeinträchtigt. Eine lokale Behandlung mit einem Vitamin-A-Analogon machen diese Erscheinungen rückgängig.

Während sich der Vitamin-A-Mangel selektiv auf die konjunktivalen Becherzellen auswirkt, beeinflussen andere Leiden, die zur Zerstörung des normalen Aufbaus der Bindehaut führen, ebenfalls die Becherzellen. Hierzu zählen das chronische okuläre Pemphigoid, Erythema multiforme, Verätzungen, Trachom und bestimmte medikamentös verursachte Erkrankungen. Diese entzündlichen Veränderungen befallen oft auch die Einmündungen der Haupttränendrüsen und der akzessorischen Tränendrüsen, wodurch die wäßrige Tränensekretion vermindert wird oder sistiert. Das Hauptsymptom eines primären Muzinmangelleidens ist jedoch ein instabiler Tränenfilm, der sich in einer krankhaft verkürzten Tränenfilmaufreißzeit manifestiert.

4.3 Gestörte Lipidproduktion

Allgemein betrachtet sind Störungen der lipidbildenden Drüsen eher Folgen einer Dysfunktion als eines Fehlens dieser Drüsenformationen. So wurde bei angeborener ektodermaler anhydrotischer Dysplasie ein Fehlen der Öffnung von Meibom-Drüsen beobachtet. Da die von den Meibom-Drüsen produzierten Lipide für die Stabilität des Tränenfilms von Wichtigkeit sind, müssen sich Störungen nachteilig auf die Tränenfilmstabilität auswirken. Eine kürzlich von Mathers et al. veröffentlichte Arbeit veranschaulicht einige Mechanismen, die mit solchen Dysfunktionen in Zusammenhang stehen. Störungen der Meibom-Drüsen gehen einher mit Veränderungen der Exkrete, sowohl was Konsistenz und Volumen anbetrifft (Abb. 12). Normalerweise ist das Sekret, das durch Ausdrücken mit dem Finger freigesetzt werden kann, klar und flüssig. Liegt eine Störung der Meibom-Drüsen vor, ist die Zusammensetzung des Sekrets verändert, was eine Änderung des Schmelzpunktes, aber auch eine Blockierung der Drüsenöffnungen zur Folge hat. Diese Veränderungen der Viskosität reichen von einer Trübung wie bei seborrhoischer Dysfunktion der Meibom-Drüsen bis zu einer Verdickung des Sekrets wegen Blockierung der Ausführungsgänge, so daß sich das Sekret unter Druck ähnlich wie Zahnpasta aus einer Zahnpastatube drücken läßt. Es wurde festgestellt, daß diese obturierende Dysfunktion der Meibom-Drüsen zu einer Verringerung der Ausscheidungsmenge und dadurch zu einer Erhöhung der Osmolarität des Tränenfilms

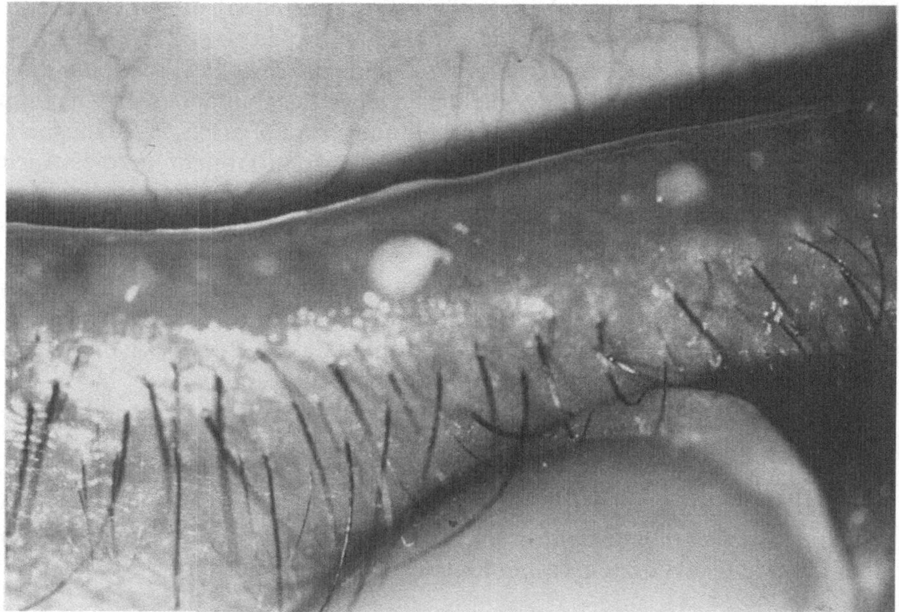

Abb. 12. Verdicktes Sekret der Meibom-Drüsen bei verschlossenen Meibom-Drüsen. Mit freundlicher Genehmigung von William D. Mathers, M.D.

führt. Diese Veränderungen bedingen eine vermehrte Verdunstung des präkornealen Tränenfilms, was letztlich eine Art „pseudo-trockenes Auge" zur
Folge hat. Die obstruktive Meibom-Drüsendysfunktion geht mit morphologischen Änderungen der Drüsenstruktur einher. Drüsengewebe geht
zugrunde, die Ausführungsgänge atrophieren, was mittels Transilluminations-
technik veranschaulicht werden kann. Ähnliche passagere Rückbildungen
können durch eine systemische Behandlung mit Isoretinin (Accutane) ausgelöst werden.

4.4 Anomalien der Lidoberfläche

Wie zuvor diskutiert, ist der präkorneale Tränenfilm von Natur aus instabil,
d.h. nach Bildung eines physiologischen Films durch einen Lidschlag wird der
Tränenfilm dünner und es werden Unterbrechungen sichtbar, sofern nicht ein
neuer Tränenfilm durch den nächsten Lidschlag aufgebaut wird. Die durch die
Lidbewegung ausgeübte Schubkraft entfernt die mit Lipiden durchsetzten
mukösen Fäden, was mit eine wichtige Rolle beim Wiederaufbau der mukösen
Schicht des Tränenfilms spielt. Um einen physiologischen Tränenfilm zu erhal-
ten, ist ein kontinuierlicher Wiederaufbau durch den Blinkreflex erforderlich.
Dabei trägt die Lidbewegung, wie früher dargestellt, besonders zu einer
Abschilferung zentraler Hornhautepithelzellen bei.

Wenn keine normale Lidbewegung besteht, können die nicht von den
Lidern bedeckten Anteile von Binde- und Hornhaut austrocknen. Schließlich
kommt es zu sekundären Veränderungen wie Keratinisierung am ausgetrockneten Epithel, was wiederum die Benetzbarkeit verschlechtert.

Lokale Austrocknungserscheinungen findet man auch bei der Keratitis e
lagophthalmo, hervorgerufen durch eine Parese des Nervus facialis. Sofern das
Bell-Phänomen, eine Aufwärtsbewegung des Bulbus, ungestört ist, bleibt eine
gewisse Neubildung des Tränenfilms erhalten. Dies reicht jedoch gewöhnlich
nicht aus, um einen angemessenen Tränenfilm zu bilden, was besonders das
untere Drittel der Hornhaut anbetrifft. Die dadurch entstehende lokale Austrocknung führt zur Keratitis, die von leichten oberflächlichen punktförmigen
Läsionen bis zur deutlich abgegrenzten schweren Austrocknung reichen kann
(Abb. 13). Eine sekundäre Keratinisierung in diesem Bereich gestaltet die
Benetzung noch schwieriger, und oft ist eine langanhaltende Hydratation
nötig, um eine normale Hornhautoberfläche wiederherzustellen.

Die Lidbewegung kann auch durch ein Symblepharon eingeschränkt werden. Symblephara kommen besonders bei okulärem Pemphigoid, Erythema
exsudativum multiforme und Verätzungen vor. Eine erfolgreiche Aufrechterhaltung eines Tränenfilms verlangt auch einen engen Kontakt der Lider mit
der Augenoberfläche, damit eine ausreichende und gleichmäßige Scherbewegung besteht. Fehlt ein enges Anliegen der Lider an der Augenoberfläche, so
ist die Gleit- und Scherbewegung unvollständig und der Tränenfilm wird nicht
mehr angemessen ersetzt. Solche lokalisierten, nicht benetzbaren Stellen können auch bei Trägern von Kontaktlinsen auftreten, wenn der Lidschlag unvollständig ist. In solchen Fällen treten die sog. 3-Uhr- und 9-Uhr-Flecken auf.

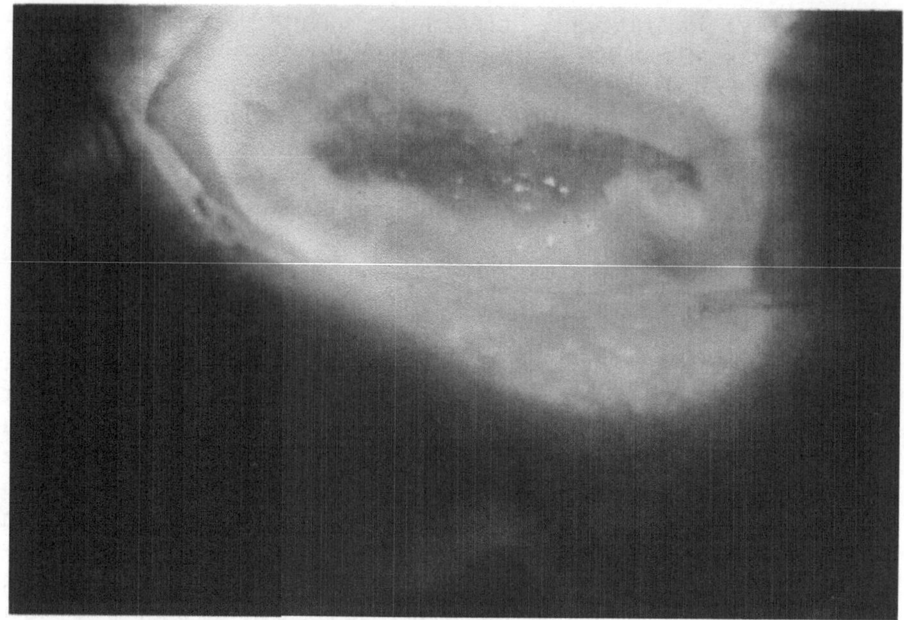

Abb. 13. Umschriebene unbenetzbare Fläche der Hornhaut bei durch Austrocknung hervorgerufener Keratitis

4.5 Epitheliopathie

Wegen der engen Beziehung zwischen Hornhautoberfläche und Tränenfilm können Veränderungen der normalen Morphologie des Hornhautepithels die Stabilität des Tränenfilms negativ beeinflussen. Das Hornhautepithel zeigt viele Ausstülpungen in Form von Mikrovilli. Diese Mikrovilli oder Mikroplicae erhöhen die Oberfläche des Hornhautepithels und schaffen dadurch eine größere absorbierende Fläche für die Muzine aus der Tränenflüssigkeit. Wenn die Morphologie der Hornhautoberfläche vom Normalen abweicht, ergeben sich Probleme beim Aufbau des Tränenfilms an diesen Stellen. Dies führt zur Austrocknung, zu Aufbrüchen des Epithels und sogar zu Ulzerationen. Gaule unterstrich die Möglichkeit einer nervösen Innervation der Hornhaut zur Aufrechterhaltung eines intakten Epithels. So ist bekannt, daß eine Anästhesie der Hornhaut Anomalien des Hornhautepithels zur Folge haben kann. Besonders oft wird dies nach Verletzungen des Nervus facialis durch Akustikusneurinome und nach Zoster ophthalmicus beobachtet. Man weiß heute, daß neurohumorale Mittlersubstanzen für die Regulierung des epithelialen Umsatzes wichtig sind (6). Je nachdem, wie stark die Sensibilität der Hornhaut herabgesetzt ist, reichen die klinischen Veränderungen von oberflächlichen punktförmigen Läsionen, rauhen mukösen Schleimplaques (dendritiformen Läsionen), über Hornhautulzerationen bis hin zu Einschmelzungen und sogar bis zur Perforation.

5 Pathogenese der Erkrankungen der Augenoberfläche

Die auslösenden Faktoren von Erkrankungen der Augenoberfläche durch
trockene Augen stellen ein weites Feld für Untersuchungen und Vermutungen
dar (Tabelle 2). Da ein Dry-eye-Syndrom in hohem Maße zu Veränderungen
der Augenoberfläche führt, ist die Kenntnis der zugrundeliegenden Mechanismen unumgänglich. Die folgenden Ausführungen beziehen sich daher auf die
Entstehung von Erkrankungen der Augenoberfläche durch trockene Augen.

Tabelle 2. Faktoren, die Symptome des trockenen Auges auslösen

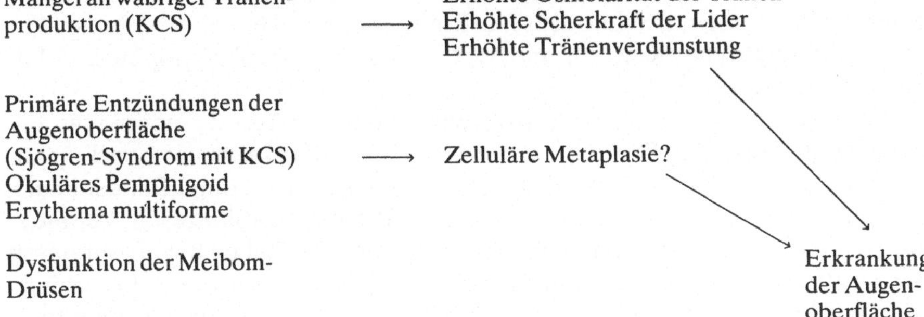

5.1 Austrocknung

Früher meinte man, daß die Erkrankungen der Augenoberfläche bei trockenem Auge Folge einer verringerten Sekretion von Tränenwasser sind. Heute
weiß man, daß eine Vielzahl von neurohumoralen Mittlersubstanzen bei der
wäßrigen Tränensekretion eine Rolle spielen. Dazu gehören ACTH, α-MSH,
CLIP, Enkephaline und Prolaktin (s. Kap. 3). Bei Patienten mit Sjögren-Syndrom und möglicherweise auch solchen mit davon unabhängigem Mangel an
wäßriger Sekretion gibt es Hinweise auf einen chronischen entzündlichen Prozeß in den Haupttränendrüsen und den akzessorischen Tränendrüsen. Dies
führt zu einer Dysfunktion des azinösen Gewebes der Tränendrüsen und
schließlich zur Atrophie. Wahrscheinlich handelt es sich hier um einen auto-

immunen Vorgang. Vor kurzem wurde vermutet, eine chronische Virusinfektion könnte eine induzierende Rolle für diese entzündlichen Veränderungen in den Tränendrüsen spielen. Man dachte dabei an das Epstein-Barr-Virus.

Die Bedeutung der Austrocknung, sekundär verursacht durch eine verminderte wäßrige Sekretion wurde als wichtigster pathogener Mechanismus für die Entstehung von Erkrankungen der Augenoberfläche von Filbert und Farris et al. (7) beschrieben. Sie untersuchten die Osmolarität des Tränenfilms und fanden heraus, daß es bei der Keratoconjunctivitis sicca zu einem statistisch signifikanten Anstieg der Tränenfilmosmolarität kommt. Die Autoren glauben, daß es als Reaktion zu diesen Veränderungen der Osmose zu einem Austreten von Flüssigkeit aus den Epithelzellen kommt. Ähnliche Anstiege der Tränenfilmosmolarität werden auch bei Kontaktlinsenträgern beobachtet, ebenso an Patienten mit Schilddrüsenerkrankungen und erweiterter Lidspalte, bei neuroparalytischer Keratitis und bei Patienten mit Dysfunktionen der Meibom-Drüsen (s. oben).

In Tierversuchen hat man ein trockenes Auge provoziert, indem man die Ausführungsgänge der Tränedrüsen verschloß und die akzessorischen Tränendrüsen entfernte. Dabei zeigte sich stets ein Anstieg der Tränenfilmosmolarität. Außerdem ergaben In-vitro-Versuche mit Epithelzellkulturen Veränderungen, die an Austrocknung denken ließen, wenn die Zellen hyperosmolaren Lösung ausgesetzt werden. Ähnliche Veränderungen wurden auch bei einigen Patienten beobachtet. Andererseits ist aber die Wirksamkeit von hypotonischen Tränenersatzmitteln umstritten.

5.2 Verdunstung

Rolando und Refojo et al. berichteten über die Verdunstung des Tränenfilms bei Patienten mit Keratoconjunctivitis sicca. Diese Theorie schließt die vorherige nicht aus und in gewisser Hinsicht könnte man sie als Unterstützung für die Austrocknungstheorie bewerten. Eine erhöhte Verdunstung bei Keratokonjunktivitis ist letztlich noch nicht geklärt, könnte aber durch Änderungen der oberflächlichen Lipidschicht des Tränenfilms verursacht werden. Einen ähnlichen Anstieg der Verdunstung findet man bei Kontaktlinsenträgern und Patienten mit Dysfunktion der Meibom-Drüsen.

5.3 „Schmierfunktion"

Es ist bekannt, daß die Lider beim Lidschlag der Augenoberfläche anliegen. Es gibt auch Beweise dafür, daß das Oberlid einen beträchtlichen Druck auf die Hornhautoberfläche ausübt. Dadurch entsteht eine erhebliche Scherkraft, die durch den mukösen Tränenfilm zwischen Lid und Hornhautoberfläche wesentlich verringert wird. Ist diese „Schmierfunktion" des Tränenfilms herabgesetzt, so erhöht sich die Scherkraft, was zu einer verstärkten Abschabung der Hornhautoberfläche durch das Oberlid führt. Neuere Untersuchungen mit dem Spiegelmikroskop an der menschlichen Hornhaut ergaben, daß diese

Scherkraft besonders die Mitte der Hornhaut betreffen und dort einen erhöhten Zellumsatz bewirken. Ähnliche Studien an Patienten mit Keratoconjunctivitis sicca ergaben eine statistisch signifikante Verschiebung der Zellgröße in Richtung auf kleinere neugebildete Zellen. Man schloß daraus auf einen erhöhten Zellumsatz in der Hornhautmitte. Dies könnte einer erhöhten Scherkraft aufgrund verringerter Gleitfähigkeit bei der Keratoconjunctivitis sicca zugeschrieben werden.

5.4 Zelluläre Metaplasie

Mit Zelluloseazetat-Filterpapier kann man von der Bindehautoberfläche Zellen abnehmen, diese anfärben und morphologisch untersuchen. Nelson, der diese Technik einsetzte, beschrieb morphologische Veränderungen und eine Verminderung der Becherzellzahl bei Patienten mit Pemphigus. Tseng et al. entwickelten diese Technik weiter und setzten die Abnahme der Becherzellzahl mit chronischer Entzündung in Beziehung. Außerdem untersuchten sie Veränderungen an der Bindehaut bei trockenem Auge und fanden Beweise für schuppenartige Bindehautmetaplasie. In dieser Studie hatten jedoch die meisten Patienten kein primäres, sondern vielmehr ein sekundär trockenes Auge nach chronischen Bindehautentzündungen mit Narbenbildung, wie z.B. bei okulärem Pemphigoid oder Erythema multiforme. Bei primärer Keratoconjunctivitis sicca wurden nur leichte Veränderungen festgestellt. Diese Studien haben bei diesen Leiden zur Entwicklung einer Behandlung mit Retinoiden geführt. In einer vor kurzem durchgeführten multizentrischen klinischen Studie konnte aber keine signifikante Besserung durch eine lokale Retinoidbehandlung festgestellt werden. Weitere Studien zeigten, daß einige Patienten mit Sjögren-Syndrom morphologische Änderungen der Hornhautoberfläche aufwiesen, die entzündliche Zellen enthielten und einen schwereren entzündlichen Prozeß bei Sjögren-Syndrom in Verbindung mit Keratoconjunctivitis sicca vermuten lassen.

5.5 Hormonelle Veränderungen

Das gehäufte Vorkommen von Keratoconjunctivitis sicca bei Frauen in der Menopause und in der postmenopausalen Altersgruppe hat zu der Vermutung geführt, daß eine Beziehung zwischen systemischen hormonellen Veränderungen und Erkrankungen der Augenoberfläche besteht. Es gibt zwar noch keine definitive Studie über Hormonmangel, so z.B. Östrogen und verminderte Tränenproduktion. Experimente im Labor haben jedoch ergeben, daß Prolaktin die wäßrige Tränensekretion senken kann, was als ein erstes hormonelles Bindeglied gelten kann. Der Versuch, Östrogenrezeptoren der Bindehautoberfläche nachzuweisen, ist bislang noch nicht gelungen. Die Entwicklung empfindlicher Tests zur Identifizierung dieser Rezeptoren könnte vielleicht deren Vorhandensein doch noch beweisen. Zelluläre Veränderungen der Bindehautoberfläche in Verbindung mit dem Menstruationszyklus sprechen jedoch für einen systemischen hormonellen Einfluß auf die Augenoberfläche.

5.6 Primäre entzündliche Erkrankungen der Augenoberfläche

Das Ungleichgewicht zwischen der Tränenproduktion (gemessen mit dem Schirmer-Test) und dem Schweregrad von Erkrankungen der Augenoberfläche, wie dies bei manchen Patienten mit trockenem Auge der Fall ist, läßt es möglich erscheinen, daß es auch eine primäre Erkrankung der Augenoberfläche gibt, die nicht allein von der Tränenmenge abhängt. In verschiedenen Tierversuchen, u.a. an Kaninchen und Ratten, zeigten sich ähnlich wie beim trockenen Auge schwere Oberflächenerkrankungen. In diesen Fällen schienen die Erkrankungen immunologisch bedingt zu sein. Sie waren charakterisiert durch eine schwere Erkrankung der Augenoberfläche, die in keinem Verhältnis zu einer reduzierten wäßrigen Tränensekretion stand.

Mittels Impressionszytologie wurden bei Keratoconjunctivitis sicca erhebliche Unterschiede oberflächlicher Hornhautveränderungen bei Patienten mit und ohne Sjögren-Syndrom gefunden. So konnten mit dieser Methode auf der Augenoberfläche von Sjögren-Patienten auch entzündliche Infiltrate nachgewiesen werden. Diese Ergebnisse könnten für eine Entwicklung neuer Behandlungsmethoden von großer Wichtigkeit sein.

5.7 Adjuvante Einflüsse

Wie zuvor besprochen ist die Lipidausscheidung der Meibom-Drüsen wichtig für den Erhalt eines normalen Tränenfilms. Oft findet man bei Patienten sowohl eine Dysfunktion der Meibom-Drüsen als auch eine reduzierte wäßrige Tränensekretion. Auch wurde über einen Zusammenhang zwischen trockenem Auge und Rosaceaerkrankung der Lider berichtet. Vor kurzem durchgeführte Experimente am Kaninchen, bei denen die Öffnungen der Meibom-Drüsen verschlossen wurden, haben gezeigt, daß es dadurch zu einer Erhöhung der Tränenfilmosmolarität, einer Abnahme der Becherzelldichte in der Bindehaut und einem Absinken des Glykogenspiegels im Hornhautepithel kommt.

Es ist möglich, daß die Ursache für die Erkrankung der Augenoberfläche bei verschiedenen Zuständen des trockenen Auges nicht die gleichen sind, sondern daß oft viele Faktoren eine Rolle spielen. Um all diese möglichen Probleme lösen zu können, ist ein Verständnis der vielartigen pathogenen Mechanismen nötig, die zu diesen Störungen führen.

6 Bedeutung für die zukünftige Diagnose und Behandlung des trockenen Auges

Die Erkenntnis, daß sich der Ausdruck „Trockenes Auge" nicht nur auf eine einzige Krankheit, sondern auf eine Vielzahl verwandter Erkrankungen bezieht, die als gemeinsames Merkmal Veränderungen der Augenoberfläche aufweisen, ist wesentlich für die Verbesserung der Diagnose und Behandlung.

Neue Studien (s. Kap. 3), die das Vorhandensein vieler Faktoren beschreiben, welche die wäßrige Sekretion beeinflussen, könnten den Weg ebnen für die Entwicklung neuer, die Tränensekretion stimulierende Mittel. Damit könnte man bei Patienten, bei denen noch funktionstüchtiges azinöses Drüsengewebe vorhanden ist, die Tränenproduktion anregen. Andererseits könnte mit der Entwicklung lokaler oder systemischer Mittel, die den autoimmunen entzündlichen Prozeß hemmen oder verändern, ein vielversprechender Ansatz für neue Behandlungsstrategien gewonnen werden. Dies gilt besonders für Patienten mit vorherrschender Erkrankung der Augenoberfläche und immunologische Erkrankungen. Weitere zukünftige Studien zur Erforschung der Dysfunktion der Meibom-Drüsen sind ebenso entscheidend, um neue Wege zu finden, diese Erkrankung zu beheben. Unser Wissen über diese faszinierende und komplexe Symptomatik, die so viele Patienten betrifft, ist in den vergangenen zehn Jahren bemerkenswert angewachsen. Die Aussichten, weitere erhebliche Fortschritte bei der Diagnose und Behandlung der Keratoconjunctivitis sicca zu erzielen, scheinen vielversprechend.

Literatur

1. Holly FJ, Lemp MA (1977) Tear physiology and dry eyes. Surv Ophthalmol 22:69−87
2. Bron AJ (1985) Prospects for the dry eye. Trans Ophthalmol Soc UK 104:801−826
3. Jordan A, Baum JL (1980) Basic tear flow, does it exist? Ophthalmol 87:920−930
4. Lemp MA, Mathers WD (1981) Corneal epithelial cell movement in humans. Eye 3:438−445
5. Shearn MA (1971) Sjögren's syndrome. In: Smith CH Jr (ed) Major problems in internal medicine, vol 2. Saunders, Philadelphia
6. C Cavanagh HD, Colley AM (1989) The molecular basis of neurotrophic keratitis. Acta Ophthalmol 67:115−134
7. Farris RL (1986) The dry eye: its mechanism and therapy with evidence that contact lens is a cause. CLAO J 12:234−246

Kapitel 5

Diagnostische Methoden

Mogens S. Norn

1 Einleitung

1.1 Auswahl der Untersuchungsmethoden

Das trockene Auge ist ein Sammelbegriff verschiedenster Krankheitsbilder unterschiedlicher Ursache. Es ist daher erforderlich, diagnostische Maßnahmen so auszuwählen, daß sie der vermuteten Ursache angepaßt sind. Sollte dies nicht ausreichen, müssen weitere Untersuchungsmethoden angewendet werden.

Für die von Lemp vorgeschlagenen 5 Hauptkategorien des trockenen Auges kommen daher unterschiedliche diagnostische Methoden zur Anwendung:

1. Besteht ein Mangel an wäßriger Phase im Tränenfilm, so ist zunächst die Tränensekretion mit dem Schirmer-Test zu messen, ebenso wenn möglich der Tränenfluß und darüber hinaus, falls erforderlich, auch von der Tränendrüse produzierte Bestandteile des Tränenfilms wie Lactoferrin und Lysozym. Weitere wichtige Parameter sind die Bestimmung der Tränenfilmaufreißzeit und die Vitalfärbung.
2. Beim trockenen Auge mit Defizit der Muzinkomponente müssen in erster Linie die muzinbildenden Anteile der Bindehaut untersucht werden. Auskunft über die Anzahl der Becherzellen erhält man durch Biopsien oder besser mittels Impressionszytologie. Die Anzahl und Größe von Schleimfäden können auf einfache Weise durch Vitalfärbung mit Alcianblau bestimmt werden.
3. Ist die Lipidkomponente gestört, kann die äußerste lipidhaltige Schicht des präkornealen Films mit der Interferenzmethode an der Spaltlampe beurteilt werden.
4. Störfaktoren, welche durch Veränderungen der Lidkante verursacht werden, erkennt man am besten durch eine ausführliche Spaltlampenuntersuchung. Diese kann, soweit erforderlich, noch durch Vitalfärbung der Marx-Linie und Meibom-Drüsen ergänzt werden.
5. Bei Epitheliopathien der Hornhaut ist eine sorgfältige Spaltlampenuntersuchung unter Ausnutzung der skleralen Beleuchtung und ggf. auch mit Vitalfärbung notwendig.

Bei der Wahl der Untersuchungsmethoden sollte auf Aussagekraft und
Genauigkeit der jeweiligen Methoden geachtet werden. Die Reproduzierbar-
keit als Ausdruck der Exaktheit der Methode läßt sich anhand des Reliabili-
tätskoeffizienten (Standardabweichung in % vom Mittelwert) abschätzen. Der
klinische Wert einer Untersuchungsmethode dagegen wird durch ihre Sensitivität und Spezifität bestimmt bzw. anhand der allgemeinen Übereinstimmung
von Untersuchungsergebnissen und Vorliegen oder Nicht-Vorliegen einer
Erkrankung bewertet (Tabelle 1).

Tabelle 1. Sensitivität und Spezifität

| | | Klinischer Zustand | |
		krank	nicht krank
Testergebnis:	krankA	B	
	nicht krank	C	D
Sensitivität:		A/(A+C)	
Spezifität:		D/(B+D)	

In einem ersten Abschnitt soll auf diejenigen diagnostischen Methoden eingegangen werden, die in einer allgemeinen ophthalmologischen Praxis durchgeführt werden können. Sie müssen deshalb mit einfachen Hilfsmitteln ausgeführt werden können, und ihr Ergebnis sollte unmittelbar nach Durchführung des Tests vorliegen. Dabei ist es wichtig zu wissen, daß Modifikationen
der Untersuchungsmethoden die Ergebnisse beeinflussen können. Ergebnisse
verschiedener Untersucher sind daher nur dann vergleichbar, wenn die jeweiligen Untersuchungsmethoden bis ins letzte Detail standardisiert sind. Es wird
deshalb im folgenden besonderer Wert auf die detaillierte Beschreibung der
jeweiligen Methoden gelegt. Zunächst wird die von mir selbst bevorzugte Art
der Durchführung beschrieben, anschließend soll kurz auf Testmodifikation
eingegangen werden. Am Ende des Kapitels werden diejenigen Methoden
erwähnt, die einen höheren apparativen Aufwand erfordern und deswegen im
wesentlichen der Forschung vorbehalten sind.

1.2 Subjektive Beschwerden

Die Diagnose „Trockenes Auge" kann nicht allein anhand subjektiver
Beschwerden gestellt werden. Ganz im Gegenteil, weil eine Anzahl geklagter
Beschwerden wie Schmerzen, Juckreiz, das Gefühl als ob Sand im Auge sei
und andere konjunktivale Sensationen nicht alleinig für ein trockenes Auge
typisch sind.

Dagegen kann, wie die Erfahrung zeigt, selbst jemand, der über keinerlei
Beschwerden klagt, eine Neigung zum trockenen Auge haben. Dies kann beispielsweise bei einer Kontaktlinsenanpassung problematisch werden, weil
Patienten mit herabgesetzter Tränenqualität oft für die Kontaktlinsenversor-
gung ungeeignet sind. McMonnies (1) hat einen Fragebogen herausgegeben,
der geeignet ist, solche Problempatienten vor der Kontaktlinsenanpassung

aufzuspüren. Darin enthalten sind Symptome des trockenen Auges, wie Beschwerden nach Aufenthalt in trockenen Räumen, in rauchiger Umgebung, nach Alkoholkonsum, nach dem Schwimmen in chloriertem Wasser, verbunden mit Hornhautexposition während des Schlafs, verbunden mit Nebenwirkungen bestimmter Medikamente und vielleicht auch verbunden mit rheumatoider Arthritis, Lupus erythematodes oder Schilddrüsenerkrankungen; ggf. auch gemeinsam auftretend mit Schleimhauterkrankungen in anderen Teilen des Körpers, vielleicht auch verbunden mit anamnestischen Angaben über eine bereits erfolgte Therapie eines trockenen Auges.

Nun könnte man hiergegen den Einwand erheben, daß die meisten Normalpersonen unter konjunktivalem Unbehagen leiden, wenn sie Tabakrauch oder exzessiv gechlortem Wasser ausgesetzt werden. Die Liste erwähnt aber korrekterweise auch die Trockenheit anderer Schleimhäute (z.B. der Mundschleimhaut, wie sie zusammen mit ausgesprochenen Zahnproblemen beim Sjögren-Syndrom Typ I oder zusammen mit der rheumatoiden Arthritis beim Sjögren-Syndrom Typ II auftritt). Eine früher schon einmal eingeleitete Medikation könnte auf ein Stevens-Johnson-Syndrom hindeuten. Schließlich mag die Liste ergänzt werden bei Verstärkung der subjektiven Beschwerden in bestimmter Umgebung, z.B. in krankmachenden Räumen (69), die sich durch einen Überfluß an Wollmaterial (Wolldecken, Wandbehänge) auszeichnen, oder Örtlichkeiten mit inadäquater Entlüftung und Terpentinausdünstungen. Weiterhin können Arbeiten mit Steinwolle (78) und fortgesetzte Konzentrationen bei der Datenverarbeitung die Beschwerden verstärken. In solchen Situationen werden die meisten für das trockene Auge prädisponierten Personen über Beschwerden und konjunktivales Unbehagen klagen, so daß man von einem umgebungsinduzierten trockenen Auge sprechen kann. In diesen Fällen lassen die Beschwerden während der Wochenenden und während der Ferien in der Regel nach.

Psychisch ausgelöste Tränensekretion (Epiphora beim Weinen) kann bei Patienten mit trockenem Auge fehlen. Solche Patienten können berichten, daß ihnen früher beim Weinen wohl die Tränen gelaufen sind, sie jetzt aber nicht mehr in der Lage seien zu weinen. Dies wird in der Regel häufiger von Frauen berichtet. Auch eine provozierte Tränensekretion wie beim Zwiebelschneiden kann fehlen.

Kann eine Person mit Epiphora an einem trockenen Auge leiden? Aber natürlich, dieses Phänomen wird paradoxe Epiphora genannt. Am häufigsten kann dieses Phänomen bei jenen älteren Menschen angetroffen werden, bei denen die Tränensekretion infolge der Altersatrophie der Tränendrüse geschwächt ist und gleichzeitig ein verringerter Tränenabfluß vorliegt (entweder hervorgerufen durch eine Schwäche der Muskelfasern, die rund um den Tränensack als Tränenpumpe fungieren, oder durch Anomalien im Ductus nasolacrimalis). Sobald sie sich im Freien aufhalten und die reflektive Tränensekretion den reduzierten Tränenabfluß übersteigt, klagen diese Patienten über Epiphora. Innerhalb geschlossener Räume wiederum ist die nicht stimulierte Tränensekretion so gering, daß der Zustand nur als trockenes Auge beschrieben werden kann.

Das bisher Gesagte zeigt, daß die subjektiven Beschwerden nur von begrenztem Wert bei der Diagnostik des trockenen Auges sein können. Gerade deshalb spielen diagnostische Tests eine wichtige Rolle.

Nicht unerwähnt darf die Bedeutung der Anamnese bleiben. Denn dadurch gelingt es uns einmal, den notwendigen zwischenmenschlichen Kontakt herzustellen, zum anderen gibt die Anamnese wichtige Anhalte für die Diagnose und differentialdiagnostische Überlegungen gegenüber entzündlichen Konjunktivitiden und anderen Augenerkrankungen. Darüber hinaus kann damit die eigentliche Ursache des vermuteten trockenen Auges aufgedeckt und ein krankheitsbezogener Untersuchungsgang festgelegt werden.

1.3 Spaltlampenuntersuchung (Allgemeine Methode)

Einleitend muß nachdrücklich betont werden, daß die übliche Spaltlampenuntersuchung ohne Hilfsmittel alleinig nicht in der Lage ist, eine Keratoconjunctivitis sicca zu offenbaren. Ganz im Gegenteil kann ein trockenes Auge überraschend normal und nicht hyperämisch aussehen. Es ist deshalb kein Wunder, daß die Keratoconjunctivitis sicca häufig nicht erkannt und fälschlicherweise als nervöse Beschwerden oder als chronische Konjunktivitis eingeordnet wird. Patienten, die einer solchen Fehldiagnose ausgesetzt sind, werden um eine adäquate Behandlung gebracht.

1.3.1 Untersuchung der Hornhaut

Man könnte annehmen, ein trockenes Auge erscheine infolge unzureichender Benetzung durch den präkornealen Tränenfilm matter und stumpfer als normalerweise. Dies nachzuweisen ist schwierig und läßt sich nicht mit der üblichen Spaltlampenuntersuchung feststellen. J. Edmund (2) konnte 1951 mit Hilfe von photoelektrischen Messungen des kornealen Lichtreflexes einen verminderten Glanz der Hornhautoberfläche am trockenen Auge nachweisen.

Um alle Zeichen eines trockenen Auges entdecken zu können, muß die *Hornhaut* stets genauestens mit der Spaltlampe untersucht werden. Dazu müssen möglichst viele verschiedene Techniken und Spaltlampeneinstellungen vorgenommen werden. So sollte sowohl bei diffuser Beleuchtung (Mattglas, große Spaltbreite, gedämpfte Raumbeleuchtung) als auch mittels direkter Beleuchtung mit weitem und engem Spalt untersucht werden. Einzelheiten der Hornhaut können am besten bei dunkler Pupille als Hintergrund beurteilt werden. Dazu ist ein enger Spalt und ein großer Winkel zwischen Untersuchungs- und Beleuchtungsstrahlengang hilfreich. Durch die ständige Variation der Spaltbreite lassen sich Einzelheiten wie z.B. Hornhautödem oder epitheliale Blasenbildungen (bei trockenem Auge infolge Epitheliopathie) besser beurteilen. Ebenso können mit dieser variierenden Technik landkartenartige Dystrophien (Cogan-Dystrophie, Map-dot-fingerprint-Epitheliopathie) leichter erkannt werden; es ist auch vorteilhaft, darüber hinaus eine schräge und horizontale Spalteinstellung mit zu verwenden.

1.3.2 Beleuchtungsarten

Die *indirekte Beleuchtung* kann zur Untersuchung von Einzelheiten vorteilhaft sein. Dabei wird das Licht der Spaltlampe etwas neben dem zu untersuchenden Hornhautareal fokussiert. Dieses Verfahren läßt sich auch simultan mit direkter Beleuchtung verwenden, indem man gleichzeitig einerseits die Hornhautareale untersucht, die direkt im Spalt belichtet werden und andererseits sein Augenmerk auf die benachbarten indirekt beleuchteten Areale lenkt. Das Aufsuchen von epithelialen Blasen dient dabei dem Zweck zu beurteilen, ob der refraktive Index über der Blase höher oder niedriger ist als an deren Rande (Schatteneffekt kontralateral zur Lichtrichtung = positive Refraktion = Zelltrümmer = mikrozystisch; ipsilateraler Schatten = reguläre Schattenbildung bei niedrigem Index = Zyste, Vakuole).

Die *retrograde Beleuchtung* (regredientes Licht, Retroillumination) setzt voraus, daß das Licht von einer Struktur hinter dem zu untersuchenden Areal reflektiert wird (Iris, getrübte Linse). Mit dieser Technik lassen sich filiforme Muzinfäden, Trübungen, epitheliale Vakuolen, ein Ödem und Nap-dot-fingerprint-Degenerationen erkennen (3, 7).

Die *Spiegelreflektionsbetrachtung* eignet sich zur Untersuchung des kornealen Epithels, Endothels sowie der Lipidschicht des präkornealen Tränenfilms. Dazu wird das Licht der Spaltlampe derart von der Seite schräg auf die Hornhaut und entsprechend entgegengesetzt der Beobachtungswinkel der Spaltlampe so auf die Hornhaut gerichtet, daß Reflexions- und Beobachtungswinkel einander entsprechen. Mit dieser Technik lassen sich Unregelmäßigkeiten in der reflektierenden Oberfläche erkennen (s. Abschnitt 7 u. 9.4).

Bei der *skleralen Beleuchtung* dient die Hornhaut als Lichtleiter. Diese Untersuchung ist besonders geeignet um ein drohendes Hornhautödem z.B. während des initialen Stadiums einer Epitheliopathie erkennen zu können. Der Untersuchungsgang wurde bereits von Graves (4, 5) im Jahre 1923 beschrieben. Es wird dabei ein lichtstarker bleistiftbreiter Strahl der Spaltlampe auf die Sklera und den Limbus corneae, das Beobachtungsmikroskop dagegen auf das Hornhautzentrum gerichtet. Bei einem beginnenden Hornhautödem erscheint unter diesen Beleuchtungsbedingungen die Hornhaut milchig getrübt. Normalerweise erfährt das Spaltlampenlicht eine innere Totalreflexion in der gesamten Hornhaut, liegt aber ein Hornhautödem vor, findet dort eine Lichtstreuung statt. Bemerkenswert ist, daß dieses Phänomen sich am besten bei schwacher oder ohne jede Vergrößerung beobachten läßt (6).

Beobachtung mittels polarisiertem Licht: Polarisiertes Licht bildet unter normalen Bedingungen dünne parallele Linien, die quer über die Hornhaut verlaufen sowie korrespondierende Linien im rechten Winkel dazu. Das so entstehende Gitterwerk bedeckt den größten Teil der Hornhaut und wird zur Peripherie hin undeutlich. An Stellen, wo Schleimfäden, Vakuolen, Mikrozysten, Erosiones, ein Ödem oder Hornhauttrübungen bestehen, erscheint das Gittermuster unterbrochen.

Methodik: Am besten benutzt man dazu die Haag-Streit-900-Spaltlampe mit einem Polarisationsfilter, das unter dem Beleuchtungsteil etwas oberhalb des Spiegels befestigt ist. Auf der patientenseitigen Schutzplatte des Mikroskops bzw. an deren Stelle wird ein weiteres Polarisationsfilter angebracht, das als Analysator dient. Die Untersuchung erfolgt im abgedunkelten Raum, dabei werden die Polarisationsfilter so lange gedreht, bis eine weitgehende Löschung erreicht ist. Polarisierende Elemente leuchten nun vor dunklem Hintergrund auf und können insbesondere bei erweiterter Pupille am besten erkannt werden.

1.3.3 Abschilferungen im unteren Fornix und präkorneal

Häufig findet man kleine Fragmente, Luftblasen und Strukturen, die an Schleimflocken, Eiter oder Epithelzellverbände erinnern, die im präkornealen Tränenfilm umherschwimmen oder sich im Tränenmeniskus, im Bindehautsack oder im unteren Fornix ansammeln. Diese Befunde werden oft als Zeichen der Keratoconjunctivitis sicca interpretiert, unglücklicherweise sind sie aber nicht pathognomonisch. Diese Phänomene zeigen sich ebenso bei Normalpersonen und bei den meisten bakteriellen Konjunktividen. Die Diagnose eines trockenen Auges kann deshalb nicht danach gestellt werden; ganz im Gegenteil sei betont, daß die Differentialdiagnose bakterielle Konjunktivitis hier sofortige Konsequenzen erfordert. In solchen Fällen ist eine Diagnostik mit Leukozyten-Esterase-Teststäbchen vorteilhaft (s. Abschnitt 9.6).

1.3.4 Leukoplakie, Symblepharon

Das Pemphigoid und das Stevens-Johnson-Syndrom sind Beispiele für das Krankheitsbild des trockenen Auges. In der Akutphase sollte man hierbei nach konjunktivalen Vesikeln suchen, wobei allerdings die Differentialdiagnose gegenüber den auch bei Normalpersonen so häufig auftretenden konjunktivalen Zysten (Ansammlung von Becherzellsekret oder dilatierte Lymphgefäße) beachtet werden sollten. In der chronischen Phase stehen Leukoplakien und Symblepharonbildungen im Vordergrund des Krankheitsgeschehens.

Die *Leukoplakie* manifestiert sich als umschriebenes weißes, etwas erhabenes und mit dem Watteträger nicht wegwischbares Bindehautareal und besteht histologisch aus verhornten Epithelzellen. Eine Vitalfärbung mit Bengalrosa oder Alcianblau gelingt in der Regel nicht. Patienten mit benignem Schleimhautpemphigoid hatten in 13 von 29 Fällen derartige Leukoplakien (davon 2 Augen je 2 verhornte Areale). Sie lagen 14mal auf der Conjunctiva tarsi des Unterlides und nur 1mal am Oberlid (8). Diese Leukoplakien waren längsoval lidkantenparallel angeordnet und unregelmäßig über den Tarsus verstreut. In 2 Fällen dehnten sie sich über das untere Tränenpünktchen aus. Ihre durchschnittliche Größe betrug 4,1 × 3,2 mm (Streubereich 1−10 mm). Einschränkend sei erwähnt, daß die Keratoconjunctivitis sicca als solche keine Leukoplakien erzeugt.

Symblepharonstränge zeigen eine Schrumpfung des Bindehautsacks an und sind ein vergleichsweise sicherer Hinweis auf ein benignes Schleimhautpemphigoid und Stevens-Johnson-Erkrankung. Um sie feststellen zu können, wird

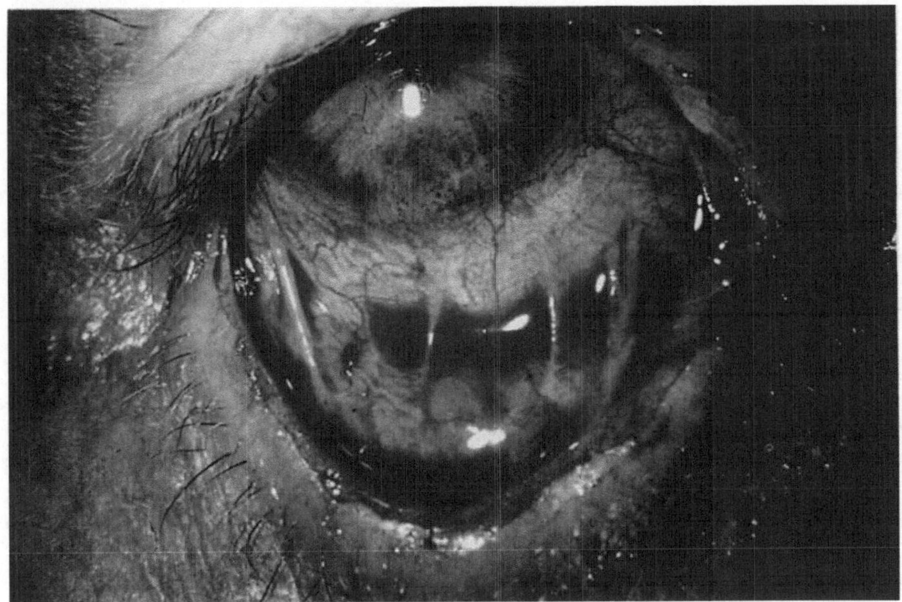

Abb. 1. Symblepharonstränge in der unteren Übergangsfalte der Bindehaut bei benignem Pemphigoid (Bengalrosa-Vitalfärbung)

der Patient zunächst aufgefordert, nach oben zu blicken, wobei gleichzeitig das Unterlid kräftig nach Temporal unten, unten und nasal unten gezogen wird, um eine Strangbildung im unteren Fornix nicht zu übersehen. Auf die gleiche Weise wird dann bei der Untersuchung der medialen, lateralen und oberen Anteile des Bindehautsacks verfahren (Abb. 1).

In 29 untersuchten Augen mit benignem Schleimhautpemphigoid wurden insgesamt 59 Symblephara gefunden, von denen die Mehrzahl vertikal oder schräg von der Conjunctiva tarsi des Unterlids zur unteren Conjunctiva bulbi verliefen. Nur 5% der Symblepharonbildung fanden sich am Oberlid, 15% direkt in der unteren Umschlagsfalte, der Rest medial und lateral. Man kann diese Symblepharonstränge nicht anfärben. Sie finden sich nicht bei primärer Keratoconjunctivitis sicca, wohl aber gelegentlich nach operativen Eingriffen, Verätzungen und beim Trachom.

1.3.5 Konjunktivale Hyperämie

Wie bereits erwähnt gehört zur Keratoconjunctivitis sicca im allgemeinen keine Bindehauthyperämie. Eine vermehrte Blutfüllung ist viel häufiger Ausdruck einer bakteriellen Sekundärinfektion. Allenfalls kann ein trockenes Auge eine perilimbale Hyperämie der Conjunctiva bulbi auslösen. Dies läßt sich mittels Photodokumentation objektivieren, besonders wenn mit einem Graufilter aufgenommen wird.

1.3.6 Lagophthalmus

Ein inkompletter Lidschluß kann ein trockenes Auge bewirken. An der Spalt-
lampe ist leicht festzustellen, ob der Lidschluß seitengleich und vollständig ist.
Ist der Lidschlag inadäquat, sind die Lider erschlafft oder besteht gar ein
Exophthalmus, so läßt sich die Muskelkraft durch beiderseitiges Anheben der
Oberlider gegen Widerstand abschätzen. Zeichen eines Ektropiums oder
Entropiums wiederum können an der Spaltlampe festgestellt werden (taucht
das Tränenpünktchen beim Lidschluß in den Tränensee ein?).

1.3.7 Tränenpumpe

Die Aktivität der Tränenpumpe kann an der Spaltlampe am besten abge-
schätzt werden, wenn man sich folgende Fragen stellt: Macht das Tränenpünktchen beim Lidschlag eine Bewegung nach nasal? Treten bei gleichförmi-
ger Muskelaktion korrespondierende Hautfalten unter dem inneren Kanthus
hervor? Treffen die Tränenpünktchen beim Lidschluß aufeinander? Zeigen
die Tränenpünktchen Anomalien? Verläuft die Marx-Linie regelrecht? (Siehe
Abschnitt 8.5.) Wichtig ist zu wissen, daß ein verminderter Tränenabfluß eine
kompensatorische Verringerung der Sekretion verursacht.

Die *Lidkante* muß auf Hyperämie sowie Schuppen und Krustenbildung
untersucht werden, um eine chronische Blepharitis auszuschließen, die häufig
sekundär ein trockenes Auge bewirken kann. Nicht selten sind Meibom-Drüsen irregulär angeordnet und münden hinter der Reihe der übrigen Ausführungsgänge in den Tränenfilm. Ebenso häufig sieht man verlegte oder ver-
schlossene Tränenpünktchen. Solche Unregelmäßigkeiten findet man vorwiegend bei älteren Patienten. Sie sind aber nicht charakteristisch für ein trockenes Auge (9).

Der *Tränenmeniskus* kann bei der Keratoconjunctivitis sicca erheblich vermindert sein. Seine Dicke kann mittels einer Meßeinrichtung an der Spaltlampe leicht bestimmt werden. Allerdings hat sich diese einfache Technik für
mich nicht als sehr hilfreich erwiesen (vgl. Abschnitt 9.1). Unregelmäßigkeiten
des Tränenmeniskus scheinen mehr altersbedingt zu sein und sind nicht so sehr
ein charakteristisches Zeichen des trockenen Auges.

2 Die Tränenmenge

Die Messung der produzierten Tränenmenge pro Zeiteinheit ist ein essentialer
Faktor zur Diagnostik des trockenen Auges. Sie wird üblicherweise durch Auf-
saugen der Tränen mittels Filterpapier durchgeführt. Dazu wird das Filterpapier so um die Unterlidkante plaziert, daß ein kurzer Schenkel als Docht im
Bindehautsack liegt.

2.1 Schirmer-Test (Henderson u. Prough)

Im Jahre 1903 hat Otto Schirmer seine drei Tests zur Messung der Tränenproduktion publiziert. Er verwendete dazu Filterpapier zur Aufsaugung der Tränenflüssigkeit aus dem Bindehautsack. Maß für die Tränensekretion ist die Befeuchtung des heraushängenden Papierstreifens, welche in mm/5 min abgelesen wird (10). Schirmer bevorzugte dazu die Messung am offenen Auge. Ich dagegen ziehe die Messung am geschlossenen Auge vor, weil dies für den Patienten bequemer ist und das Ergebnis nicht vom Lidschlag beeinflußt wird. Diese Modifikation beschrieben 1950 Henderson und Prough (11). Diese Testvariante sollte eigentlich deren Namen tragen (vgl. 12). Schirmers Name ist jedoch historisch und traditionell mit dem Tränensekretionstest verbunden, der auf der Messung mit Filterpapier basiert. Deswegen sollte am Terminus Schirmer-Test festgehalten werden.

2.1.1 Methodik des Schirmer-Tests (Schirmer I am geschlossenen Auge)

Dazu wird standardisiertes Filterpapier benötigt (Whatman's no. 41). Die Papierstreifen sind fertig zurechtgeschnitten und zu je zwei Stück einzeln steril verpackt (Halbert et al.). Die Packung enthält ein Millimetermaß und eine Gebrauchsanleitung (Clement Clarke). Jedes Filterpapier wird durch eine Einkerbung in einen etwa 5 mm langen abgerundeten Teil, der in den Bindehautsack eingelegt werden soll, und in einen distalen Teil, der 35 mm lang ist, unterteilt. Einer der beiden Streifen ist gerade, der andere schräg abgeschnitten, damit beide voneinander unterschieden werden können, wenn sie aus dem Bindehautsack wieder entfernt sind.

Die Verpackung der Teststreifen kann so aufgerissen werden, daß die langen Enden der beiden Filterpapierstreifen direkt an der Öffnung liegen, während die kurzen Enden zunächst steril in der Packung bleiben. So können die Streifen, während sie sich noch in der Packung befinden, an der Einkerbung gefaltet werden. Nun kann man die Teststreifen aus der Schutzhülle entfernen, indem man nur den langen Anteil mit den Fingern oder einer Pinzette berührt. Der Patient wird über den Sinn der Untersuchung informiert, und es wird ihm gesagt, daß der Test 5 min dauern wird (was subjektiv eine lange Zeit sein kann). Außerdem muß er darauf hingewiesen werden, daß das Papier zwar eine Irritation hervorrufen kann, daß die Untersuchung aber dennoch harmlos ist. Dann sollte der Patient nach oben schauen, der Untersucher zieht das Unterlid etwas nach unten und legt die Teststreifen mit dem gerundeten kurzen Ende in das laterale Unterliddrittel ein, wobei so wenig wie möglich manipuliert werden sollte. Der abgerundete Teil liegt nun im unteren Fornix, die Einkerbung an der Lidkante. Damit liegt nun das 5-mm-Ende des Filterpapiers im Bindehautsack, während das lange 35-mm-Ende vor der Wange herunterhängt.

Es muß stets darauf geachtet werden, daß das Filterpapier lateral plaziert wird und dadurch die Hornhaut nicht berührt (in dem Diagramm das der Gebrauchsanweisung beigelegt ist, wird der Streifen unrichtigerweise in der Mitte des Unterlids plaziert dargestellt). Der Patient sollte sich mit geschlossenen Augen hinsetzen und ruhig verhalten. Üblicherweise werden beide Augen bei diesem Test gleichzeitig untersucht, dazu werden die Filterpapierstreifen in möglichst kurzen Abständen an beiden Augen eingelegt. Es sollte dabei darauf geachtet werden, welcher der Streifen in welches Auge eingelegt wurde (z.B. der gerade abgeschnittene ins rechte, der schräg abgeschnittene ins linke Auge). Sofort nach dem Einlegen des ersten Teststreifens wird eine Stoppuhr gestartet.

Nach genau 5 min wird nun der Teststreifen, der zuerst eingelegt wurde, wieder entfernt, danach in dem gleichen Zeitabstand, in dem er eingesetzt wurde, auch der zweite Teststreifen. Das Ablesen erfolgt, indem beide Streifen auf die beigefügte Millimeterskala gelegt werden. Es wird der genaue Abstand von der Faltungsstelle (Einkerbung) bis zu dem Punkt gemessen, wo der befeuchtete Anteil an den unbefeuchteten Anteil des Teststreifens grenzt. Der 5 mm lange als Docht wirkende Teil bleibt unberücksichtigt. Ist die Übergangszone schwierig zu erkennen (gutes Licht braucht man zum Ablesen in jedem Fall) kann eine Durchleuchtung hilfreich sein. Verläuft die Übergangszone schräg oder irregulär, so wird ein Mittelwert geschätzt. Ist der Teststreifen völlig durchnäßt, so wird als Ergebnis mehr als 35 mm notiert. Eine Wiederholung des Tests kann auch mit einer kürzeren Untersuchungszeit durchgeführt werden. Das Ergebnis muß dann auf den 5-Minuten-Zeitraum umgerechnet werden. Auch kann nach Ablauf einer Testperiode ein zweiter Streifen eingelegt werden.

Das Ablesen des Filterpapiers muß sofort nach dem Entfernen der Streifen aus dem Auge erfolgen, damit sich die Flüssigkeit nicht weiter im Papier verteilen kann. Würde man mit dem Messen dagegen abwarten, so würde sich die Flüssigkeit weiter ausbreiten und das Meßergebnis um 0,5–1,5 mm verfälschen. Außerdem könnte das Papier austrocknen und so das Ablesen erschweren oder gar unmöglich machen.

Dieser Test sollte ohne Lokalanästhesie und vor der Ausführung irgendwelcher anderer Tests erfolgen, um jeden möglichen Einfluß auf das Ergebnis auszuschalten. Allenfalls könnte der Interferenzlipidtest vorsichtig vor einem Schirmer-Test durchgeführt werden (s. Abschnitt 7). Stets ist wichtig, in welcher Reihenfolge die diagnostischen Tests beim trockenen Auge durchgeführt werden sollen, weil ein Test das Ergebnis eines anderen beeinflussen kann. So interferiert der Schirmer-Test mit der Bestimmung der Break-up-Time und der Vitalfärbung. Insbesondere bei der Bengalrosafärbung darf die Stelle an der vorher das Filterpapier die palpebrale und bulbäre Konjunktiva berührt hat, nicht beurteilt werden.

2.1.2 Fehlerquellen

Wird der Schirmer-Test wie oben beschrieben sorgfältig und standardisiert ausgeführt, können eine ganze Reihe von Fehlerquellen vermieden werden. Wichtig ist, daß das verwendete Filterpapier standardisiert ist, weil die Länge des benetzten Anteils stark von Qualität, Saugkapazität und Faserrichtung des Papiers beeinflußt wird. Selbst das standardisierte Papier absorbiert nur einen ziemlich kleinen Anteil der Tränenflüssigkeit. So zeigten In-vitro-Versuche, daß das Halberg-Papier weniger Flüssigkeit aufnimmt als Glaskapillaren und *in vivo* konnte parallel zum gleichzeitig eingesetzten Filterpapier fluoreszeingefärbte Tränenflüssigkeit im Nasensekret nachgewiesen werden (7).

Erwiesen ist, daß die befeuchtete Strecke des standardisierten Filterpapiers mit der absorbierten Flüssigkeitsmenge gemessen in μg korreliert (16).

Wichtig ist ferner der *Ort,* an dem das Filterpapier eingesetzt wird: Bei 220 Patienten wurden zwei Streifen Schirmer-Filterpapier gleichzeitig an einem Auge eingesetzt: einer davon im lateralen und einer im nasalen Drittel des Unterlides. Dabei war der lateral ermittelte Wert signifikant höher als der mediale (29). Wahrscheinlich sind hierfür die nasal liegenden Tränenpünktchen verantwortlich, da die Tränenabgangswege mit ihrer Kapillarwirkung die Tränen sehr effektiv absaugen (15).

Ein Kontakt mit der empfindlichen Hornhaut erhöht stets die Tränensekretion, weil die Sensibilität der Hornhaut weitaus größer ist als die der Bindehaut oder der Lidkante (85). Berühren der Cilien, Wange oder anderer Irritationen sollten vermieden werden, weil auch hierdurch eine reflektive Steigerung der Tränensekretion ausgelöst werden kann. Beide Augen sollten geschlossen bleiben, denn wenn ein Auge geöffnet wird, während am anderen die Tränensekretion gemessen wird, können Augenbewegungen zusätzliche Irritationen auslösen. Außerdem ist das Unbehagen während der Untersuchung am geringsten, wenn beide Augen während der gesamten Testperiode geschlossen bleiben.

Eine *Okklusion des Punctum lacrimale* soll den Schirmer-Testwert reduzieren. Eine Okklusion des Ductus nasolacrimalis durch Fingerdruck ergab bei 32 Probanden eine Verringerung der Schirmer-Testwerte auf 3,6 ± 0,43 mm (Mittelwert ± Standardabweichung gegenüber 7,88 ± 0,86 vor und 8,29 ± 0,55 mm 2 min nach Kompression). Mit anderen Worten zeigte sich eine statistisch signifikante Reflexinhibition der Tränensekretion (14).

Fettiges Filterpapier: Der tränenabsorbierende Anteil des Papiers sollte nicht mit Fett in Berührung kommen und darf deshalb vom Untersucher nur am untersten Ende berührt werden. Verhindert werden kann jedoch nicht, daß eine geringe Menge fettiges Meibom-Drüsensekret das Filterpapier dort kontaminiert, wo es die Lidkante berührt. Dies bestätigen 10 Experimente mit zwei in den lateralen Lidwinkel eingelegten Teststreifen, von denen einer mit dem Exprimat von ungefähr 10 Meibom-Drüsen eingefettet worden war. Dabei unterschieden sich die Testergebnisse erheblich (12,0 ± 2,18 mm gegenüber 17,7 ± 2,66 mm bei dem nicht eingefetteten Teststreifen).

2.1.3 Normalwerte

Der Grenzwert dafür, ob der Schirmer-Test pathologisch ausfällt oder nicht, sind 10 mm in einer Testzeit von 5 min, vorausgesetzt der Test wird nach den o.g. Kriterien standardisiert durchgeführt. Nach dem Copenhagener Kriterium für das Sjögren-Syndrom ist das Ergebnis pathologisch, wenn der Wert kleiner oder gleich 10 mm/5 min ist.

Schirmer selbst hatte 15 mm als Grenzwert festgesetzt, führte aber den Test am geöffneten Auge durch (10). Sjögren wählte 5 mm, Boyer 6 mm und Jones 10 mm (7). Bijsterveld (15) testete 550 Normalpersonen und 43 Patienten mit Keratoconjunctivitis sicca. Dabei fand er als absoluten Grenzwert zum Pathologischen 5,5 mm in 5 min.

Weiterhin hängt die Tränensekretion vom Alter des Patienten ab, denn die Sekretion verringert sich mit zunehmendem Lebensalter. Zappia (19) schlug deswegen altersbezogene Grenzwerte vor: 11−20 Jahre 19 mm, über 20 Jahre 20 mm, über 30 Jahre 18 mm, über 40 Jahre 13 mm, über 50 Jahre ebenfalls 13 mm und über 60 Jahre 9 mm innerhalb von 5 min. Eine Abhängigkeit der Schirmer-Testergebnisse vom Geschlecht oder von der Einnahme oraler Kontrazeptiva konnte nicht nachgewiesen werden (20).

Sensitivität und Spezifität: Bijsterveld ermittelte die *Sensitivität* des Schirmer-Tests mit 83% und die *Spezifität* mit 85% bei einem Grenzwert von 5,5 mm innerhalb von 5 min. Farris (17) fand dagegen nur eine Sensitivität von nicht mehr als 10% gegenüber einer Spezifität von 100%. Bei 24- bis 25jährigen Normalpersonen fand Hansen (13) falsch-positive Ergebnisse in 13% bei Verwendung eines Grenzwertes von 5,5 mm und dagegen von 35% bei einem Grenzwert von 15 mm/5 min.

Der *Variationskoeffizient* ist überraschend hoch. Shapiro (18) fand bei der Untersuchung von 880 Personen eine Standardabweichung von 33,2 bei einem Mittelwert von 33,1. Damit beträgt der Variationskoeffizient 100%. Hansen et al. (13) errechneten einen Variationskoeffizienten von 60,5%.

Pathologische Ergebnisse schließen neben den Fällen des trockenen Auges auch andere Erkrankungen mit ein (Sjögren-Syndrom, Pemphigoid). Man sollte auch daran denken, daß bei einer Tränenwegsstenose die Tränenproduktion reflektiv erniedrigt sein kann.

Grauzone: Der Schirmer-Test ist kein exakter Test. Man sollte daher das Testergebnis in Relation zu einer Grauzone sehen, die z.B. zwischen 5 und 15 mm/5 min angesetzt werden kann. Dann wird ein Testergebnis über 15 mm als normal und eins unter 5 mm als pathologisch betrachtet. Auf der anderen Seite erweist sich der Test als relativ zuverlässiges Kriterium, um bei Patienten mit Keratoconjunctivitis sicca Schwankungen in ihrem Krankheitszustand erkennen zu können. Deshalb ist es trotz der großen Grauzone sinnvoll, das Ergebnis nicht nur als pathologisch bzw. nicht pathologisch einzustufen, sondern auch weiterhin das Ergebnis des Schirmer-Tests in mm/5 min anzugeben bei Anwendung des Tests mit bestmöglicher Standardisierung. Auch sollte man den bislang international anerkannten Grenzwert von 10 mm/5 min zugrundelegen − dies wenigstens so lange, bis es eine bessere Methode gibt, die es erlaubt, die Tränensekretion unter praktisch klinischen Gesichtspunkten genauer zu bestimmen.

2.1.4 Modifikation des Schirmer-Tests

Ursprünglich wurde der Schirmer-I-Test am offenen Auge durchgeführt. Beim Schirmer-II-Test wird die reflektorisch stimulierte Tränensekretion gemessen, während die Schleimhaut des gleichseitigen Nasenlochs mit einem Pinsel gereizt wird. Der Schirmer-III-Test mißt die reflektorisch angeregte Tränensekretion, die dadurch ausgelöst wird, daß der Patient zum Sonnenlicht schaut (cave retinale Photokoagulation!). Weiterhin wird bei Fazialisparesen noch eine chemische Stimulation eingesetzt (NH3, Formaldehyd, Zwiebel).

Der *Schirmer-I-Test bei geöffnetem Auge* führt zu einem höheren Meßwert nach Tropfanästhesie am offenen Auge als man sie nach Tropfanästhesie am geschlossenen Auge erhält (21).

Der *Schirmer-Test in Lokalanästhesie* führt zu einem geringeren Ergebnis verglichen mit dem Test ohne Lokalanästhesie. Man mißt dabei die sog. basale Tränensekretion, d.h. die Tränensekretion nach Ausschaltung der Haupttränendrüse. Um hierbei Fehlmessungen auszuschließen, hat Jones (22) den unteren Fornix 1–2 min nach Lokalanästhesie mit Baumwolltupfern ausgetrocknet, bevor das Filterpapier eingelegt wird.

Lambert fand den Schirmer-Wert nach Tropfanästhesie auf 60% des Normalwertes erniedrigt (23). Durch fluophotometrische Messungen ließ sich allerdings zeigen, daß auch beim Schirmer-Test am anästhesierten Auge noch ein Rest an reflexstimulierter Tränensekretion mitgemessen wird (24); dies ergibt sich auch aus der initialen schnellen Phase bei dieser Art des Schirmer-Tests (25). Wir dürfen daraus schließen, daß auf eine Tropfanästhesie beim Schirmer-Test verzichtet werden kann, zumal sich auch dabei ein Rest an reflektorischer Sekretion nicht vermeiden läßt. Außerdem erhöht sich auch durch die Anwendung des Lokalanästhetikum der Variationskoeffizient des Tests.

Das *nasale Einsetzen von Filterpapier* wurde unter anderem von Henderson vorgeschlagen, der den Filterstreifen direkt neben dem unteren Tränenpünktchen einsetzte (vgl. Fehlerquellen).

Indikatorpapier (Lackmuspapier) wurde von Sjögren (7) wie auch von anderen Autoren für den Schirmer-Test empfohlen, um die Demarkationslinie zwischen befeuchtetem und nicht befeuchtetem Filterpapier deutlicher sichtbar zu machen. Hierbei verfärbt sich der angefeuchtete Anteil des Papiers blau, während das trockene Papier rot bleibt. Nach dem Test kann das Papier als Dokumentationsmaterial aufgehoben werden. Diese Papierstreifen besitzen jedoch keine standardisierten Struktureigenschaften.

Tränentest nach Mackie: Wenn sich im Teststreifen nach 2 min überhaupt keine Anfeuchtung durch Tränen zeigt, wird von Mackie der Teststreifen erneuert und nach 5 min entfernt (26). Jonasdottir konnte die Notwendigkeit dieser Modifikation jedoch nicht bestätigen (28).

Tränentest nach Holly: Wegen Fehlerquellen wie befettetem Filterpapier und Verdunstung aus dem Papier hat Holly fettextrahiertes Papier, das in einem Umschlag aufbewahrt wird, vorgeschlagen. Jonasdottir hat Methanolchloroform-extrahiertes Halberg-Papier verwendet und gefunden, daß diese Modifikation keine Verbesserung des Tests ergab (28). Wahrscheinlich spielt eben doch die Fettkontamination an der Lidkante eine entscheidende Rolle. Hollys Modifikation hat sich andererseits für kinetische Studien als geeignet erwiesen (29).

Kurzzeittest: Führt man den Schirmer-Test nur über einen vergleichsweise kurzen Zeitraum durch, so läßt sich das Ergebnis nicht direkt auf die Tränenproduktion umrechnen, die nach 5 min gemessen worden wäre, weil in der initialen Phase die Sekretion am stärksten ist. Jones hat errechnet, daß man das Ergebnis eines 1minütigen Tests mit dem Faktor 3 multiplizieren müßte, um auf den Wert eines 5minütigen Testes zu kommen (39). Der Feuchtigkeitsgehalt im Filterpapier kann außerdem auch elektrisch durch Widerstandsmessung bestimmt werden (Periopaper, Periotron, Harco Electronics).

Ein *Tränentest mit dem Baumwollfaden* wurde von Kurihashi (31) vorgeschlagen; dabei wird statt des Filterpapiers ein Baumwollfaden eingelegt. Der proximale Teil dieses Fadens wird entweder mit Fluoreszeinlösung (10%) angefärbt, um den befeuchteten Anteil sichtbar zu machen, oder aber ohne Färbung abgelesen. Nach einer 3. Variante wird der Faden nach der Entfernung aus dem Bindehautsack auf Fluoreszeinpapier gepreßt und so der befeuchtete Anteil sichtbar gemacht. Der Baumwollfaden ist 0,20 mm dick, etwa 6 cm lang, besteht aus American prima cotton no. 82/3 und ist erhältlich über die Yokota Comp. Ltd., Osaka, Japan. Von Bedeutung ist, daß der Baumwollfaden zu deutlich weniger Irritation führt als das Filterpapier und die Dauer des Tests nicht mehr als 5 s beträgt (Variationen 3 und 7 s).

Auch dieser Test wird am geschlossenen Auge ohne vorherige Lokalanästhesie durchgeführt; der Grenzwert beträgt 10 mm/5 s. Für die Variationskoeffizienten wurden auf der Basis von 3 Messungen Werte zwischen 15 und 31% errechnet. Im Gegensatz zum Schirmer-Test führt ein Verschluß der Tränenwege bei Messung mit dem Baumwollfaden zu einem höheren Testergebnis. Dies kann darauf zurückgeführt werden, daß der Baumwollfaden in erster Linie den Tränenmeniskus während der kurzen Testdauer von 5 s absaugt, wogegen das Filterpapier, das im Schirmer-Test benutzt wird, das Tränensekret während 5 min absorbiert.

3 Tränenfluß

Ein normaler Tränenfluß setzt ein ausgewogenes Verhältnis zwischen Tränenproduktion und Tränenabfluß voraus. Bei einem trockenen Auge wird der Wert infolge einer herabgesetzten Tränenproduktion erniedrigt sein. Der Tränenfluß kann aber auch bei relativ erhöhtem Tränenabfluß normal bleiben. Mit Hilfe der Verdünnungsmethode kann man den Tränenfluß dadurch messen, daß man entweder eine Farbe oder eine radioaktive Substanz in den Bindehautsack gibt, um dann die Konzentration der zugefügten Substanz nach einer festgelegten Zeitperiode zu bestimmen. Grudzdew (7) hat eine solche Methode 1938 eingeführt. Dabei wurde eine Stärkelösung in den Bindehautsack instilliert und deren Verdünnung in der Tränenflüssigkeit colorimetrisch gemessen, indem die Stärkelösung mittels Lugol-Lösung angefärbt wurde. Später wurden auch Färbemethoden mit Collargol oder Argyrol (komplexe Silberverbindungen) verwendet, während in jüngerer Zeit meist Fluoreszeinlösung benutzt wird (Nover und Jaeger, Jones, Zappia, Port, vgl. 7).

3.1 Tränenmeniskus-Verdünnungstest (Bengalrosa-Fluoreszein)

Diese Methode kann in der Praxis leicht an der Spaltlampe durchgeführt werden. Es wird eine Mischung aus 1%igem Bengalrosa und 1% Fluoreszein verwendet und die Farbverdünnung nach 5 min am unteren Tränenmeniskus bestimmt. Die Vorteile dieser Mixtur liegen in der lebhaften Farbskala in Relation zur Tränenverdünnung und in ihrer Anwendbarkeit zur anschließenden Untersuchung von Konjunktiva und Kornea (Keratoconjunctivitis sicca, Bijsterfeld-Score s. Abschnitt 8.2.1, und Marx-Linie, s. Abschnitt 8.6).

Dazu werden 10 µl von der Farbmixtur (Fluoreszein-NaCl 50 mg, Bengalrosa 50 mg, Natriumchlorid 45 mg, Phenylmercurinitrat als Konservans 0,0025 mg, destilliertes Wasser ad 5 g) installiert, vielleicht der Einfachheit halber in einer Flasche mit einer austauschbaren Kanüle (Steristar, rote Nadel, gauge 25, 0,5 × 16 mm). Der Patient sollte dabei seine Augen nicht schließen oder kneifen, sondern die Augen offen halten bzw. gelegentlich völlig normale Lidschläge ausführen. Nach genau 5 min wird der Farbton im Tränenmeniskus am Unterlid bestimmt und mit einer Farbskala verglichen, die 6 Verdünnungsstufen aufweist (die Zahlen in Klammern zeigen den Verdünnungsgrad verglichen mit der Farbe der Originallösung an): rot (1:4), hellrot (1:16), orange (1:64), blasses orange (1:256), gelb (1:1024) und hellgelb 1:4096); letzteres nur sichtbar als Fluoreszenz im blauen Erregerlicht der Spaltlampe (Abb. 2). Die Farbe wird grob geschätzt oder mit den Farbmustern der Farbskala verglichen. Die Farbmuster werden in 6 verschlossenen Glaskapillaren aufbewahrt,

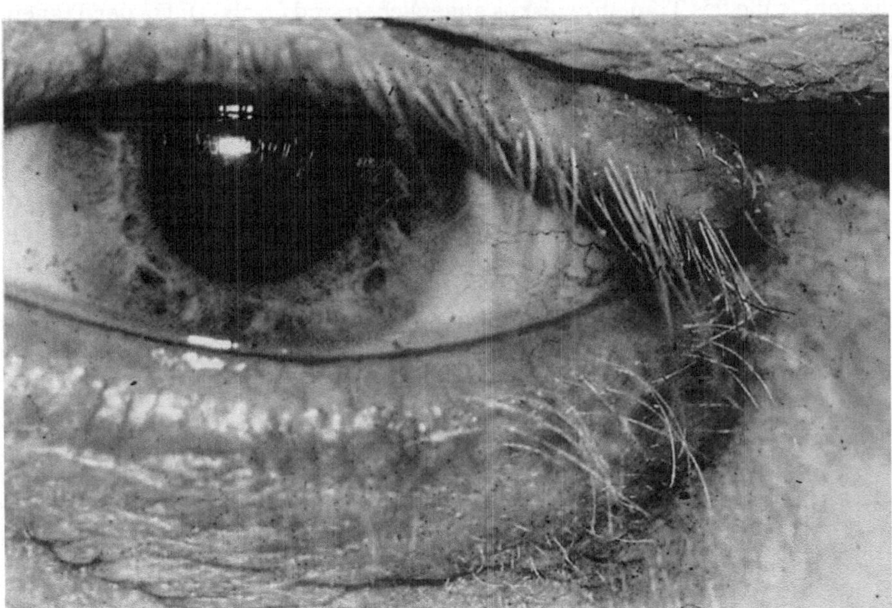

Abb. 2. Tränenminiskusverdünnungstest. Wert nach 5 min. Der Tränensee auf dem Unterlid ist schwach orange gefärbt, was einem Verdünnungsgrad von 1:256 entspricht

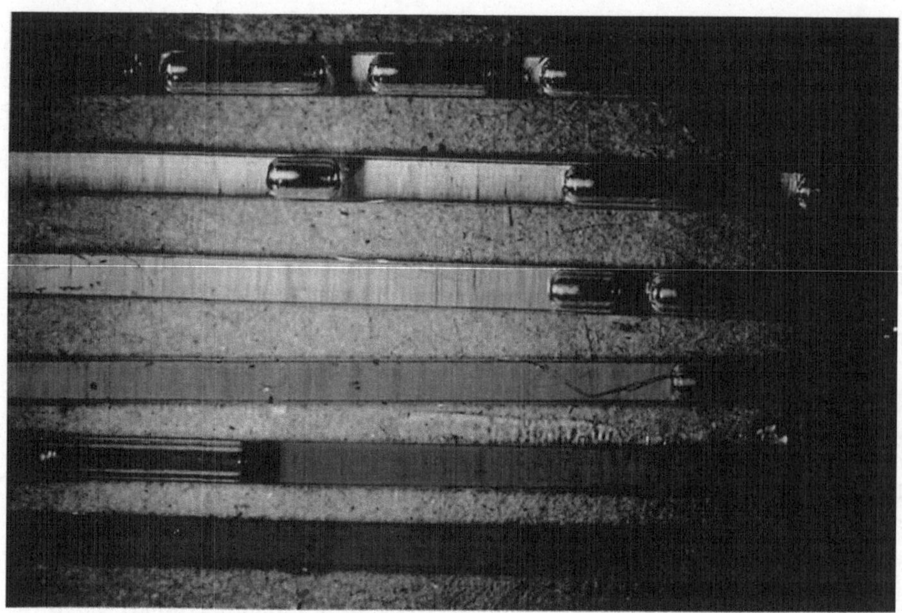

Abb. 3. Skala der Farbverdünnung in Kapillarröhrchen für den Tränenminiskusverdünnungstest (Bengalrosa-Fluoreszein-Farbgemisch)

die der Größe des Tränenmeniskus angeglichen sind (Abb. 3). Da der Tränenmeniskus vor der weißen Skala beurteilt wird, sollten auch die Kapillaren mit den Farbmustern vor weißem Hintergrund zum Vergleich herangezogen werden; ebenso ist ein schwarzer Hintergrund erforderlich, wenn die Pupille bei der Beurteilung des Tränenmeniskus mit der Spaltlampe als Hintergrund dient.

Fehlerquellen: Durch die häufig zu beobachtende Irregularität des Tränenmeniskus in Dicke und Höhe können Farbvariationen auftreten, wobei die blassesten Farben generell lateral sind. Der Tränenmeniskus muß daher über die ganze Breite des Unterlides erfaßt werden. Der Farbvergleich sollte in einem repräsentativen Areal und immer möglichst in der Mitte des Unterlides vorgenommen werden. Schon zu Beginn der Untersuchung kann durch Abfluß einer Träne über die Wange oder beim Kneifen applizierte Farbe verlorengehen. Wird ein solcher Farbstoffverlust bemerkt, kann es notwendig werden, den Test nach vorheriger Lokalanästhesie zu wiederholen (7).

Grenzwert: Der Tränenmeniskus verfärbt sich bei der großen Mehrheit von Normalpersonen während des Untersuchungszeitraums gelb. In Fällen mit Keratoconjunctivitis sicca bleibt der Tränenmeniskus jedoch rot oder nimmt eine leuchtende orange Farbe an, was pathologisch ist, während ein blasses Orange noch als normal gilt (32). Bei der Untersuchung von 186 Augen (93 Normalpersonen) zeigte sich eine Gelbfärbung bzw. ein blasses Gelb in 65%, ein blasses Orange in 29%, eine intensive Orangefärbung in 10% und ein blasses Rot in 0,5%; mit anderen Worten fanden sich 10,5% falsch-positive Ergebnisse.

Bei der Untersuchung *pathologischer Fälle* zeigte sich bei der Keratoconjunctivitis sicca (27 Augen) bei 78% eine pathologisch erniedrigte Verdünnung des Tränenmeniskus. Bei Fällen mit Tränenwegsstenosen (funktionell oder mechanisch, Dakryozystektomie, Ektropium) wurde ein pathologisches Testergebnis in 100% (alle 111 Augen) festgestellt. Damit zeigt der Test für Tränenwegsverschlüsse eine höhere Sensitivität als bei der Keratoconjunctivitis sicca (35).

3.2 Jones-Test

Einen ganz ähnlichen Test wie oben angegeben hat Jones beschrieben, allerdings benutzt er ausschließlich Fluoreszein. Zusätzlich kann dabei der Tränenabfluß zur Nase mit einem Baumwolltupfertest bestimmt werden (Jones I). Auch eine Kombination mit Ausspülen des Farbstoffs aus dem Bindehautsack und anschließende Tränenwegslavage ist möglich (Jones-II-Test; 7, 34).

3.3 Andere Modifikationen

Für den von Norn angegebenen Tränenmeniskus-Verdünnungstest hat Brandt eine Modifikation vorgeschlagen, bei der schon nach 3 min die Verdünnungszeit abgelesen wird, wobei allerdings eine größere Anzahl von Farbabstufungen zur Anwendung kommt (35). Brandts Methode ist am besten für Messungen bei Hypersekretion geeignet. Dagegen hat Port (36) nach Installation von 2%igem Fluoreszein in 1minütigen Abständen den Tränenmeniskus photographiert. Das Ergebnis wird hierbei mit einer Farbverdünnungsreihe von 9 Kapillarrohren verglichen.

3.4 Szintigraphie

Rosamondo führte 1972 die Szintigraphie des Tränenfilms ein. Er hat dazu 10 µl einer isotonen Kochsalzlösung, die 200 µCi Technetium enthält, in den Bindehautsack eingebracht und den Verbleib am Oszilloskopschirm einer Gammakamera verfolgt (37). Der Normalwert für die Umsatzrate der Tränenflüssigkeit betrug 0,083 µl/min (n = 35, Standardabweichung = 0,003 µl/min); wobei in den ersten 7,5 min eine etwas höhere Elimination der eingebrachten radioaktiven Substanz gemessen wurde. Sørensen verglich den szintigraphisch bestimmten Tränenfluß mit dem Schirmer-Test, konnte aber keine nennenswerte Korrelation feststellen (37).

Pathologische Werte erhält man bei diesem Test vorwiegend bei Tränenwegsstenosen, weniger bei trockenem Auge. Diese Methode eignet sich besonders um theoretische Probleme anzugehen wie z.B. die Messung der reflexstimulierten Tränensekretion, die durch den Schirmer-Test ausgelöst wird.

3.5 Fluophotometrie

Im Jahre 1966 haben Mishima und Mitarbeiter eine verfeinerte dynamische Fluophotometrie zur Untersuchung der Tränenflußrate vorgeschlagen (38). Geschlechtsspezifische Unterschiede konnten mit dieser Methode nicht nachgewiesen werden. Bei normalen Augen betrug mit dieser Methode der Eliminationskoeffizient für das Fluoreszein im Tränensee $15,4 \pm 11,9\%/min$ ($n = 52$), sofern die Messungen im präkornealen Tränenfilm in der Hornhautmitte durchgeführt wurden (40). Insbesondere bei hohen Tränenumsatzraten und hohen Schirmer-Testwerten konnte von Occhipint und Mitarbeitern (39) keine Korrelation zwischen den beiden Tests nachgewiesen werden.

4 Tränenqualität

4.1 Beurteilung der Tränenqualität durch Kristallisation (Farnkrautphänomen)

Wenn man Tränen auf einer Glasplatte eintrocknen läßt, formen sich farnartige Kristalle aus. Diese Auskristallisation ist bei verminderter Tränenqualität weniger ausgeprägt. Dieses Phänomen ist mit der farnartigen Auskristallisation von Vaginalsekret vergleichbar, wie sie von Papanicolau 1946 beschrieben wurde (47).

Für die Tränenflüssigkeit wurde diese Kristallisation von Sole 1955, Tabara 1982 (48) und Rolando 1983 und 1984 (41, 42) beschrieben. Der Vorgang wird als muzinbedingtes Farnkrautphänomen bezeichnet, weil es vom schleimhaltigen Konjunktivalsekret gebildet wird. Es ist jedoch viel eher Folge einer veränderten Proteinzusammensetzung des Tränenfilms bzw. einer veränderten Osmolarität und daher kaum als Ausdruck einer verminderten Muzinkomponente verwertbar (48).

4.2 Qualitative Auswertung des Farnkrautphänomens

Methodik: Das runde Ende eines 5 mm dicken Glasstabes wird in die Mitte der unteren Umschlagfalte eingebracht. Das so gewonnene Konjunktivalsekret wird dann auf einen Objektträger gebracht, indem der Glasstab den Objektträger gerade eben berührt, damit ein kreisrunder Tropfen auf dem Objektträger entsteht. Es ist nicht nötig, das gewonnene Material auf dem Objektträger auszustreichen. Innerhalb von 10 min trocknet das Sekret bei Raumtemperatur ein. Das Farnkrautphänomen kann anschließend, aber auch nach Stunden bei 40- bis 100facher Vergrößerung unter dem Mikroskop betrachtet werden.

Die *Einteilung* des Trocknungsmusters wird nach Rolando vorgenommen: Beim Grad I ist das Farnkrautphänomen innerhalb des gesamten eingetrockneten Tropfens völlig gleichmäßig. Beim Grad II zeigt die Kristallisation kleinere Lücken, Grad III zeigt größere Lücken im Farnteppich und beim Grad IV finden sich nur vereinzelte kleine Strukturen, bestenfalls noch angedeutete Farnbildungen. Bei dieser semiquantitativen Einteilung spielt die Größe des eingetrockneten Tropfens eine untergeordnete Rolle. Für die Auswertung ist lediglich wichtig, wie zusammenhängend der gebildete Kristallteppich ausfällt. Bei der Anwendung von Make-up (48), durch Expression der Meibom-Drüsen, Gabe von ölhaltigen Augentropfen oder Augensalbe ist das Farnkrautphänomen vermindert.

Normalwerte: Bei 83% der Normalpersonen findet man Grad I oder II des Farnkrautphänomens, ohne daß sich Geschlechtsunterschiede zeigen, wobei bei Personen über 40 Jahre das Kristallisationsmuster weniger deutlich erscheint (46, 48).

Pathologische Ergebnisse zeigen 92% der Keratoconjunctivitis-sicca-Patienten (Grad III oder IV; 46, 48). Ebenso erhält man bei Patienten mit Pemphigoid oder Stevens-Johnson-Syndrom ein weniger deutlich ausgeprägtes Muster (50). Auch bei anderen Krankheitszuständen, die mit dem Symptom des trockenen Auges einhergehen, findet man deshalb ein reduziertes Kristallisationsphänomen, so z.B. bei Chemotherapie wegen fortgeschrittenem Dickdarmkarzinom (43); andererseits bildet sich ein Farnkrautphänomen auch bei Personen, die starker Zugluft ausgesetzt sind, dies wahrscheinlich infolge erhöhten Tränenflusses (44).

Modifikation: Um das Bindehautsekret zu gewinnen wurde vorgeschlagen, statt des Glasstabs einen Spatel, einen Platindraht, ein Messer zum Abkratzen des Sekrets, eine Pasteurpipette oder ein Kapillarrohr zur Aspiration von Tränenflüssigkeit zu verwenden. Wenige µl — eine exakte Mengenangabe ist nicht erforderlich — reichen aus, um einen Tropfen von 2–3 mm Durchmesser auf den Objektträger zu bekommen (48). Mit welchem Instrument diese Probe gewonnen wurde, ist somit von untergeordneter Bedeutung, solange eine qualitative Auswertung möglich ist.

Zur Stadieneinteilung wurde von Liotet et al. (48) eine geringfügig modifizierte Einteilung vorgeschlagen. Dabei wird besonders auf die rechtwinklige Anordnung des Farnkrautmusters im Stadium I besonderer Wert gelegt (auf die nachfolgend beschriebene quantitative Farnkrautmethode wird hingewiesen). Die Auswertung folgt bei dieser Modifikation mit dem Phasenkontrastmikroskop.

Zur Lagerungsfähigkeit der Proben gibt es keine bindenden Angaben. Nach meiner Erfahrung erscheint es sinnvoll, die Auswertung innerhalb der ersten Stunden vorzunehmen oder die Objektträger für bestenfalls 36 h im Kühlschrank bei 4° aufzubewahren. Andere Autoren geben allerdings an, daß die Farnkrautmuster auch für einige Wochen erhalten bleiben (48).

4.3 Quantitative Auswertung des Farnkrautphänomens

Bei dieser von mir angegebenen Methode werden exakt 2,5 µl der Tränenflüssigkeit aus dem zentralen Tränenmeniskus mit einem dünnen Kapillarrohr gewonnen, wobei 1 mm Flüssigkeitssäule 0,5 µl entsprechen. Diese Tränenmenge wird dann auf einen Objektträger getropft und getrocknet. Anschlie-

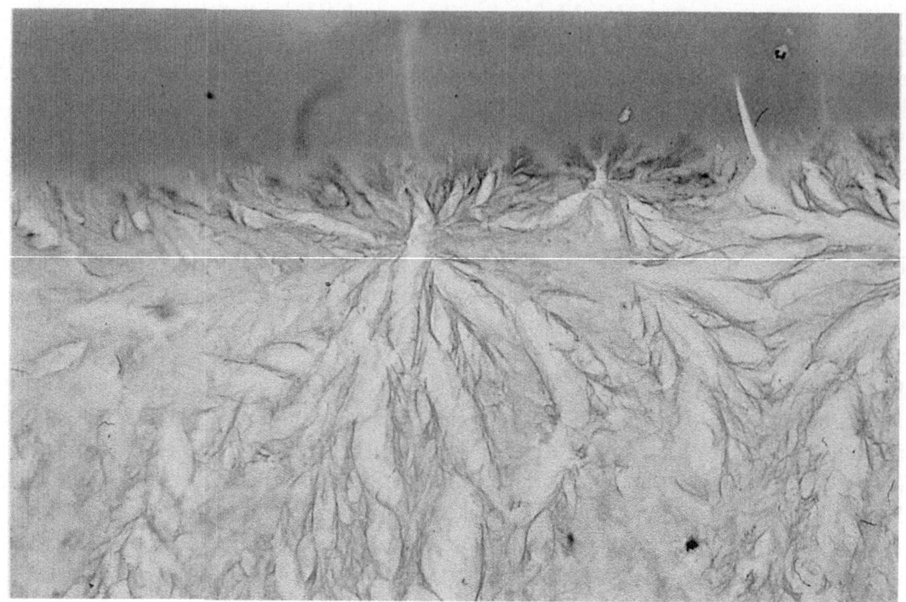

Abb. 4. Farnkrautphänomen: spitzwinklige Farnkrautbildung (Alcianblau-Färbung)

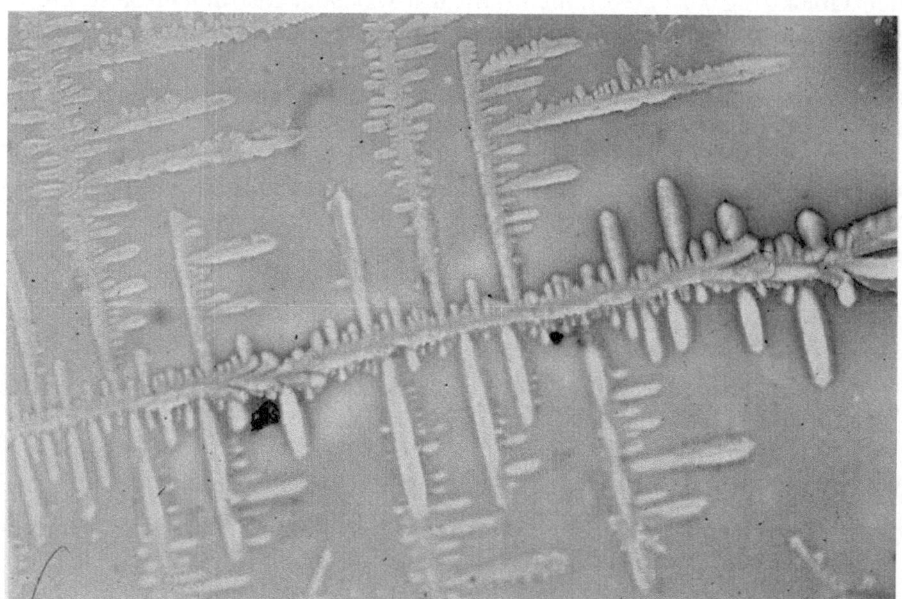

Abb. 5. Kristallisation getrockneter Tränen. Rechtwinklige Farnkrautbildung

ßend wird die Ausdehnung der Kristallbildung mit Hilfe eines Meßokulars gemessen. Dabei muß ein Korrekturfaktor berücksichtigt werden. Dieser ist nach *In-vitro*-Experimenten für spitzwinklige Farnkrautbildungen (Abb. 4) um 0,11% geringer als für rechtwinklige Kristallbildungen (Abb. 5). Die Methode, die außerdem einen Variationskoeffizienten von 6% aufweist, dient bisher nur experimentellen Untersuchungen (45). Ergebnisse für die klinische Auswertung liegen bislang noch nicht vor.

5 Stabilität des Tränenfilms (BUT)

Die Lipidschicht des Tränenfilms bedeckt den Teil von Horn- und Bindehaut, der durch die Lidspalte freigegeben wird, und verhindert eine zu rasche Austrocknung des Tränenfilms. Unterbleibt der Lidschlag, treten zunehmend Lücken im präkornealen Film auf. Diese lassen sich allerdings nur über der glatten Hornhautoberfläche feststellen, nicht aber über der etwas irregulären Bindehautoberfläche. Die Zeit, die vom Öffnen der Lider bis zum Auftreten von Lücken im präkornealen Film verstreicht, ist die Tränenfilmaufreißzeit oder Break-up-Time. Mit ihr läßt sich die Tränenfilmstabilität bestimmen. Sie ist ein bedeutender Parameter für die Diagnostik des trockenen Auges.

Das Tränenfilmaufreißphänomen wurde bereits von Decker 1876 beschrieben. Die Tränenfilmaufreißzeit wurde erstmals von G. Ing Haen und E. Marx 1926 bestimmt. Sie verwendeten eine bewegliche Lampe und beurteilten die Reflexionen der Aufreißstellen im Tränenfilm unter dem Vergrößerungsglas (7). Seit 1969, als Untersuchungen mit Fluoreszein an der Spaltlampe möglich waren, setzte sich die Bestimmung der Break-up-Time als klinische Methode durch (51–53). Die dabei wahrgenommenen Lücken sind keine absoluten Unterbrechungen des präkornealen Films, sondern in den Aufreißstellen ist die Hornhaut noch von einem dünnen Feuchtigkeitsfilm benetzt.

Die Tränenfilmaufreißzeit kann von einer ganzen Reihe von Faktoren beeinflußt werden, so von der Viskosität des Tränenfilms oder von der Oberflächenspannung, Faktoren, welche von der Zusammensetzung des präkornealen Films abhängen. Einen weiteren Einfluß hat die äußere Grenzschicht, die aus Lipiden, Steroiden und Wachsestern besteht. Mit verantwortlich ist ferner die Dicke der mittleren wäßrigen und die innere Muzinschicht, schließlich auch das Oberflächenepithel der Hornhaut mit seinen Mikrovilli. Besteht ein Epithelödem oder liegen Epithelunruhen vor, so beeinflussen diese ebenfalls die Break-up-Time negativ. Daraus resultiert, daß bei allen Arten des trockenen Auges mit einer verminderten Break-up-Time gerechnet werden muß. So das umweltinduzierte trockene Auge mit einer gestörten Lipidschicht, die Keratoconjunctivitis sicca mit der Verminderung der wäßrigen Phase, das Pemphigoid mit einer verminderten Muzinphase, aber auch die Epitheliopathie.

5.1 Methodik der Tränenfilmaufreißzeit (BUT)

Zunächst wird der Patient über die Untersuchung aufgeklärt und bei reduzierter Raumbeleuchtung an die Spaltlampe gesetzt. Danach werden 10 µl einer 0,125%igen Fluoreszeinlösung aus einer Tropfflasche (7) (einfacher ist die Anfärbung mittels fluoreszeingetränkter Teststreifen) in den Bindehautsack eingebracht (z.B. als Fenton-Lösung: 0,125% Fluoreszein, 0,3% Oxibuprocain und 0,025% Phenylmercurinitrat in isotoner Kochsalzlösung) (54).

Nach einigen normalen Lidschlägen legt der Patient die Stirn an die Stützvorrichtung der Spaltlampe und wird aufgefordert die Augen offenzuhalten. Der Untersucher beobachtet durch die Optik der Spaltlampe den präkornealen Film bei 10- bis 20facher Vergrößerung, optischer Spalthöhe und 1−2 mm weitem Lichtspalt unter Vorschalten des blauen Kobaltfilters. Dabei soll der Einfallswinkel des Lichts etwa 30° betragen und das Mikroskop im rechten Winkel zur Hornhaut stehen. Ist die Anfärbung des Tränenfilms zufriedenstellend, soll der Patient noch einmal blinken. Anschließend beginnt die Zeitmessung mit der Stoppuhr. Der Patient wird dabei aufgefordert, seine Augen normal offenzuhalten (eine krampfhaft weite Öffnung muß vermieden werden). Ebensowenig darf der Untersucher die Lider mit dem Finger aufhalten. Sollte der Patient jetzt blinken oder sich eine ungleichmäßige Anfärbung des Tränenfilms zeigen, so ist der Test zu wiederholen. Während der Patient nun weiterhin sein Auge offenhält, fährt der Untersucher mit der Spaltlampe horizontal den präkornealen Tränenfilm ab, ohne dabei den Winkel zwischen dem Spaltlicht und dem Mikroskop zu verändern. Während der Untersucher so die Hornhaut von Limbus zu Limbus absucht, hält er nach schwarzen Lücken (Austrocknungspunkten) im präkornealen Film Ausschau. In dem Moment, wo eine solche schwarze Lücke sich vergrößert, wird die Uhr gestoppt. Derartige Lücken können an jeder beliebigen Stelle im präkornealen Film auftreten. Etwas häufiger findet man sie im temporal unteren Quadranten nahe der Einmündung in den Tränenmeniskus, weil der Tränenfilm dort besonders dünn ist. In jedem Fall muß die gesamte Hornhaut sorgfältig abgesucht werden.

Solange sich nur kleine dunkle Flecken zeigen, die zweifelhafte Befunde präsentieren, darf die Testzeit nicht gestoppt werden, sondern erst wenn eine wirkliche Austrocknungsstelle auftritt. Diese erkennt man daran, daß sie sich schnell in eine rißförmige Läsion vergrößert, oder aber es zeigen sich verzweigte Austrocknungsfiguren, die sich radiär von der ursprünglichen Lücke aus verbreiten. In diesen Fällen muß die Uhr sofort gestoppt werden. Eine weitere Vergrößerung der Austrocknungsfiguren darf nicht abgewartet werden (Abb. 6).

Üblicherweise wird der Test an jedem Auge 2- oder 3mal wiederholt. Aus den Ergebnissen kann dann für jedes Auge ein Mittelwert errechnet werden. Ist die Tränenfilmaufreißzeit sehr kurz, so sollte man darauf achten, ob die Aufreißstelle nicht immer wieder an der selben Stelle auftritt. Dies wäre ein Zeichen für eine epitheliale Veränderung, eine Epithelblase, Erosio oder für eine andere örtlich begrenzte Läsion im Epithel. Ist dagegen die Tränenfilmaufreißzeit besonders lang, so reicht es aus, den Test nur einmal durchzufüh-

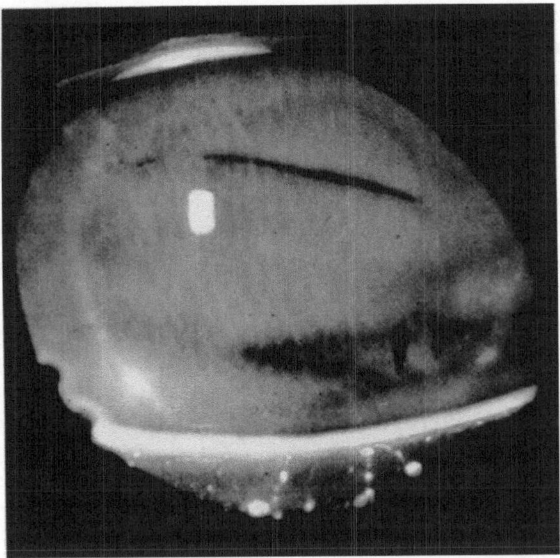

Abb. 6. Break-up-Time (Tränenfilmaufreißzeit). Der präkorneale Tränenfilm ist mit Fluoreszein angefärbt. Zwei schmale Trockenstellen sind in der unteren, ein länglicher Spalt in der oberen Hälfte der Hornhaut aufgetreten

ren. In der Regel kann sogar nach einer Minute abgebrochen werden, wenn bis dahin keine Läsion sichtbar geworden ist, denn bei einer so langen BUT kann es sich nur um einen Normalwert handeln. Wird dagegen bei der ersten Messung eine grenzwertige Aufreißzeit von etwa 10 s bestimmt, so sollte der Test mindestens 2mal wiederholt werden, damit nach Mittelwertbildung entschieden werden kann, ob wirklich ein pathologisches Meßergebnis gefunden wurde.

5.2 Fehlerquellen

Lidspaltenweite: Der Lidschluß beim Patienten sollte nicht dadurch verhindert werden, daß der Untersucher (oder der Patient) mit den Fingern die Lider aufhält. In der Regel gelingt es dem Patienten spätestens nach ein paar Versuchen seine Augen ganz natürlich geöffnet zu halten. Unnatürlich weite Lidspalten führen zu irreführenden sehr kurzen Tränenfilmaufreißzeiten, weil einmal der Kontakt zwischen Lidkante und präkornealem Film verloren geht, zum anderen der Tränenfilm zu rasch austrocknet. Die Lidspalte sollte deshalb während des ganzen Tests normal weit geöffnet bleiben.

Zelltrümmer und Luftblasen: Schon initial auftretende Lücken im fluoreszeingefärbten präkornealen Film können durch Luftblasen (Schaum) oder kleine Fremdkörper hervorgerufen sein. In solchen Fällen fordert man den Patienten auf, ein paarmal sanft zu blinken, und wiederholt den Test danach.

Schwache Färbung: Die Farbstoffkonzentration muß so sein, daß der Test auf Anhieb gelingt. Bei Wiederholung wird es meistens notwendig, erneut anzufärben. Bei relativ schwacher Fluoreszeinanfärbung sollte die Raumbeleuchtung abgedunkelt und das Spaltlampenlicht sorgfältig justiert werden.

Die *verzögerte Entdeckung* der Austrocknungsstellen ist eine weitere Fehlerquelle. Die initiale Lücke könnte z.B. in einem Areal auftreten, das gerade abgesucht worden ist, und kann so unentdeckt bleiben, bis das Spaltlicht auf seinem Weg von Limbus zu Limbus die Stelle erneut überstreicht. Deswegen sollte die Horizontalbewegung der Spaltlampe während der gesamten Untersuchung gleichmäßig und nicht zu langsam ausgeführt werden.

Zuvor in den Bindehautsack eingebrachte Substanzen wie ölige Lösungen, Augensalben, Silikon, Benzalkoniumchlorid, Kokain, aber auch trockene Raumluft können die BUT deutlich verändern. Sie wird verlängert durch mukoide Substanzen wie Methylzellulose, Polyvinylalkohol, Polyvinylpyrrolidon, Carbowax und Dextran (55). Ferner wird die BUT durch Anästhetika negativ beeinflußt (56), nicht aber durch die milde anästhetische Wirkung in der von Fenton angegebenen Farblösung (51).

Ein vorausgegangener Schirmer-Test reduziert ebenfalls die BUT beträchtlich, weil das Filterpapier den Tränenfilm aufsaugt, wogegen ein kleines Papierstückchen von 5 × 5 mm Größe im unteren Fornix keinen negativen Einfluß auf die Tränenfilmaufreißzeit hätte (14).

Der Variationskoeffizient bei Testwiederholung beträgt 31% (n = 646) (55). Die intraindividuellen Schwankungen sind groß (57). Diese Schwankungen sind dadurch erklärbar, daß jede Bestimmung der Tränenfilmaufreißzeit von einer neuen Ausgangssituation mit geänderten Konditionen ausgeht (neue Abschilferungen, Beimischung von neuem Sekret aus den Meibom-Drüsen, veränderte Lipidzusammensetzung nach dem Lidschlag oder auch eine Veränderung der Muzinschicht auf der Hornhaut). Dennoch ist die Break-up-Time ein wichtiger Parameter für die Diagnostik des trockenen Auges, der nicht durch andere Untersuchungen ersetzt werden kann. Wichtig ist zu wissen, daß die Tränenfilmaufreißzeit über die Stabilität des Tränenfilms Auskunft gibt und weniger vom Tränenfluß beeinflußt wird (14).

5.3 Normalwert

Eine Break-up-Time von mehr als 10 s ist als normal anzusehen (58). Die Tränenfilmaufreißzeit ist nicht abhängig von Alter, Geschlecht, Form der Lidspalte, Rasse, Umgebungstemperatur und Luftfeuchtigkeit (7, 20), zumindest sind diesen Faktoren keine signifikanten Einflüsse zuzuschreiben. Eigene Versuche bei 64 Normalpersonen ergaben jedoch in 15% eine Break-up-Time unter 10 s, wenn der Mittelwert von 3 Messungen zugrunde gelegt wurde (51).

Pathologisch ist eine Tränenfilmaufreißzeit von 10 s oder weniger. Diese Werte sprechen für ein trockenes Auge, geben aber keinen Hinweis auf die Ursache. Eine pathologisch verkürzte BUT findet man sowohl bei der Keratoconjunctivitis sicca als auch beim Sjögren-Syndrom wie auch beim Pemphigoid (bei letzteren in 24% von 29 Augen auch dann, wenn eine normale Tränenflußrate vorlag; 8). Auch Zugluft in Kraftfahrzeugen (47) sowie Erkrankungen, die eine zu geringe oder pathologisch zusammengesetzte Lipidschicht zur Folge haben (59), aber auch Dämpfe von fettlöslichen Substanzen (z.B. Terpentin), Smog und Zigarettenrauch (7) führen zu einer Verminderung der BUT. In Augen mit Epitheliopathien kann sogar eine Tränenfilmaufreißzeit von 0 s gefunden werden (57). Andererseits finden sich auch normale Werte für die BUT bei Conjunctivitis simplex, infektiöser Konjunktivitis, allergischer Konjunktivitis und bei verminderter Hornhautsensibilität (51).

5.4 Modifikationen der Bestimmung der Tränenfilmaufreißzeit

Die verwendete Fluoreszeinkonzentration und auch die Applikationsart weichen in den Untersuchungen verschiedener Arbeitsgruppen deutlich voneinander ab. Eine beträchtliche Fehlerquelle entsteht, wenn das fluoreszeingetränkte Filterpapier fest gegen die Bindehaut gedrückt wird. Ferner ist die Konzentration bzw. der Verdünnungsgrad nicht vorhersagbar, wenn der fluoreszeinhaltige Filterpapierstreifen zuvor mit Kochsalzlösung getränkt wird. Deswegen sollte eine geringe Konzentration mit standardisierten Anwendungsbedingungen (10 µl einer 0,125%igen Lösung) gewählt werden. So empfiehlt sich z.B. die Fenton-Rezeptur, die es ermöglicht, direkt nach Bestimmung der Tränenfilmaufreißzeit eine Applanationstonometrie ohne weitere Instillation durchzuführen. Andere Autoren bevorzugen eine höhere Fluoreszeinkonzentration (z.B. 0,5%), was zwar die Interpretation des Tests vor allem für Anfänger erleichtert, wegen der höheren Konzentration allerdings den Wert der Tränenfilmaufreißzeit verkürzt. Auch eine Verwendung des großen Fluoreszeinmoleküls Fluorexon führt zu vergleichsweise geringeren Testwerten. Letztlich kann bei Verwendung der konzentrierten Lösung der Test oft erst nach einer Reihe von Lidschlägen durchgeführt werden, wodurch die Wartezeit die Konzentrationen in nicht vorhersagbarer Weise verändert.

Geht man davon aus, daß der Meßfehler geringer wird, wenn der Tränenflüssigkeit nur wenig Flüssigkeit zugesetzt wird, empfiehlt sich die Verwendung von 1−2 µl einer 5%igen Fluoreszeinlösung (57). Die Installation derartig geringer Flüssigkeitsmengen ermöglichen spezielle Dosierungspipetten.

Zur Kontrasterhöhung, um Lücken im präkornealen Tränenfilm besser sichtbar zu machen, werden spezielle Filtersysteme verwendet, so der Schott OG 530, kombiniert mit einem Erregerfilter (Schott BG 12 oder Zeiss 485).

Andere Modifikationen des Tests beruhen auf dem Verschließen des nicht untersuchten Auges, um den Lidschlagreflex auszuschließen, der immer beide Augen betrifft. Verschiedentlich wird auch ein Absaugen der Flüssigkeit aus dem unteren Fornix oder eine Erweiterung der Lidspalte empfohlen. Diese Modifikationen beeinflussen natürlich ebenfalls die Meßergebnisse der Breakup-Time.

Selbstmessung der Tränenfilmaufreißzeit: Wyon und Wyon konnten zeigen, daß Patienten selbst das Intervall vom Lidschlag bis zum Auftreten von präkornealen Lücken bestimmen können, nachdem sie zuvor angewiesen wurden, nach wiederholter Bestimmung der Tränenfilmaufreißzeit ohne Verwen-

dung eines Lokalanästhetikums darauf zu achten, wann ein Trockenheitsgefühl als Zeichen einer entstehenden präkornealen Lücke auftritt (44). Dieses Zeitintervall wird mit der Stoppuhr gemessen. Diese selbst bestimmte Tränenfilmaufreißzeit (BUTS), die ohne Anwendung von Fluoreszeinlösung
durchgeführt werden kann, korreliert signifikant mit der eigentlichen BUT
(r = 0,41, n = 24). Gegenüber der in üblicher Weise bestimmten Tränenfilmaufreißzeit ist die BUTS allerdings 3mal so lang (x = 46,7 s gegenüber 13,6 s).

Nichtinvasive Bestimmung der Tränenfilmaufreißzeit: Bei Verwendung
einer Halbkugel mit einprojiziertem Gittermuster läßt sich durch Beobachtung
des auf die Hornhaut reflektierten Gittermusters die Tränenfilmaufreißzeit
ohne Gabe von Fluoreszein oder andere Manipulationen bestimmen (60).
Beim Vergleich mit der üblichen Meßtechnik zeigt sich, daß durch den Fluo-
reszeinzusatz die Tränenfilmaufreißzeit signifikant erniedrigt wird.

6 Muzintests

Muzin wird in den Becherzellen der Konjunktiva und darüber hinaus auch in
Epithelzellen des gesamten Bindehautsacks gebildet. Neben seiner Wirkung
als Gleitmittel hilft das Muzin auch bei der Ausschwemmung von Fremdkör-
pern (Abb. 7). Bei Keratoconjunctivitis sicca, beim Pemphigoid und auch bei
Vitamin-A-Mangel ist die Zahl der Becherzellen vermindert.

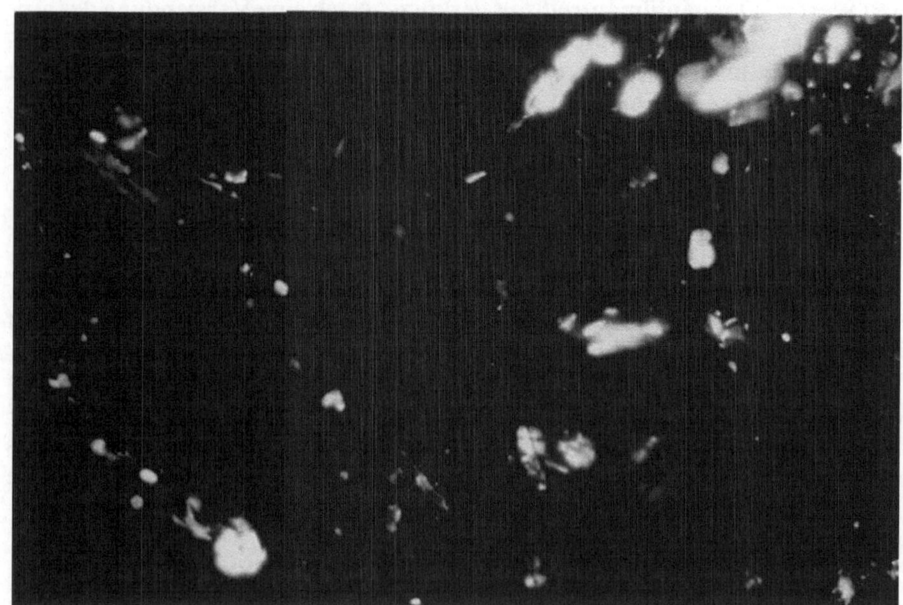

Abb. 7. Staubpartikel in Schleimfäden der unteren Übergangsfalte der Bindehaut (Tolo-
idinblau-Färbung, × 100)

6.1 Alcianblau-Vitalfärbung

Alcianblau färbt Muzin selektiv (ebenso Chondroitin und Mucotinsulfatkomplexe). Alcianblau wird seit 1962 zur Vitalfärbung eingesetzt (61). Es ist ein Komplex aus zyklischen Komponenten, die Kupfer (Cu) enthalten, und wird vorwiegend als Färbemittel für Wolle verwendet (Alcianblau 8GX, Michrome no. 24, Edw. Gurr Ltd. London). Am Auge wird es als 1%ige wäßrige Lösung, konserviert mit 0,3%igem Phenyläthylalkohol, verwendet. Die Färbung wird nach Installation von 10 µl dieser Lösung beurteilt, nachdem die überschießende Farbe durch normale Lidschläge während der ersten Minuten ausgewaschen wurde.

Schleimabsonderungen auf dem Epithel, oft in Form von Schleimfäden, lassen sich durch Alcianblau-Vitalfärbung darstellen. Während man bei Normalpersonen allenfalls eine spärliche punktförmige Anfärbbarkeit besonders in den nasal unteren Anteilen der Conjunctiva bulbi, an der Karunkel und entlang der Marx-Linie an der Lidkante findet, kommt es bei Patienten mit Keratoconjunctivitis sicca dagegen zu einer punktförmigen Anfärbbarkeit der gesamten Hornhaut sowie der Konjunktiva im Lidspaltenbereich. Darüber hinaus findet man auch angefärbte Schleimfäden und -flocken. Die Färbung ist ebenso intensiv wie nach Anwendung von Bengalrosa (61). Beim Pemphigoid dagegen ist die Anfärbbarkeit der Hornhaut nur minimal (8).

6.2 Vitalfärbung mit einer Mixtur aus Tetrazolin und Alcianblau

Mit Hilfe dieser Farbmixtur gelingt es, den blaugefärbten Schleim von den mit Tetrazolin rot angefärbten neutrophilen Leukozyten und degenerierten Epithelzellen zu unterscheiden. (Die Mixtur setzt sich folgendermaßen zusammen: Iodonitrotetrazolin 100 mg, Alcianblau 25 mg, Phenylmercuroniumnitrat 0,1 mg, destilliertes Wasser ad. 10 g.) Indonitrotetrazolin ist farblos. Erst eine enzymatische Reduktion des Farbstoffs in lebenden Zellen mit erhöhter Membranpermeabilität läßt das rotgefärbte Formazan entstehen, seine chemische Formel lautet: 2-(paraiodophenyl)-3-(paranitrophenyl)-5-(phenyltetrazolinchlorid). Die Tetrazolinfärbung ist 1971 als Vitalfarbstoff eingeführt worden (7).

Bei Normalpersonen finden sich allenfalls einige wenige punktuelle Anfärbbarkeiten der nasal unteren Conjunctiva bulbi. Bei der Keratoconjunctivitis sicca kommt es zu einer betonten punktförmigen blauen und roten Anfärbung in der Hornhaut sowie der Bindehaut in der Lidspalte. Die Rotfärbung belegt hierbei das Sichtbarwerden von gestörten, noch lebenden Epithelzellen, wogegen bei der Bengalrosafärbung nur bereits abgestorbene Epithelzellen angefärbt werden. Beim Pemphigoid zeigt sich dagegen weniger eine Rotfärbung der exponierten Anteile von Hornhaut und Bindehaut als vielmehr eine Anfärbung beider Conjunctivae tarsi (8).

Kontraindikationen: Die Grundsubstanz des Bindegewebes ist mit Alcianblau anfärbbar. Wenn der Farbstoff hier eindringt, kann eine bleibende Tätowierung entstehen. Deswegen ist die Vitalfärbung mit Alcianblau kontraindi-

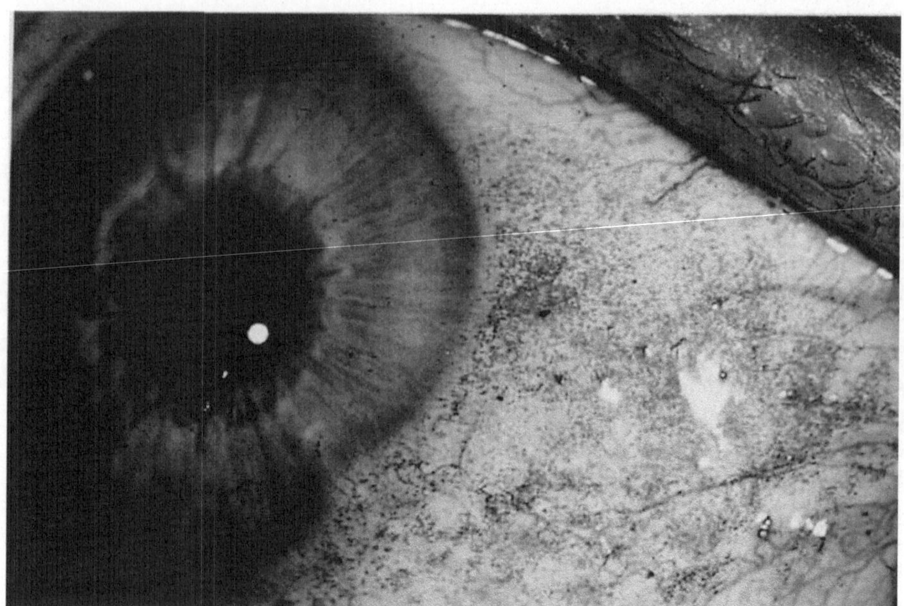

Abb. 8. Kalkverätzung der Hornhaut eine halbe Stunde nach dem Unfall (Alcianblau-Vitalfärbung; Franguolis, Thessalonici, Griechenland)

ziert, wenn Epitheldefekte mit freiliegendem Bindegewebe vorliegen (Abb 8). Beim trockenen Auge oder bei dessen Verdachtsdiagnose besteht diesbezüglich keine Gefahr. Die Kontraindikation bezieht sich auf tiefe Erosionen, ausgedehnte epitheliale Defekte oder Kauterisation.

6.3 Messung der Schleimfäden

In normalen Augen kommt es zur Bildung von vital anfärbbaren zusammenhängenden Muzinfäden im unteren Fornix, die durch Zusammenballung kleiner Schleimpartikel entstanden sind, die beim Lidschlag aus dem Tränenfilm herausgelöst wurden (Abb. 9). Ein entsprechender, wenn auch kleiner Faden sammelt sich ebenso in der oberen Umschlagsfalte an. Durch den Lidschlag werden diese Fäden langsam zum inneren Kanthus hin transportiert, wo man sie beim morgendlichen Erwachen als sprichwörtlichen Schlafsand im inneren Lidwinkel vorfindet. Die Länge solcher Schleimfäden läßt sich nach Vitalfärbung mit Bengalrosa oder Alcianblau an der Spaltlampe abschätzen. Man kann sie aber auch mit Hilfe zweier Holzstäbchen (7) entnehmen, auf einen Objektträger legen und messen (Abb. 10). Bei Normalpersonen sind sie 3,1 ($\pm 0,7$) mm lang, mit Vakuolen durchsetzt und haben eine Fläche von 1,3 $\pm$ 0,3 mm^2 (62).

Beim Pemphigoid findet man in 63% der Fälle keine Schleimfäden (8). Allenfalls liegen zwischen den Symblepharonbildungen einige wenige

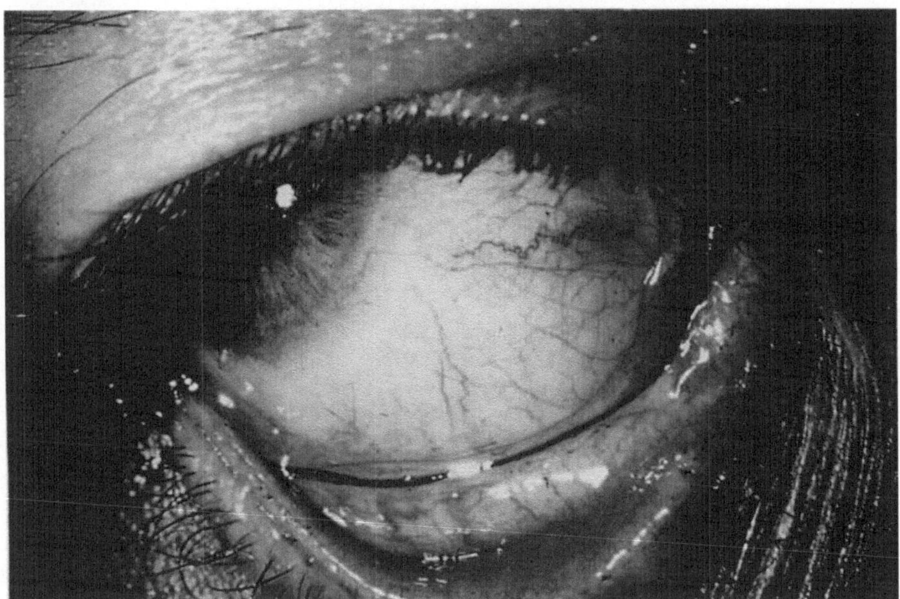

Abb. 9. Schleimfaden in der unteren Umschlagsfalte der Bindehaut (Vitalfärbung mit 1% Alcianblau)

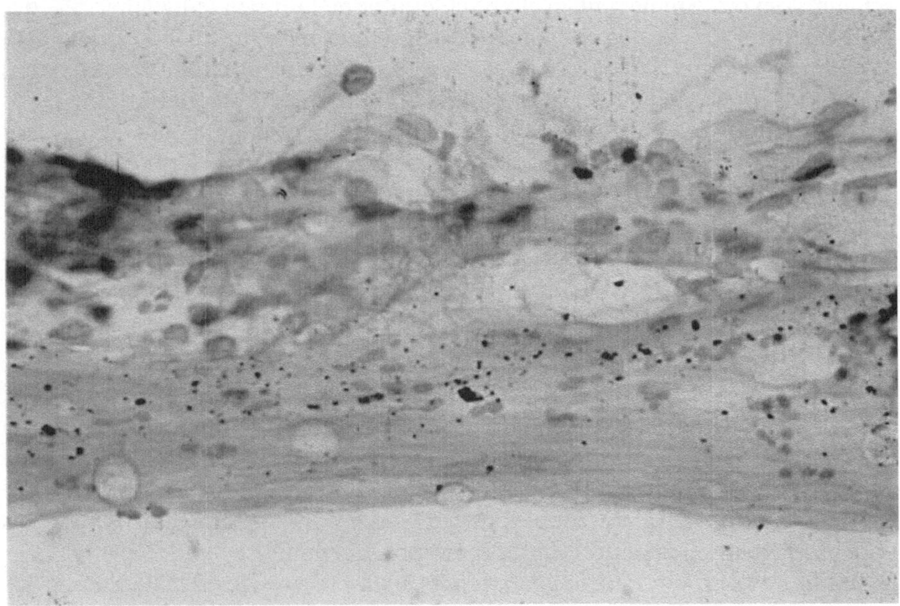

Abb. 10. Schleimfaden aus der unteren Umschlagsfalte auf einem Objektträger (Formolfuchsin-Alcianblau-Färbung, × 100). Die Muzinfibrillen sind blau gefärbt, Epithelzellkerne violett

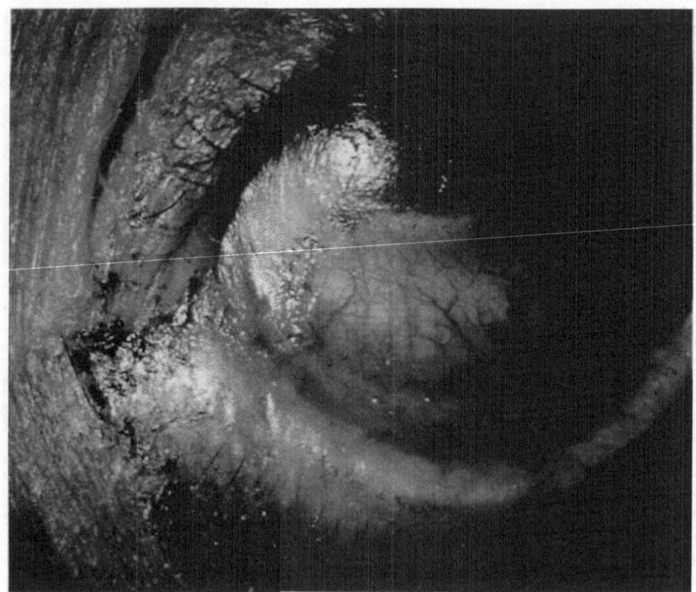

Abb. 11. Benignes Schleimhautpemphigoid. Vitalfärbung mit 1% Alcianblau. Nur wenige
Schleimflocken sind zu sehen (vgl. Abb. 9)

Schleimflocken. Ein normal großer Schleimfaden läßt sich lediglich in 8% der
Fälle nachweisen. Bei 55 Personen betrug die durchschnittliche Größenordnung hier 1,5 mm^2 Schleim (0,70 mm^2 Vakuolen und 0,2 mm^2 Leukozyten)
(8). Von Bedeutung ist, daß man mittels Spaltlampen und Vitalfärbung bei ⅔
der Patienten mit beginnendem Schleimhautpemphigoid die reduzierte
Muzinbildung erkennen kann. Dies ermöglicht eine Differentialdiagnose
gegenüber anderen Bindehautschrumpfungen (Abb. 11). Bei der Keratoconjunctivitis sicca findet man dagegen allenfalls eine Vergrößerung der Schleimfäden (62). Sie erscheinen bei der Vitalfärbung mit Bengalrosa dicker als
üblich.

6.4 Muzinfluß

Die Lageänderung des Schleimfadens in Richtung innerer Lidwinkel kann
ebenfalls mit Hilfe der Vitalfärbung gemessen werden, indem man die mediale
Hälfte des Fadens anfärbt und dann nach einem festgelegten Zeitintervall die
Bewegung der Übergangszone vom gefärbten zum ungefärbten Anteil des
Fadens in Relation zum unteren Tränenpünktchen mißt.

Methode: Zur Vitalfärbung verwendet man ein ¼%iges Alcianblau. Während der Untersucher mit seinem Finger den medialen Anteil des Unterlides
evertiert, werden 10 µl dieser Farblösung in den nasalen Anteil des Bindehautsacks instilliert. Gleichzeitig muß der laterale Anteil des Unterlides gegen die

Conjunctiva bulbi gepreßt werden, so daß die Farbe hier nicht eindringen kann. Nach 15 s kann dann mittels eines Meßokulars an der Spaltlampe der Abstand der Übergangszone von gefärbtem zum ungefärbten Anteil des Schleimfadens zum unteren Tränenpünktchen gemessen werden. Der Patient soll dabei seine gewöhnliche Lidschlagfrequenz beibehalten. Die Messung wird nach genau 10 min wiederholt. Die Differenz der Meßwerte entspricht der Bewegung des Schleimfadens während 10 min (63). Bei *Normalpersonen* betrug der Schleimfluß an 103 Augen im Mittel 1,14 mm/min und war unabhängig von Alter, Geschlecht, Umgebungstemperatur und Luftfeuchtigkeit. Der Schleimfluß verringert sich während des Schlafs und in Vollnarkose und wird beschleunigt durch häufige Lidschläge (63).

Pathologische Fälle: Beim trockenen Auge ist der Schleimumsatz vermindert: bei der Keratoconjunctivitis sicca wurden 0,42 mm/min, bei der Fazialisparese 0,42 mm/min gegenüber 1,5 mm/min am kontralateralen gesunden Auge und beim Entropium 0,20 mm/min gemessen. Ebenso war beim Pemphigoid, falls überhaupt ein Schleimfaden existiert, dessen Beweglichkeit vermindert. Dies ist nicht der Fall bei infektiöser Konjunktivitis, chronischer Conjunctivitis simplex und Blepharokonjunktivitis sowie beim Exophthalmus. Bei der Keratoconjunctivitis sicca findet man außergewöhnlich breite Muzinfäden, was einerseits durch eine vermehrte Epitheldesquamation (die abgestorbenen Epithelzellen färben sich ebenfalls mit Bengalrosa an), andererseits durch eine Verlangsamung des Transports der Schleimfäden bedingt ist, weshalb sich möglicherweise trotz herabgesetzter Muzinproduktion vermehrt Muzine in der unteren Umschlagsfalte ansammeln können.

Muzinqualität: Der Bindehautschleim wird z.T. durch die Becherzellen und teilweise auch von Epithelzellen der Bindehaut gebildet und hängt in seiner Zusammensetzung somit vom Produktionsort ab. Dies bedingt, daß sich bei Patienten mit Keratoconjunctivitis sicca die normale Zusammensetzung ändert und eine Qualitätsanalyse interessante Ergebnisse liefern kann (vgl. hierzu Lectin-Ketten und Enzym-Studien zur Neuraminidase, Hyaluronidase und Glukoseoxidase; 7).

6.5 Biopsie und Impressionstechnik

Beim Pemphigoid wäre eine Bindehautbiopsie kontraindiziert. Sie müßte, um repräsentative Aussagen zur Becherzelldichte zu liefern, so groß sein, daß es zu zusätzlichen Schrumpfungen der Bindehaut käme. Dieses Problem läßt sich aber durch die Impressionszytologie elegant umgehen (9).

7 Lipidfilmtests (Tränenfilminterferenz)

Der präkorneale Tränenfilm ist von einer dünnen Lipidschicht bedeckt, welche die Verdunstung der Tränenflüssigkeit zwischen den Blinkintervallen vermindert (66). Die Dicke dieser Lipidschicht kann an der Spaltlampe anhand ihres Interferenzmusters beurteilt werden, wenn eine justierbare Lichtquelle (Gänsehalslampe) verwendet wird, die erstmals von McDonald 1969 beschrieben wurde (64). Für diese Untersuchung wird außer der Spaltlampe kein weiteres Hilfsmittel benötigt (65). Dieser Test ist deshalb beim Verdacht auf ein trockenes Auge so wichtig, weil der Fettfilm bei verschiedenen Formen des trockenen Auges verdickt sein kann, was möglicherweise auf eine verlangsamte Elimination des Tränenfilms durch die verminderte wäßrige Phase zurückzuführen ist. Beim umgebungsinduzierten trockenen Auge dagegen kann unter bestimmten Umständen (z.B. Lösungsmitteldämpfe) die Lipidphase auch verdünnt sein.

7.1 Semiquantitativer Interferenztest

7.1.1 Methodik

Der Patient wird an der Spaltlampe bei verringerter Umgebungsbeleuchtung untersucht. Bei Verwendung einer Haag-Streit-Lampe wird der Spiegel der Spaltlampe umgedreht, wodurch eine diffuse Reflexion ähnlich der eines diffus reflektierenden Mattglases entsteht. Ebensogut kann im Strahlengang der Spaltlampe vor dem Spiegel ein Polaroidfilter, eine Mattglasplatte oder auch ein Stück Pergamentpapier angebracht werden. Die Spaltlampe wird dann so eingestellt, daß der Lichteinfallswinkel dem Ausfallswinkel entspricht (vgl. Spiegelmikroskopie).

Es wird dann die größtmögliche Helligkeit und ein relativ weiter Lichtspalt eingestellt. Anschließend wird der präkorneale Tränenfilm fokussiert, während der Patient einen Fixationspunkt direkt oberhalb der Lichtquelle fixiert. Diese Stellung muß während des gesamten Untersuchungsgangs beibehalten werden. Bei maximaler Öffnung des Lichtspalts ist die Hornhaut einem diffusen weißen Licht ausgesetzt, und es muß nun das Spiegelreflexbild der Lipidschicht der zentralen Hornhaut vor der dunklen Pupille als Hintergrund bei 15- bis 20facher Vergrößerung fokussiert werden. Dies wird durch kleine Partikel in der wäßrigen Phase des Tränenfilms erleichtert, wobei man darauf achten muß, daß die Oberfläche der Lipidschicht vor dem Hornhautepithel lokalisiert wird. Die Dicke der wäßrigen Phase beträgt etwa 7 µm. Der Untersucher muß also die Spaltlampe etwas näher zu sich heranziehen, als wenn er eine übliche Untersuchung der Hornhautoberfläche beabsichtigt, um ein scharfes Differenzbild der Lipidschicht zu erhalten.

Ist die Lipidschicht dicker als 134 nm, so zeigt das von der Grenzfläche Lipidschicht/Luft reflektierte Licht eine Interferenzerscheinung mit den Lichtanteilen, die von der Grenzfläche Lipidschicht/wäßrige Phase reflektiert werden. Blaues Licht mit einer Wellenlänge von 400 nm befindet sich dabei schon in der Gegenphase und wird weitgehend eliminiert, während rotes Licht mit einer Wellenlänge von 800 nm sich noch in der Cophase befindet und deshalb sichtbar bleibt. Das blaue Licht befindet sich dann in der Gegenphase, wenn die Lipidschicht genau die Hälfte der Wellenlänge des blauen Lichts, also

200 nm repräsentiert. Beachtet man den Refraktionsindex der Lipidschicht, so beträgt der kritische Wert für die Dicke dieser Schicht $200 \times 0{,}67 = 134$ nm.

Man kann das Verhalten der Lipidschicht im kohärenten Spaltlampenlicht gut mit den Interferenzerscheinungen vergleichen, die ein Öltropfen auf einer Wasserpfütze hervorruft. Es zeigen sich an der Spaltlampe deutliche rötliche Strahlungslinien in und um das beleuchtete Feld (Abb. 12). Die Lipidschicht muß also wenigstens 134 nm dick sein. Es sind aber dann auch die anderen Regenbogenfarben in irregulär bewegten Mustern erkennbar. Wird auf der anderen Seite lediglich eine gräuliche Fläche erkennbar, die allenfalls mit einigen blassen bläulichen Linien durchsetzt ist, so kann man daraus folgern, daß die Lipidschicht dünner sein muß. Dann kann man den Patienten auffordern, die Augen langsam zu schließen, der Untersucher kann aber auch stattdessen mit dem Finger das Unterlid langsam und vorsichtig nach oben schieben und so die Lidspalte um etwa ⅙ der ursprünglichen Öffnung verkleinern. Die Lipidschicht, die sich jetzt entsprechend der Lidspaltenverengung nur über eine geringere Fläche ausbreiten muß, verdickt sich dadurch allmählich, und der Untersucher kann dann feststellen, bei welcher Lidspaltenweite das Interferenzmuster erkennbar wird. Auf diesem Weg ist eine semiquantitative Messung der Dicke der Lipidschicht möglich. Werden z.B. die schillernden Farbringe erst dann sichtbar, wenn das Auge schon halb geschlossen ist, so kann die Dicke des Fettfilms auf $134 \times 0{,}5 = 67$ nm geschätzt werden. Muß die Lidspalte dagegen auf ⅙ der ursprünglichen Weite verengt werden, um das Interferenzmuster erkennbar zu machen, so beträgt die Dicke der Lipidschicht ⅙ von 134, also 22 nm. Ist auch durch weiteres Schließen der Lider kein Farbschillern hervorzurufen, so ist entweder die Spaltlampe dejustiert oder die Lipidschicht sehr dick. Ist diese nämlich wesentlich dicker als 134 nm, so ist die Interferenzerscheinung nicht mehr hervorzurufen. Die Schicht erscheint dann am geöffneten Auge wie eine aufgerauhte seidige Oberfläche. Erweitert man dann die Lidspalte vorsichtig mit dem Finger, so erscheint letztlich das rote Interferenzmuster der dünner werdenden Lipidschicht, was bedeutet, daß die gemessene Lipidschicht dicker als 134 nm ist.

Bei einer Ptosis läßt sich die Lipidschicht nur dann beurteilen, wenn man die Lidspalte artifiziell bis auf etwa 12 mm erweitert.

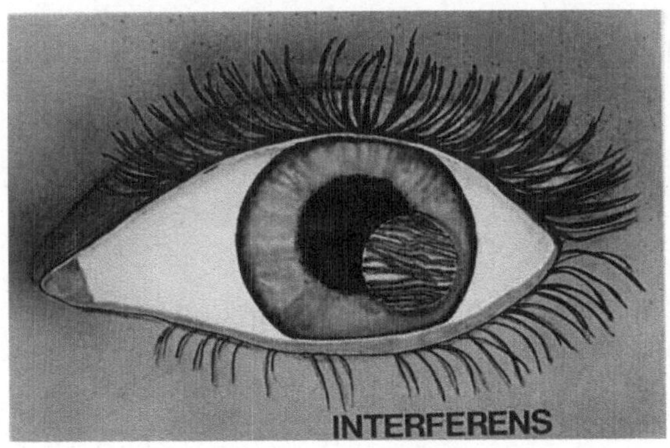

Abb. 12. Untersuchung der Lipidschicht des Tränenfilms. Interferenzmuster

7.1.2 Fehlerquellen

Der Test sollte nicht gleich nach dem Erwachen durchgeführt werden, weil der Transport von Tränen und Schleim im Schlaf sistiert und so die Lipidschicht auch nicht abgebaut wird. Außerdem sollten keine Manipulationen an Lidern durchgeführt werden, die zu einer Expression der Meibom-Drüsen führen, weil hierdurch der Lipidanteil im präkornealen Film ansteigen würde (67). Ebensowenig kann die Messung durchgeführt werden, wenn zuvor Augensalben, Öl, Silikon oder Konservierungsmittel wie das Benzalkoniumchlorid angewendet wurden.

7.1.3 Normalwerte

An 206 Normalpersonen betrug die mittlere Dicke der Lipidschicht 68 ± 2 nm unter Korrektion mit dem Refraktionsindex der Lipidschicht (65). Dies bedeutet, daß ein normales Auge zur Hälfte geschlossen werden muß, bevor ein rotes Interferenzphänomen erscheint. Eine Lipidschicht von mehr als 134 nm hatten nicht mehr als 5% der Fälle. Geschlechts- und Altersunterschiede bestanden nicht, wohl aber rassische Unterschiede, so ist bei Eskimos die Lipidschicht mit 62 ± 3 nm möglicherweise etwas dünner als bei der kaukasischen Rasse mit 69 ± 4 nm; n = 74 in beiden Gruppen (68). Die Dicke der Lipidschicht ist unabhängig von der Tränenfilmaufreißzeit. Auch erlaubt das Auftreten von Schaumbläschen auf der Lidkante keinen Rückschluß auf die Dicke. Der Variationskoeffizient betrug bei 20 Doppelmessungen 12,7% (70).

Pathologische Werte: Bei Keratoconjunctivitis sicca ist die Lipidschicht verdickt (109 ± 6 nm, p <0,001, n = 20) und beträgt bei 40% der Untersuchten mehr als 134 nm (65). Eine verdickte Lipidschicht besteht aber auch bei anderen Krankheitszuständen, so bei chronischer Blepharokonjunktivitis, infektiöser Konjunktivitis, bei Kontaktlinsenträgern und bei Personen mit erhöhter Expressibilität der Meibom-Drüsen (67), während sie bei chronischer Conjunctivitis simplex und bei Allergien normal dick ist. Eine verdünnte Fettschicht findet man dagegen beim klimakterischen trockenen Auge, bei Malern, die Terpentindämpfen ausgesetzt sind, und auch bei Personen, die umweltschädigenden Noxen ausgesetzt sind. In solchen Fällen kann die verdünnte Lipidschicht Ursache der auftretenden subjektiven Beschwerden eines trockenen Auges sein, sofern die Lipide durch fettlösliche Aerosole der Luft angegriffen werden. Dadurch kommt es zu einer vermehrten Verdunstung des Tränenfilms, die Break-up-Time verkürzt sich, und das Hornhautepithel wird angegriffen (69).

7.2 Modifikationen

Josephson (71) warnte davor, unter zu hohen Lichtintensitäten zu untersuchen, weil dadurch die reflektorisch bedingte Steigerung der Tränensekretion die Lipidschicht zerreißen könnte. Auch hat er die Dicke der Fettschicht nicht nur über der Hornhaut, sondern auch über der Conjunctiva bulbi paralimbal

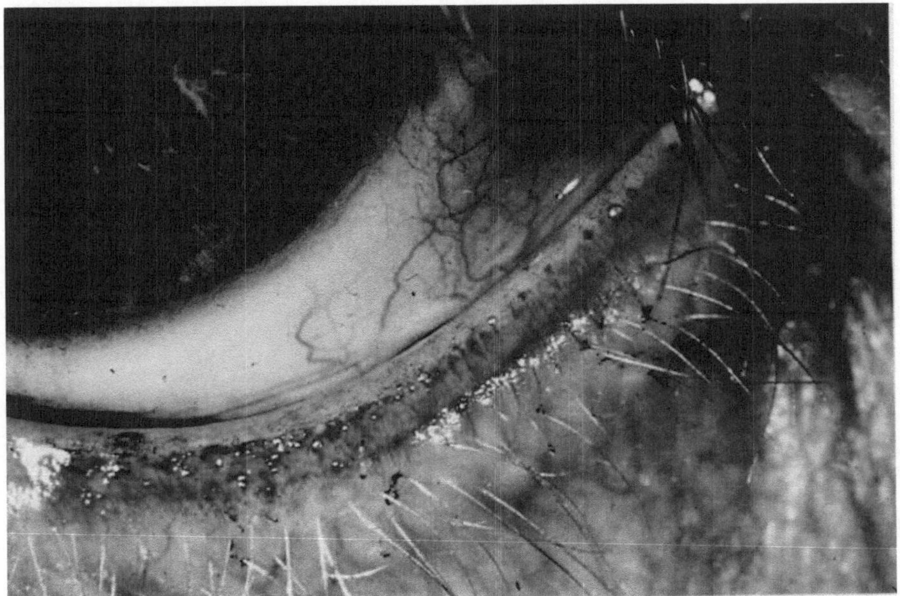

Abb. 13. Vitalfärbung der Ausführungsöffnungen der Meibom-Drüsen mit Sudan III (rot)
und Lissamingrün. Im lateralen Lidrand sind gering aktive Drüsen sichtbar (rot angefärbt)

temporal untersucht. Dabei wurden statische und dynamische Untersuchungen mit dem Videorekorder dokumentiert. Eine Quantifizierung der Untersuchung kann auch mit Hilfe von Lidspaltenphotographien initial und nach Auftreten des Interferenzphänomens vorgenommen werden.

Reflektometrie: Olsen hat eine objektive photometrische Reflektometrie mit Wellenlängen von 500 und 700 nm an der Spaltlampe eingeführt und fand dabei an 10 Normalpersonen eine Lipidschicht von 40 nm Dicke (72).

Vitalfärbung: Durch eine Dreifachvitalfärbung mit lipidspezifischem Sudan III, Lissamingrün und Fluoreszein läßt sich die Funktion der Meibom-Drüsen beurteilen (Abb. 13). Man fand, daß bei Normalpersonen die Ausführungsöffnung von durchschnittlich 55% der Meibom-Drüsen teilweise durch epitheliale Konglomerate verschlossen ist. Gerade bei älteren Personen und bei Konjunktivitis einschließlich Keratoconjunctivitis sicca kommen verschiedene aberrierende Ausführungsöffnungen vor (9).

Diskussion: Die semiquantitative Interferenz ist leicht ohne weitere Hilfsmittel an der Spaltlampe ausführbar. Der theoretische Hintergrund ist jedoch angreifbar, weil eine Korrelation zwischen der Lipidschichtdicke und der Lidspaltenhöhe nicht exakt herstellbar ist. Außerdem muß bedacht werden, daß die Zusammensetzung und damit die Qualität der Lipidschicht mindestens ebenso wichtig ist wie deren Quantität. Von Einfluß ist ferner eine Beimengung von Sekreten der Hautdrüsen zum Sekret der Meibom-Drüsen, der Schmelzpunkt der Fettschicht, der Cholesteringehalt und der Gehalt an freien Fettsäuren (73).

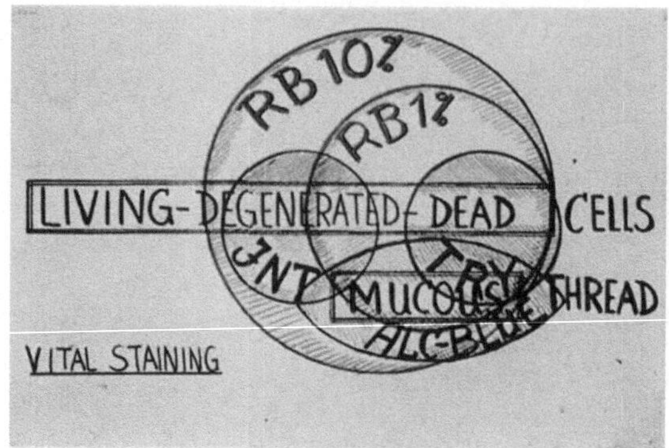

Abb. 14. Diagramm der Spezifität von Vitalfärbungen. *RB*, Bengalrosa; *INT*, Jodonitrotetrazolinum; *TRY*, Trypanblau; *ALC*, Alcianblau

8 Vitalfärbungen

Ein wichtiges Mittel zur Diagnostik des trockenen Auges ist die Vitalfärbung, mit deren Hilfe Austrocknungserscheinungen in exponierten Arealen von Binde- und Hornhaut dargestellt werden können. Im Jahre 1933 führte Henrik Sjögren, der schwedische Forscher, nach dem das Sjögren-Syndrom benannt wurde, die Bengalrosa-Färbung zum Nachweis der Keratoconjunctivitis sicca ein. Bereits in den 20er Jahren hatte E. Marx diesen Farbstoff für Vitalfärbungen am Auge eingesetzt (zit. nach 7).

Durch Bengalrosa werden abgestorbene, degenerierte und abgeschilferte Epithelzellen, aber auch Schleim angefärbt. Die Farbe ist also nicht spezifisch für abgestorbene Epithelzellen. Da beim trockenen Auge jedoch die degenerierten Epithelzellen oft von Schleim bedeckt sind, ist eine Differenzierung zwischen Zellen und Schleim für die praktische Anwendung nicht unbedingt nötig. In Zweifelsfällen gelingt jedoch eine Differenzierung, wenn eine Doppelvitalfärbung mit Bengalrosa und Alcianblau angewendet wird (Abb. 14).

Für die Vitalfärbung wurden außer Bengalrosa auch andere Farbstoffe verwendet: Lissamingrün, das die gleichen Anwendungsgebiete wie Bengalrosa hat und diesem gelegentlich vorgezogen werden kann, ergibt jedoch keine intensive Färbung. Fluoreszein färbt Intrazellulärräume, vorausgesetzt das Epithel zeigt Brüche in seiner Kontinuität, ferner herausgelöste Epithelzellen, Erosionen usw. Dadurch unterscheidet sich Fluoreszein deutlich von der Bengalrosa-Färbung insofern, als sich die beiden Färbemethoden wohl ergänzen, sich aber gegenseitig nicht ersetzen können (7). Beim trockenen Auge ist Bengalrosa zur Anfärbung abgestorbener Epithelzellen, wobei der Kern mehr als das Zytoplasma angefärbt wird, vorzuziehen.

8.1 Spezifität der Vitalfärbungen

Einen Überblick über die Anwendungsgebiete der verschiedenen, zur Vitalfärbung an Kornea und Konjunktiva geeigneten Farbstoffe gibt Abb. 14 (7).

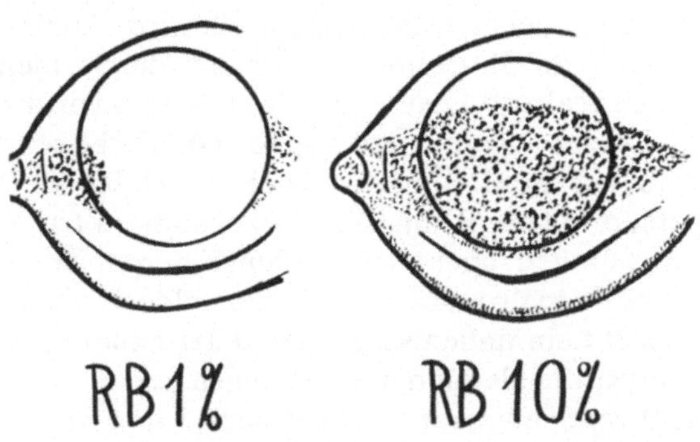

Abb. 15. Bengalrosa-Vitalfärbung normaler Hornhaut (1% *links*, 10% *rechts*)

In vivo lassen sich abgestorbene Epithelien bereits mit 1%igem Bengalrosa anfärben, während man zur Dunkelung von Zellen, deren Austrocknungsprozeß eben erst beginnt eine 10%ige Bengalrosa-Färbung benötigt (Abb. 15). Benötigt man eine Unterscheidung zwischen abgestorbenen und ausgetrockneten Epithelzellen, ist einer 1%igen Alcianblau-Lösung der Vorzug zu geben, wovon abgestorbene Zellen sich blau und ausgetrocknete Zellen rot färben. 1%iges Alcianblau ermöglicht auch eine spezifische Anfärbung von Muzinen (Schleim wird blau und Zellen werden rot angefärbt). Iodonitrotetrazolin wiederum färbt geschädigte lebende Zellen rot an. Kombiniert man diese Färbung mit Lissamingrün, so bekommt man eine Blaufärbung auch für trokkene und abgestorbene Zellen. Eine Kombination von Farbstoffen mit unterschiedlicher Spezifität ermöglicht somit eine bessere Differenzierung pathologischer Veränderungen (vgl. hierzu die Abschnitte über die Lipidschicht und über die Muzinfäden).

8.2 Bengalrosa-Vitalfärbung

Methodik: Für diese Färbemethode wird 4,5,6,7 Tetrachloro2'4'5'7'Tetraiodofluore szeinnatrium, genannt Bengalrosa verwendet. Norn verwendet dazu 1%iges Bengalrosa alleinig oder zu differentialdiagnostischen Erwägungen auch in Verbindung mit Fluoreszein (Rezeptur: Fluoreszein-Natrium 50 mg, Bengalrosa 50 mg, Natriumchlorid 45 mg, Phenylmercurinitrat 0,05 mg, destilliertes Wasser ad. 5,0 g). Der Patient wird darauf hingewiesen, daß die Tropfen etwas brennen. Mit Hilfe einer Kanüle (rote Steristar, G 25, 0,5 × 16 mm) wird nur eine Menge (10 µl) instilliert. Nach einigen Lidschlägen wird der Patient an die Spaltlampe gesetzt. Sobald die überschüssige Farbe im präkornealen Film nach etwa 1−2 min ausgewaschen ist, kann die Vitalfärbung beurteilt werden. Das Ablesen kann max. 5 min hinausgezögert werden, wenn gleichzeitig ein Tränenverdünnungstest durchgeführt wird. Nach mehr als 5 min beginnt die rote Farbe dann zu verblassen (7).

Modifikationen: Über die Menge des zu verwendenden Farbstoffs herrscht Uneinigkeit. So kann auch mit Hilfe einer Präzisionspipette die Farbmenge auf 2,5 µl 1%iger Bengalrosa-Lösung gesenkt werden, wenn nach einigen Lidschlägen die Färbung im rotfreien Licht der Spaltlampe beurteilt wird. Andere Untersucher bringen die Farbe mit einem Glasröhrchen oder auch durch einen Filterpapierstreifen ein, der mit Bengalrosa-Lösung getränkt ist und vor der Instillation mit steriler Kochsalzlösung angefeuchtet wurde. Die Farbe wird ober- und unterhalb der Hornhaut auf die Konjunktiva gegeben. Dabei führt der direkte Kontakt des Filterpapiers mit der Konjunktiva allerdings zur Irritation. Auch läßt sich mit dem Glasröhrchen, aber auch mit dem Filterpapier die Farbmenge nicht exakt bestimmen. Bengalrosa ist auch als Einmaldosis erhältlich (Smith & Nephew). Ferner stellt ein italienischer Hersteller nahezu alle zur Vitalfärbung verwendeten Farbstoffe als Einmaldosierungen her.

Schmerzen: Wenn sich der Patient vor Schmerzen fürchtet, kann 5 min vor der Vitalfärbung eine Lokalanästhesie (z.B. mit 0,2%igem Oxibuprocain) durchgeführt werden, oder aber man wählt Lissamingrün zur Anfärbung. Es hat sich gezeigt, daß das Brennen intensiver ist, wenn eine stärkere Anfärbbarkeit und dadurch auch eine ausgeprägtere Keratoconjunctivitis sicca vorliegt.

Grenzwerte: Auch bei Normalpersonen beobachtet man eine Anfärbbarkeit mit Bengalrosa. Allerdings zeigen sich hier nur einzelne Punkte, die vor allem bei älteren Menschen an der nasal unteren Conjunctiva bulbi, an der Karunkel und an der Marx-Linie anzutreffen sind (Abschnitt 8.5). Um ein trockenes Auge zu beurteilen, sollte man deshalb mit dem Bild einer normalen Vitalfärbung gut vertraut sein.

Wahl und Aussagekraft einer Vitalfärbung hängt davon ab, auf welche Form des trockenen Auges hin der Patient untersucht werden soll. Liegt eine Keratoconjunctivitis sicca oder ein Sjögren-Syndrom vor, so interessieren die exponierten Anteile von Horn- und Bindehaut, was bei Vitamin-A-Mangel bedingten Defekten (Xerophthalmie) oder beim klimainduzierten trockenen Auge nicht der Fall ist. Vitamin-A-Mangel befällt das Bindehautepithel ober- und unterhalb der Kornea, der klimabedingte Typ insbesondere das Konjunktivaepithel unterhalb der Hornhaut (vgl. Kauterisation).

8.2.1 Bijsterveld-Score

Die Bengalrosa-Vitalfärbung wird an exponierten Arealen der Hornhaut willkürlich in drei Grade unterteilt (geringe, mäßige und deutliche Färbung). Dasselbe gilt für die Beurteilung der Färbung der dreieckigen Areale der Conjunctiva bulbi nasal und temporal von der Hornhaut. Die einzelnen Bewertungszahlen werden addiert, so daß maximal die Vergabe von 9 Punkten an einem Auge möglich ist. Ein Ergebnis von mehr als 3,5 ist pathologisch. Die Sensitivität und Spezifität wird mit 95 und 96% angegeben (15). Andere Untersucher konnten eine 100%ige Spezifität und eine 58%ige Sensitivität (74) finden.

Die o.g. Einteilung stammt von Bijsterveld aus dem Jahre 1969 und wird in der Praxis universell akzeptiert. Um Veränderungen im Hinblick auf Trockenheit und lokale Therapie beurteilen zu können, wendet Norn eine ähnliche Gradation an, bei der der maximale Punkwert 15 beträgt.

Einteilung beim Vitamin-A-Mangel: Wenn die Vitalfärbung mit Bengalrosa oder Lissamingrün in einer Entfernung von ½–1 m erkennbar ist, so gilt sie als pathologisch (Abb. 16). Als Grad 1 bezeichnet man eine Anfärbung nur in den

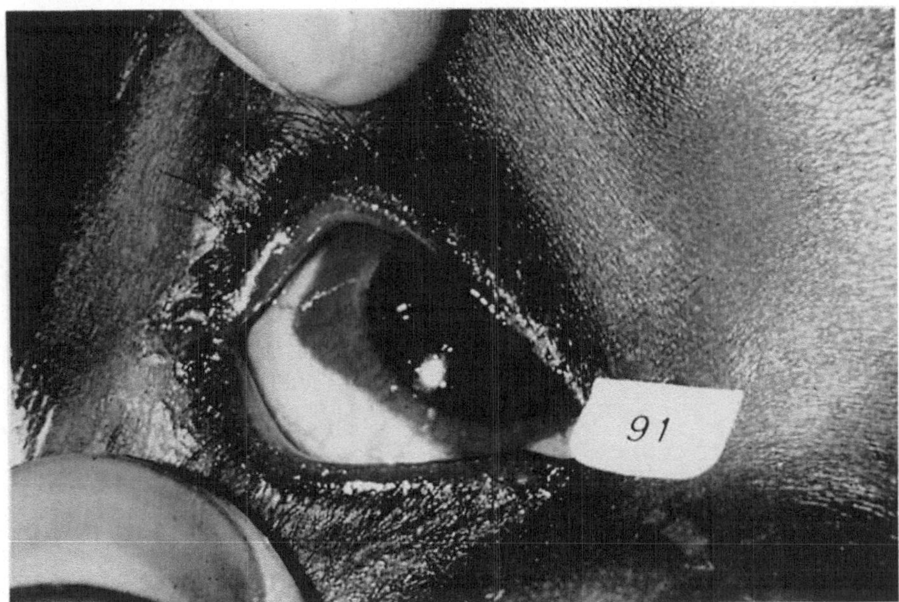

Abb. 16. Vitalfärbung mit Bengalrosa bei Vitamin-A-Avitaminose (Jim Sauter, Kenia)

exponierten Anteilen der Conjunctiva bulbi, beim Grad II wird die Konjunktiva auch unterhalb der Hornhaut angefärbt, ist auch oberhalb der Hornhaut eine Färbung erkennbar, so liegt Grad III vor. Ist die Hornhaut selbst anfärbbar, wird dies als Grad IV bezeichnet (75). Üblicherweise fällt die Färbung aber nur bei frischer Xerophthalmie positiv aus (76).

Einteilung beim umgebungsinduzierten trockenen Auge: Die Einteilung basiert auf einer Schätzung der punktförmigen Anfärbbarkeiten auf der nasalen und temporalen Conjunctiva bulbi. Die umfangreichste Untersuchung hierzu hat Franck (59) vorgelegt und vorgeschlagen, weniger als 10, 10−50 oder mehr als 50 Farbpunkte als Grad I, II und III zu unterteilen.

Andere Formen des trockenen Auges: Bei einem beginnenden Schleimhautpemphigoid färbt sich mit Bengalrosa in der Hälfte der Fälle die tarsale Bindehaut, seltener die exponierten Areale von Kornea und Konjunktiva an (8). Die Diagnose jedoch basiert auf dem Mangel an Schleim (s. Abschnitt 6).

8.3 Lissamingrün

Lissamingrün findet aös Lebensmittelfarbstoff Verwendung (Farbindex no. 44090). Es ist auch unter der Bezeichnung Wollgrün S, BS und BSNA bekannt. Die chemische Summenformel lautet C27 H25 N2 Na O7 S2, das Molekulargewicht beträgt 576,6. Es handelt sich um einen sauren, synthetisch herstellbaren organischen Farbstoff, der wie Tetrazolin-Salze zwei Aminophenyl-Gruppen besitzt. Bisher konnten weder karzinogene noch toxische Eigen-

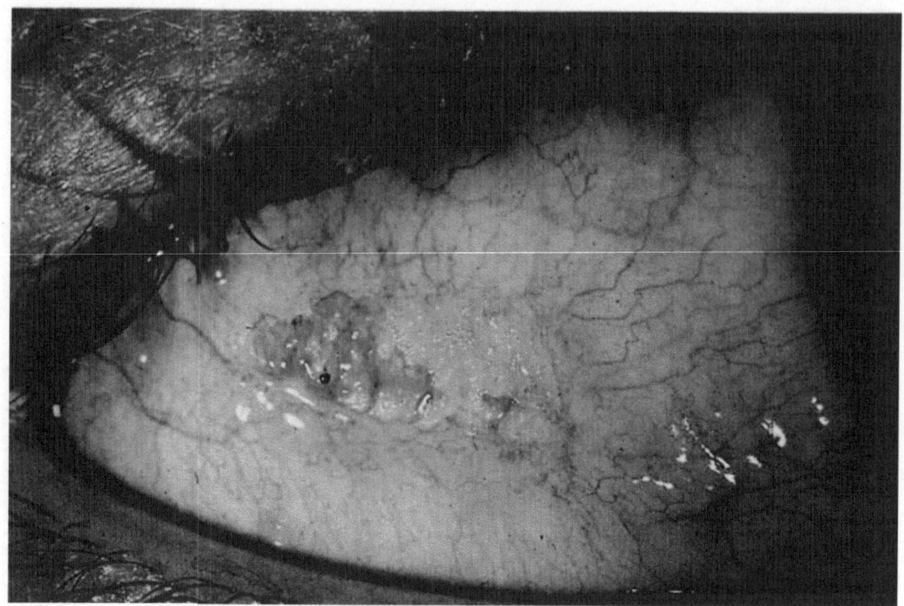

Abb. 17. Bitôt-Fleck (Keratinisierung) der Conjunctiva bulbi von Schleim umgeben. Vitalfärbung mit Alcianblau

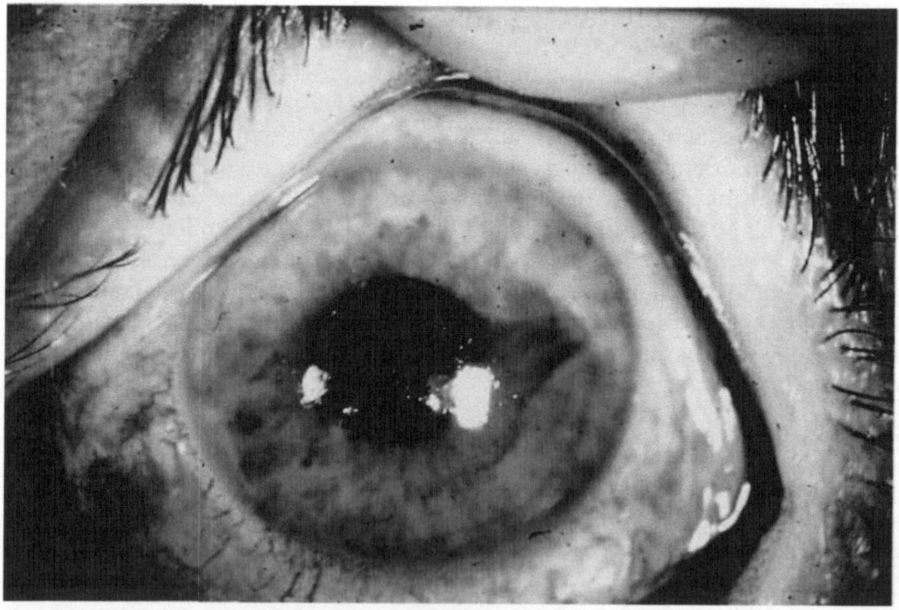

Abb. 18. Keratoconjunctivitis sicca. Vitalfärbung mit Lissamingrün (Grad 1 Hornhaut; Grad 3 bulbäre Konjunktiva. Einteilung nach Bijsterveld)

schaften nachgewiesen werden. Lissamingrün wird in der Augenheilkunde seit 1973 als Vitalfarbstoff verwendet (77). Für die Vitalfärbung reicht ebenso wie bei Bengalrosa bereits eine 1%ige Lösung aus, obwohl sich beide Farbstoffe in ihrer chemischen Zusammensetzung deutlich unterscheiden.

Der Vorteil von Lissamingrün gegenüber dem Bengalrosa besteht in einem deutlicheren Farbkontrast gegenüber Blutgefäßen und Blutungen (grün gegenüber rot) und darin, daß es praktisch keinerlei Beschwerden verursacht. Lissamingrün eignet sich deshalb besonders für arbeitsmedizinische Reihenuntersuchungen (59) und für Feldstudien beim Vitamin-A-Mangel (75, 76). Einige Untersucher ziehen die Färbung deshalb der zeitaufwendigen Untersuchung der gleichzeitig bestehenden Nachtblindheit oder einem Blutretinoltest vor.

Eine Vitalfärbung der *Bitôt-Flecken,* die sowohl als Folge eines Vitamin-A-Mangels auftreten, aber auch nur Ausdruck einer unspezifischen Verhornung sein können, ist durch eine lipidspezifische Anfärbung mit Sudan III möglich (Abb. 17).

Zugluft am Auge, wie z.B. beim Autofahren, kann zwar die Break-up-Time verschlechtern, nicht aber zu einer pathologischen Anfärbbarkeit führen (44). Auf die Gradation der Ergebnisse der Vitalfärbung mit Lissamingrün wird bei der Besprechung der Bengalrosa-Färbung eingegangen (Abb. 18).

8.4 Fluoreszein

Diese Vitalfärbung wird mit dem Natriumsalz des Resorcinolphtalein $C_{20}H_{10}N_2O_5$ in 1%iger wäßriger Lösung durchgeführt, indem man eine kleine Menge von ca. 20 µl als Einmaldosis (Smith & Nephew) verabreicht. Die Untersuchung wird in einem abgedunkelten Raum an der Spaltlampe mittels eines Kobaltfilters (entsprechend Kodak 47B) durchgeführt, und zwar sobald der Tränenfilm durch das Fluoreszein angefärbt ist. Innerhalb der nächsten Minuten muß die Untersuchung wiederholt werden, um zwischen echter und falscher Färbung unterscheiden zu können. Letztere, die durch eine unebene Hornhautoberfläche, den Tränensee in Dellen auf der Hornhautoberfläche, Hornhautexkavationen oder kleine Fädchen auf der Hornhautoberfläche verursacht wird, wird rasch verblassen, während eine echte Vitalfärbung mit Fluoreszein über längere Zeit bestehen bleibt, weil Fluoreszein durch Defekte in den Extrazellularraum des Epithels eindringt. Fluoreszein färbt ausgetrocknete Epithelzellen nicht an, zeigt aber epitheliale Defekte dadurch an, daß es in den interzellulären Raum eindringt.

Bei *normalen Personen* findet man allenfalls feine punktförmige Anfärbbarkeiten, die am häufigsten in der nasal unteren Region von Hornhaut und Konjunktiva anzutreffen sind und deren Zahl mit dem Lebensalter ansteigt. Bei Personen unter 60 Jahren wird man selten mehr als 5–9 punktförmige Anfärbbarkeiten erkennen, bei älteren Personen steigt die Zahl dieser Dots an und sie können über die ganze Hornhaut verteilt sein (7).

Bei *pathologischen Fällen* ist die Zahl der Anfärbbarkeiten deutlich höher, so z.B. beim trockenen Auge oder auch bei berufsbedingten Veränderungen, wie z.B. durch Steinwollefasern besonders an der nasal unteren Konjunktiva hervorgerufen werden können (78). Ferner wird man bei Kontaktlinsenträgern, bei Keratitis, bei Hornhauterosionen und nach Kauterisationen eine vermehrte Anfärbbarkeit mit Fluoreszein finden.

Modifikationen: Es wird auch vorgeschlagen, mit einem Videofilm den Anteil von anfärbbarer und nicht anfärbbarer Hornhaut nach Gabe von 2%igem Fluoreszein zu dokumentieren (79).

8.5 Fluorexon

Fluorexon ist ein Fluoreszeinderivat mit einem höheren Molekulargewicht (710 gegenüber 376 beim originären Fluoreszein). Es hat eine große Anwendbarkeit insofern, als damit die Vitalfärbung des Fluoreszein mit derjenigen des Bengalrosa (dunkelbraune nicht fluoreszierende Anfärbung von abgestorbenen und degenerierten Zellen) kombiniert werden kann. Allerdings ist die Färbung einer 2%igen Verdünnung deutlich weniger intensiv, als wenn mit den o.g. Farbstoffen angefärbt wird. Aus diesem Grund wird Bengalrosa weiterhin für die Diagnostik beim trockenen Auge vorzuziehen sein.

Marx-Linie: Die Marx-Linie an der Lidkante ist mit Bengalrosa und Lissamingrün darstellbar. Sie verläuft entlang der Lidkante direkt hinter den Öffnungen der Meibom-Drüsen und korrespondiert mit der Unterkante des Tränenmeniskus. Normalerweise läßt sie sich bis in die Canaliculi verfolgen und ist sozusagen ein Abdruck des Verlaufs der Tränenströmung. Bei älteren Personen kann diese Linie etwas unregelmäßig sein. Ein Abweichen dieser Linie von ihrer normalen Verlaufsform kann Zeichen eines trockenen Auges sein, so verläuft sie z.B. bei einem Ektropium hinter dem Punctum lacrimale (7, 9) und beim Pemphigoid mit reduziertem Tränenfluß wird man nur eine rudimentäre Marx-Linie finden (8).

9 Weitere Methoden

9.1 Blinkfrequenz, Tränenmeniskus, Bindehautschaum

Eine erhöhte *Blinkfrequenz* — mehr als 12/min — wird man beim primären Sjögren-Syndrom antreffen. In der Regel korreliert eine solche erhöhte Blinkfrequenz mit einer verkürzten Break-up-Time (80).

Höhe des Tränenmeniskus: Man kann ihn an der Spaltlampe bzw. über vergrößernde Videoaufnahmen messen. Die Mittelwertbildung aus unterschiedlichen Messungen stellt einen wichtigen Faktor für die Beurteilung des trockenen Auges dar (81). Der normale Tränenmeniskus beträgt 0,2 mm. Werte unter 0,2 mm oder Unterbrechungen sind pathologisch.

Bindehautschaum: Durch den Lidschluß entsteht Schaum. Er besteht aus dem fettigen Sekret der Meibom-Drüsen und vielleicht auch aus Beimengungen des von der Haut gebildeten Fettes. Bei Normalpersonen findet man durchschnittlich 1,1 mm^2 Bindehautschaum, wovon der größte Anteil lateral auf der Unterlidkante lokalisiert ist (0,9 mm^2). Es besteht eine Abhängigkeit vom Lebensalter mit einem Maximum zwischen 30 und 50 Jahren (70). Wenig Schaumbildung findet man bei Patienten mit Lagophthalmus. Bei Keratoconjunctivitis sicca kann die Schaumbildung normal sein. Sie verschwindet durch Silikonemulsion (82) und wird durch fettlösende Umgebungseinflüsse vermindert (69).

9.2 Spekularmikroskopie

Die Analyse des Bengalrosa- und Fluoreszein-gefärbten Hornhautepithels mittels Spekularen wurde von Lemp 1984 eingeführt. Lemp et al. (83) fanden eine statistisch signifikante Änderung zu kleinen Zellen als Ausdruck einer Eorsierten Exfoliation bei Keratoconjunctivitis sicca.

9.3 Messung der Tränenverdunstung

Schutzbrillen, unter denen ein Milieu mit definierter Feuchtigkeit und Temperatur erzeugt werden kann, wurden verschiedentlich zur Messung der Verdunstung der Tränenflüssigkeit am Auge verwendet. Der Normalwert beträgt 4,07 ± 0,40 (x ± SEM $10^{\div 7}$ g/cm^2/s, n = 52) und ist unabhängig von Alter und Geschlecht. Bei der Keratoconjunctivitis sicca ist die Verdunstung erhöht, was möglicherweise auch der Grund für die Hyperosmolarität des Tränenfilms bei dieser Störung ist. Eine erhöhte Verdunstung tritt vor allem bei Störungen der Muzin- oder Lipidschicht auf (84).

9.4 Hornhautsensibilität

Die Hornhautsensibilität kann mit dem Gerät von Draeger oder mit Nylonfaden-Anästhesiometer von Cochet & Bonnet bestimmt werden. Nach eigenen Untersuchungen ist die Hornhautsensibilität bei Keratoconjunctivitis sicca normal, beim Sjögren-Syndrom vermindert (85). Bei Pemphigoid erhält man eine diffus verminderte Sensibilität sowohl an der tarsalen Konjunktiva als auch am Fornix, an der Conjunctiva bulbi, der Karunkel sowie an der Hornhaut, nicht aber an der Lidkante (86).

9.5 Puffer-Kapazität

Bei der Keratoconjunctivitis sicca zeigt das konjunktivale Sekret einen normalen pH-Wert (87). Installiert man allerdings eine Pufferlösung mit einem pH-Wert von 5,0, so normalisiert sich der pH-Wert bei Patienten mit Keratoconjunctivitis sicca und Pemphigoid erst nach deutlich verlängerter Zeit (88).

9.6 Leukozyten-Esterase-Stix

Wenn beim trockenen Auge eine bakterielle Superinfektion vermutet wird, kann der Tränenfilm mit Hilfe dieser Teststäbchen untersucht werden (vgl. Abschnitt 1). Dazu wird ein schmaler Baumwollfaden (2–3 mm breit und 20 mm lang) in den unteren Fornix lateral eingelegt. Nach 20 s wird der jetzt befeuchtete Baumwollfaden entnommen, auf die zwei distalen Testfelder aufgelegt und mit den beiden proximalen Testfeldern des in der Mitte eingeknickten Urin-Sticks bedeckt (Nephur-Test-Leuko, Boehringer/Mannheim). Die Testfelder werden dann für einige Sekunden aneinandergepreßt und nach exakt 60 s abgelesen. Bei positivem Testausfall verfärbt sich das Esterasefeld rot und zeigt damit einen vermehrten Anteil an Leukozytenesterase im Tränenfilm an (Sensitivität 89%, Spezifität 98%, allgemeine Übereinstimmung 96% bei 262 Normalpersonen und 84 Patienten mit infektiöser Konjunktivitis; 89). Das Albuminfeld (blaue Reaktion) dient zur Kontrolle für eine ausreichende Absorption von Tränenflüssigkeit im Baumwolltupfer.

10 Labortests

10.1 Lactoferrin

Lactoferrin wird hauptsächlich von den Acini der Tränendrüsen produziert. Seine Konzentration im Tränenfilm ist deshalb ein brauchbarer Parameter für die Diagnostik der Keratoconjunctivitis sicca und des Sjögren-Syndroms (90). Zur Bestimmung des Lactoferrin wird ein ELIAS (enzymelinked immuno-adsorbent assay) verwendet, dessen Variationskoeffizient 5% beträgt. Mit dieser Methode ist heute eine Messung von Konzentrationen im Bereich eines Nanogramms pro ml möglich (91). In der ophthalmologischen Praxis kann das Tränenlactoferrin mit Hilfe eines kommerziell erhältlichen Immundiffusionstests bestimmt werden (Lactoplate R). Als Ergebnis dient der Durchmesser des Präzipitatrings nach 42 h.

10.2 Lysozym (Muraminidase)

Lysozym ist ein Enzym, das die Zellwand bestimmter Bakterien angreift. Seine Konzentration in der Tränenflüssigkeit kann gemessen werden, indem man ein 5 mm großes Stück Schirmer-Papier in den Bindehautsack einlegt, dann das tränenbefeuchtete Papier entnimmt und auf eine Agarplatte legt, die eine Suspension mit dem Bakterium Micrococcus lysodeikticus enthält. Die Inhibitionszone für das Wachstum dieser Bakterien wird dann nach 24 h Inkubation mit 37°C gemessen.

Diese Immuno-assay-Technik wird mittlerweile allgemein bevorzugt. Aine führte sie ein (92) und stellte altersbedingte Normwerte für den Lysozymgehalt der Tränen fest: bis zum 60. Lebensjahr 0,75–3,3 mg/ml und über dem 60.

Lebensjahr 0,65–2,9 mg/ml. Mittelwert 1,68 ± 0,63 mg/ml. Geschlechtsunterschiede bestehen bei diesem Test nicht. Bei der Keratoconjunctivitis sicca und bei der nutritiven Xerose ist der Lysozymgehalt vermindert.

10.3 Elektrophorese

Mit Hilfe der zweidimensionalen Immunelektrophorese und der Immundiffusion läßt sich mehr als nur Lactoferrin und Lysozym darstellen. Die Bestandteile der Tränenflüssigkeit werden darüber hinaus in Albumin, IgA, IgG, IgM, Transferrin usw. aufgetrennt. Bei Normalpersonen finden sich 25 verschiedene Komponenten. Muzin kann man elektrophoretisch in Glykoproteine auftrennen und ihr Verhalten beim Sjögren-Syndrom sowie beim Stevens-Johnson-Syndrom untersuchen (93).

10.4 Szintigraphie der Tränendrüse

Nach intravenöser Gabe von 3 mCi^{67} Galliumcitrat wird die Anflutung von Gallium in die Tränendrüse gemessen. Beim Sjögren-Syndrom ist der Galliumgehalt der Tränendrüse vermindert (94).

10.5 Osmolarität der Tränen

Diese kann mit einem Gefrierpunkt-Osmometer bereits bei 0,2 μl Tränenflüssigkeit bestimmt werden. Bei der Keratoconjunctivitis sicca ist die Osmolarität erhöht (mehr als 312 m osmol; 95), variiert allerdings mit dem Entnahmeort. So finden sich im unteren Fornix höhere Werte als im unteren Tränenmeniskus, was daran liegen könnte, daß sich im unteren Fornix Abbauprodukte ansammeln, die die Osmolarität erhöhen (96).

10.6 Tränenzytologie

Mit der semiquantitativen konjunktivalen Zytologie (Abb. 19–22) werden bei der Keratoconjunctivitis sicca Normalwerte gefunden, eine Neutrophilie weist dagegen auf eine bakterielle Sekundärinfektion hin (7). Ein erhöhter Anteil von kernhaltigen verhornten Epithelzellen spricht für ein Pemphigoid (7) (Abb. 21).

10.7 Bindehautbiopsie (Impressionszytologie)

Eine Schätzung der Becherzelldichte ist mit Hilfe der Impressionszytologie möglich (34). Schlangenlinienartige Chromatinstrukturen in konjunktivalen Epithelzellen, die bei gesunden Patienten nie gefunden wurden, sollen nach K. Marner (97) für die Keratoconjunctivitis sicca charakteristisch sein (Abb. 23).

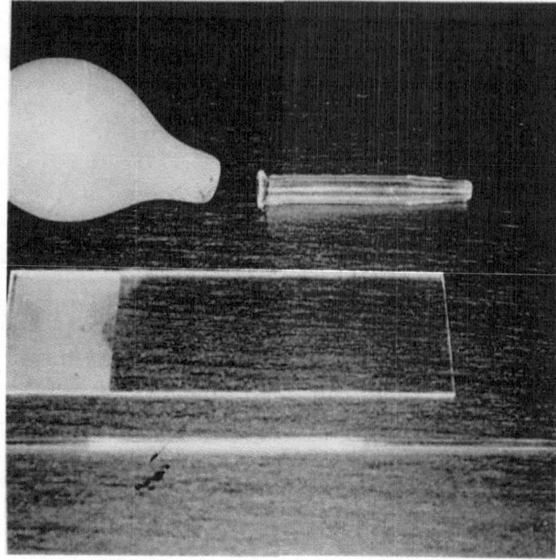

Abb. 19. Semiquantitativer Zytologietest der Konjunktiva nach Norn

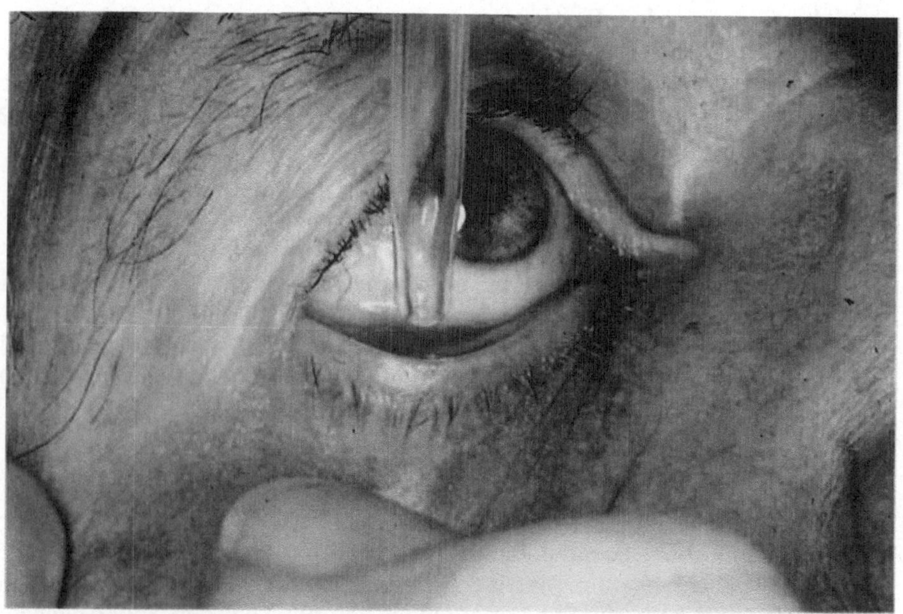

Abb. 20. Semiquantitativer Zytologietest der Konjunktiva (Modifikation)

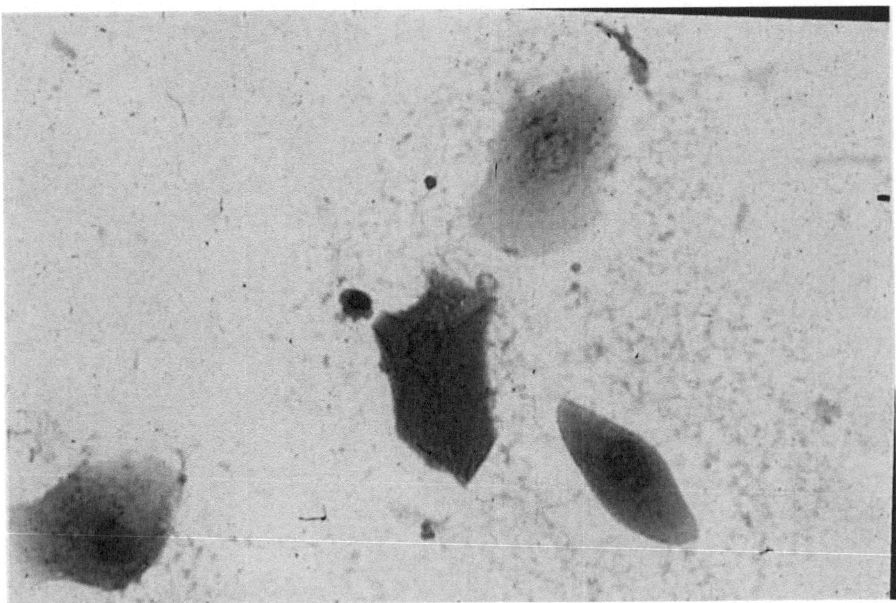

Abb. 21. Keratinisierte squamöse Zellen bei benignem Pemphigoid (semiquantitativer Zytologietest)

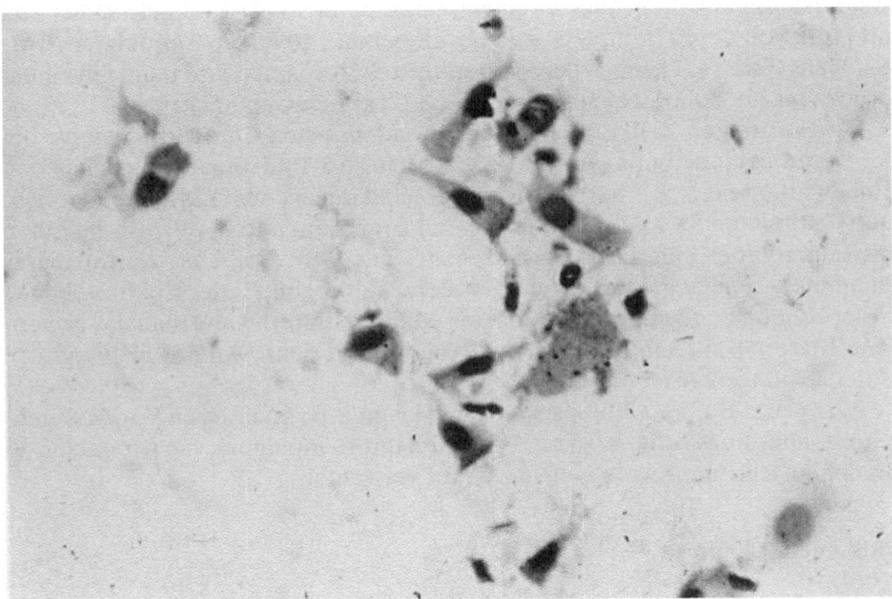

Abb. 22. Säulenförmige Epithelzellen (abnorme Desquamation) bei umweltinduziertem trockenen Auge (semiquantitativer Zytologietest der Konjunktiva, × 100)

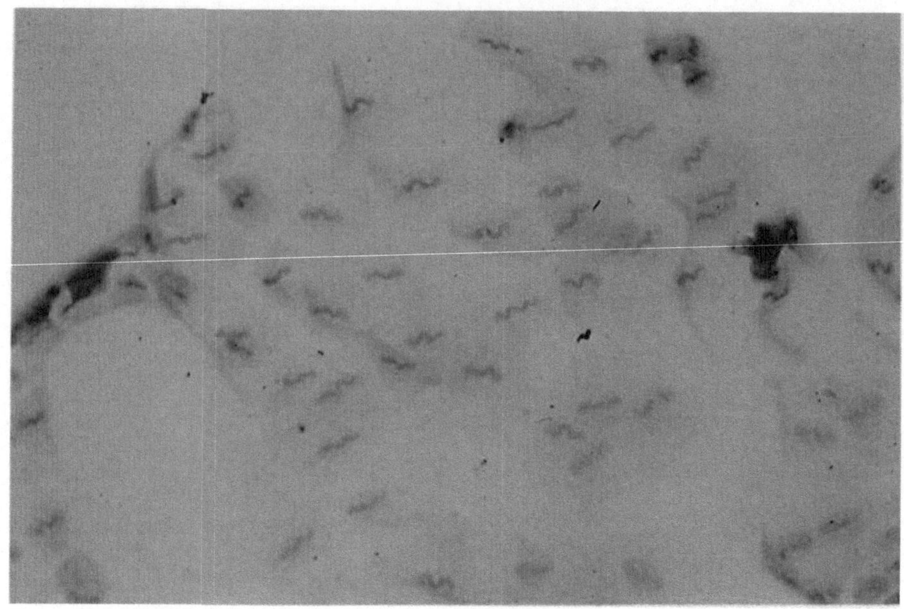

Abb. 23. Schlangenähnliches (Snake-like) nukleares Chromatinmuster in konjunktivalen Epithelzellen bei Keratoconjunctivitis sicca (Impressionszytologie nach K. Marner)

Methodik: Zunächst wird ein Millipor-Band (Typ VS) mit einer Porengröße von 0,025 µm in kaltem Wasser eingeweicht, dann an der Luft getrocknet und mit Hilfe von doppelseitig klebendem Klebeband an einem Tonometer (Correx, Haag-Streit) befestigt. Das so montierte Filterpapier wird dann mit einem Druck von 25–30 mmHg gegen die obere Conjunctiva bulbi gepreßt.

Die S-förmigen Zellkerne mit ihrem kondensierten Chromatin, wie sie bei der Keratoconjunctivitis sicca zu beobachten sind, findet man lediglich in den Bindehautanteilen oberhalb der Kornea, nicht dagegen im Lidspaltenbereich. Der Test fiel bei 55 von 118 Patienten mit primärem und bei 13 von 24 Fällen mit sekundärem Sjögren-Syndrom positiv aus (98). Die Ursache für dieses Phänomen ist nicht geklärt, eine besondere Vulnerabilität der Epithelzellen in dieser Region ist zu vermuten. Von den Millipor-Filtern kann man das gewonnene Material auf Objektträger übertragen und dann weitere histologische Untersuchungen durchführen.

Eine echte Bindehautbiopsie läßt sich leicht z.B. im unteren Fornix durchführen, allerdings sollte man bei Patienten mit Pemphigoid, die ja ohnehin zu Bindehautschrumpfungen neigen, darauf verzichten.

10.8 Lectin-Analyse

Das konjunktivale Muzin aus den Becherzellen und aus dem sekundären Muzinsystem (Vesikel dicht unter der Zelloberfläche) zeigt unterschiedliche

Zuckerkettencharakteristika. Bei der Keratoconjunctivitis sicca findet man im Muzin veränderte Zuckerketten, die unter dem Elektronenmikroskop mit Hilfe der Lectin-Gold-Zytochemie (99) oder auch in Tränenproben untersucht werden können.

10.9 Auto-Antikörper

Beim Sjögren-Syndrom ist die Blutsenkungsgeschwindigkeit erhöht, ebenso antinukleäre Antikörper, Komplement-C3-Antikörper, IgG und IgM, außerdem Anti-SS-A- und Anti-SS-B-Antikörper (Kaninchenthymus).

10.10 Gewebstypisierung

Beim primären Sjögren-Syndrom überwiegen HLA DW 2 und 3, beim sekundären Sjögren-Syndrom dagegen HLA DW 4.

11 Kombinierte Tests

Um zur Diagnose einer Keratoconjunctivitis sicca, eines Sjögren-Syndroms oder umgebungsinduzierter Augenbeschwerden zu kommen, ist es notwendig, verschiedene Tests zu kombinieren, auch bedarf es zusätzlicher Parameter für die Überwachung der jeweiligen Krankheitsstadien und des Therapieerfolgs.

11.1 Kriterien für das Sjögren-Syndrom

Zur Einteilung des Sjögren-Syndroms wurden verschiedene Schemata vorgeschlagen (Kalifornisches, Griechisches, Japanisches und Kopenhagener Kriterium). Berücksichtigt man das Kopenhagener Kriterium für das primäre Sjögren-Syndrom, so müssen wenigstens zwei der drei Keratoconjunctivitis-sicca-Kriterien und ebenso auch zwei der drei Xerostomie-Kriterien positiv sein. Die Kopenhagener Kriterien für die Keratoconjunctivitis sicca sind: Schirmer-I-Test mit geschlossenen Augen weniger als 10 mm in 5 min, Break-up-Time unter 10 s und Bijsterveld-Score bei der Bengalrosa-Färbung über 4 Färbepunkte an beiden Augen. Die Xerostomie-Kriterien basieren auf Sialometrie, Szintigraphie und Lippenbiopsie.

11.2 Therapiekriterien

Der Erfolg einer Behandlung des trockenen Auges kann an den Ergebnissen des Schirmer-Tests, der Break-up-Time sowie am Bengalrosa-Score und vielleicht noch mit Hilfe anderer Tests wie z.B. der Osmolaritätsbestimmung überprüft werden.

11.3 Kriterien für das umgebungsinduzierte trockene Auge

Aus den Ergebnissen verschiedener Untersuchungen kann man folgern, daß ein trockenes Auge auch durch exogene Einflüsse auf die oberflächliche Lipidschicht des präkornealen Tränenfilms, z.B. durch Terpentindämpfe, N-Butanol und Ausdunstungen von Baustoffen hervorgerufen sein kann (59, 69). Bei der Keratoconjunctivitis sicca dagegen ist die Lipidschicht nicht verändert. Deswegen müssen Interferenz- und Schaumtests angewandt werden, ebenso eine Vitalfärbung mit Bengalrosa oder Lissamingrün und die Bestimmung der Break-up-Time. Allerdings unterscheiden sich die Ergebnisse der Vitalfärbung vom Bijsterveld-Score insofern, als sich die Färbung nicht diffus über die exponierten Stellen der Bindehaut verteilt, sondern eine gruppenförmige Anordnung auf der Conjunctiva bulbi zeigt. Man muß daher die größte Gruppe punktförmiger Anfärbbarkeiten beurteilen (59). Eine erhöhte Desquamation zylindrischer Epithelzellen kann mit Hilfe einer quantitativen zytologischen Untersuchung festgestellt werden (Abb. 22, 7, 78).

12 Diskussion

Die Ergebnisse der Tränentests hängen von der Zusammensetzung der Tränenflüssigkeit, den zur Testung beigefügten Substanzen, der jeweiligen Technik und Lokalisation der Probengewinnung ab. Ein Tränentest ist nur selten so ausführbar, daß das System selbst nicht beeinflußt wird. Ohne Beeinflussung lassen sich nur die Dicke der Lipidschicht mit Hilfe der Interferenzmethode bestimmen und die native Break-up-Time-Bestimmung ohne Fluoreszein durchführen. Dagegen wird bei den meisten Untersuchungsmethoden die Tränenproduktion in unkontrollierbarer Weise durch Reflexstimulation und die daraus resultierenden Veränderungen von Quantität und Qualität des Tränenfilms beeinflußt. Reines Basalsekret ist kaum oder gar nicht gewinnbar. Selbst psychisch provozierte Tränenproduktion zeigt unterschiedliche Charakteristika. So findet man höhere Lysozym- und Lactoferrinspiegel im reflexstimulierten Tränensekret als in Tränen, die vorwiegend aus Basalsekret bestehen.

12.1 Technik der Probengewinnung

Der Lysozymgehalt ist geringer, wenn die Tränenflüssigkeit mit einem Schwämmchen statt mit Filterpapier gewonnen wird wegen der inneren Absorption von Schwämmchen (100). Mit Kapillarrohren und Filterpapier gewonnene Tränen zeigen dagegen vergleichbare Werte von Lysozym und Lactoferrin, die Filterpapierproben zeigen jedoch höhere Werte für Albumin, Transferrin und IgG, was möglicherweise durch die mechanische Irritation der Konjunktiva erklärt werden kann (101).

12.2 Lokalisation der Probengewinnung

Der zuverlässigste Ort für die Gewinnung von Tränen ist der Ausführungsgang der Tränendrüse. Hier kann das Sekret der Tränendrüse mit fein ausgezogenen Glaskapillaren gewonnen werden. Allerdings ist diese Methode bisher nur im Tierexperiment angewandt worden. Bei unseren Patienten müssen wir weiterhin damit zufrieden sein, die Tränenflüssigkeit aus dem unteren Tränenmeniskus oder aus dem unteren Fornix zu gewinnen, wo Verunreinigungen möglich sind.

Bei der quantitativen Zytologie sind die Ergebnisse, je nach Bindehautareal (7), unterschiedlich, ferner besteht eine Hyperosmolarität der Tränen im unteren Fornix verglichen mit denen des Tränenmeniskus (96). Beide Beobachtungen deuten auf einen geringeren Umsatz der Tränenflüssigkeit im unteren Fornix im Gegensatz zu dem schnelleren Tränenfluß im Tränenmeniskus hin. Diese Vergleiche zeigen, wie wichtig es ist, die einzelnen Tests zu standardisieren und den richtigen Ort der Probengewinnung zu bestimmen.

Die Tränenproben enthalten Bestandteile, die ausschließlich aus den Tränendrüsen stammen (Lactoferrin, Lysozym und IgA). Andere stammen aus dem Blut wie Albumin, IgG und eingewanderte Zellen, wieder andere werden von den Becherzellen und vom Bindehautepithel wie das sekundäre Muzinsystem gebildet oder entstammen den Meibom- oder Hautdrüsen, deren Sekret beim Lidschluß beigemengt wird.

Die Zusammensetzung einer Tränenprobe hängt also von all diesen Beimischungen ab und wird so von Art und Technik der Probengewinnung mitbestimmt.

13 Diagnostische Methoden in der Praxis

Wie geht man am besten in einer stark frequentierten Praxis vor? Was unternimmt man, wenn der Verdacht auf ein trockenes Auge besteht? Aus den verschiedenen diagnostischen Methoden empfehle ich zunächst die Tränenfilmaufreißzeit (BUT) und die Vitalfärbung mit Bengalrosa. Besteht der Verdacht auf ein trockenes Auge, sollte zusätzlich der Schirmer-Test gemacht werden. Beim umgebungsinduzierten trockenen Auge bzw. bei Verdacht auf ein solches sollte auch die Lipidschicht des Tränenfilms mittels der Interferenzmethode an der Spaltlampe beurteilt werden.

Literatur

1. McMonnies CW (1984) Detection and management of dry eye problems in contact lens wearers. 4th Scandinavian Contact Lens Meeting, Sweden
2. Edmund J, (1951) Photoelectric measurement of the corneal gloss. Danish Science Press, Copenhagen, pp 136

3. Trobe JD, Laibson PR (1972) Dystrophic changes in the anterior cornea. Arch Ophthalmol 87:378−382
4. Graves (1923) Trans Ophthalmol Soc UK 43:386
5. Duke-Elder S (1962) System of Ophthalmology, vol VII. Kimpton, London, pp 254−255
6. Boyd HH (1970) In: Sampson WG, Feldman GL (eds) Contact lens medical seminar, vol I. Thomas, Springfield, III, p 138
7. Norn M (1983) External eye, methods of examination, 2nd edn. Scriptor, Copenhagen, pp 212
8. Kristensen EB, Norn M (1974) Benign mucous membrane pemphigoid. I. Secretion of mucus and tears. Acta Ophthalmol 52:266−281
9. Norn M (1985) Meibomian orifices and Marx'line, studied by triple vital staining. Acta Ophthalmol 63:698−700
10. Schirmer O (1903) Studium zur Physiologie und Pathologie der Tränenabsonderung und Tränenabfuhr. Arch Ophthalmol 56:197−291
11. Henderson JW, Prough WA (1950) Influenzia de la edad y el sexo en el flujo lacrimal. Arch Ophthalmol 43:224
12. Murube del Castillo J (1982) Dacriologia basica, Madrid
13. Hansen T, Kiehn O, Kristensen J et al (1983) Schirmer's tear test (in danish with an english summary). Ugeskr Laeger 145:2573−2575
14. Norn M (1977) Outflow of tears and its influence on tear secretion and break up time. Acta Ophthalmol 55:674−682
15. Bijsterveld OP (1969) Diagnostic tests in the sicca syndrome. Arch Ophthalmol 82:10−14
16. Prause JU, Frost-Larsen K, Isager H, Manthorpe R (1982) Tear absorption in the filter-paper strips and in the Schirmer-I-test. Acta Ophthalmol 60:70−78
17. Farris RL, Gilbard JP, Stuchell RN, Mandel ID (1983) Diagnostic tests in keratoconjunctivitis sicca. CLAO J 9:23−28
18. Shapiro A, Merin S (1979) Schirmer's test and break up time of tear film in normal subjects. Am J Ophthalmol 88:752−757
19. Zappia RJ (1972) Fluorescein dye disappearance test. Am J Ophthalmol 74:160−162
20. Shiavi L, Lazzaroni F, Ghini M et al (1986) Effect of oral contraceptives on tear secretion. In: IV Int Symp Lacrimal System, Milano-Pavia, Abstract Book
21. Rieger G (1986) Schirmer's test with typical anesthesia with opened or closed eyes? Fortschr Ophthalmol 83:179−180
22. Jones LJ (1966) The lacrimal system and its treatment. Am J Ophthalmol 62:47−60
23. Lamberts DW, Foster SC, Perry HD (1979) Schirmer's test after topical anesthesia and the tear meniscus height in normal eyes. Arch Ophthalmol 97:1082−1085
24. Jordan A, Baum J (1980) Basic tear flow, does it exist? Ophthalmology 87:920−930
25. Clinch TE, Benedetto DA, Felberg MT, Laibson PR (1983) Schirmer's test, a closer look. Arch Ophthalmol 101:1383−1386
26. Makie JA, Seal DV (1981) The questionable dry eye. Br J Ophthalmol 65:2−9
27. Holly FJ, Laukaitis SJ, Esquivel ED (1984) Kinetics of lacrimal secretion in normal human subjects. Curr Eye Res 3:897−910
28. Jonasdottir E (1987) Schirmer-I-test with and without modifications. Acta Ophthalmol 65:657−660
29. Holly FJ, Beebe WE, Esquivel ED (1984) Lacrimation kinetics in humans as determined by a novel technique. In: Holly FJ (ed) The preocular tear film. Dry Eye Institute, Lubbock, Texas, pp 76−88
30. Jobes LT, Malcolm M, Vincent NJ (1972) Lacrimal function. Am J Ophthalmol 73:658−659
31. Kurihashi K (1984) Diagnostic tests of lacrimal function using cotton threads. Abstr. 91 and 93 in: Int Tear Film Symp Program 1984, and in: Holly FJ (ed) The preocular tear film. Dry Eye Institute, Lubbock, Texas, pp 88−116
32. Norn M (1965) Tear secretion in normal eyes. Acta Ophthalmol 43:567−573
33. Norn M (1966) Tear secretion in diseased eyes. Acta Ophthalmol 44:25−32

34. Royer J (1985) Dry eye. Klin Monatsbl Augenheilkd 186:436–441
35. Brandt HP, Fritsche G (1967) Klinische Erfahrungen mit dem Tränenstreifen-Verdünnungstest un Norn MS. Acta Ophthalmol 45:166–176
36. Port M (1980) The photographic assesment of tear flow. Contacto 24/6:10–20
37. Sørensen TB (1984) Studies on tear physiology, pathophysiology and contact lenses by means of dynamic gamma camera and technetium. Acta Ophthalmol (Suppl) 167:54
38. Mashima J, Gasset A, Klyce CD, Baum JL (1966) Determination of tear volume and tear flow. Invest Ophthalmol 5:264
39. Occhipint JR, Mosier MA, Motte J, Monji GT (1988) Fluorophotometric measurement of human tear turn over rate. Eye Res 7:995–1000
40. Puffer MJ, Neault RW, Brubaker RF (1980) Basal precorneal tear turn over in the human eye. Am J Ophthalmol 89:369–376
41. Rolando M (1984) Tear mucus ferning test in normal and keratoconjunctivitis sicca eyes. Cibret Int Ophthalmol 2:32–41
42. Rolando M, Baldi G, Calabria A (1984) Tear mucus ferning in KCS (abstract). Tear Symposium, Genova, p 35
43. Recupero SM, Castaniti G, Garufi C et al. (1986) Modifications of tear secretion during treatment with highdoses of folinic acid and 5-fluorouracil in advanced colon cancer. In: IV Int Symp Lacrimal System, Milano-Pavia, Abstract Book
44. Wyon NM, Wyon DP (1987) Measurement of acute response to draught in the eye. Acta Ophthalmol 65:385–392
45. Norn M (1988) Quantitative tear ferning. Acta Ophthalmol 66:201–205
46. Calabria G, Rolando M (1984) Fisiopatologia del film lacrimale. Symp 64 Congr Soc Oftalmol Italiana, pp 240
47. Norn M (1987) Ferning in conjunctival-cytologic preparations. Acta Ophthalmol 65:118–123
48. Liotet J, Bijsterveld OP, Bletry O et al. (1987) L'oeil sec. Masson, Paris, pp 213–233
49. Calabria GA, Rolando M (1986) Biochemistry of the tears. In: IV Int Symp Lacrimal System, Milano-Pavia, Abstract Book
50. Tabbara KF, Okumoto M (1982) Ocular ferning test, a qualitative test for mucus deficiency. Ophthalmol 89:712–714
51. Norn M (1969) Desiccation of the precorneal film. I. Corneal wetting time. Acta Ophthalmol 47:865–880
52. Norn M (1969) Desiccation of the precorneal film. II. Permanent discontinuity and Dellen. Acta Ophthalmol 47:881–889
53. Lemp MA, Holly FJ, Iwata S, Dohlman CH (1970) The precorneal tear film. Arch Ophthalmol 83:89–94
54. Fenton PJ (1965) Applanation tonometry using anaesthetic-fluorescein mixture. Br J Ophthalmol 49:504
55. Norn M, Opauszki A (1977) Effects of ophthalmic vehicles on the stability of the precorneal film. Acta Ophthalmol 55:23–34
56. Dilly PN, Makie IA (1981) Surface changes in the anaesthetic conjunctiva in man, with special reference to the production of mucus from the non-goblet cell source. Br J Ophthalmol 65:833–842
57. Marquardt R, Stodtmeister R, Christ T (1984) Unreliability of the tear film break up time. A modified BUT test. In: Int Tear Film Symp, Abstract 3
58. Lemp MA, Hamill JR (1973) Factors affecting tear film break up time in normal eyes. Arch Ophthalmol 89:103–105
59. Franck C (1986) Eye symptoms and signs in buildings with indoor climate problems. Acta Ophthalmol 64:306–311
60. Mengher LS, Bron AR, Tonge SR, Gilbert DJ (1985) Effect of fluorescein instillation on the precorneal tear film stability. Curr Eye Res 4:9–12
61. Norn M (1963) Mucus on conjunctiva and cornea. Acta Ophthalmol 41:13–23
62. Norn M (1972) Tetrazolium-alcianblue mixture II. Acta Ophthalmol 50:285–294
63. Norn M (1969) Mucous flow in the conjunctiva. Acta Ophthalmol 47:129–146
64. McDonald J (1969) Surface phenomena of the tear film. Am J Ophthalmol 67:56–64

65. Norn M (1979) Semiquantitative interference study of fatty layer of precorenal film. Acta Ophthalmol 57:766−774
66. Forst G (1986) Struktur des Tränenfilms beim Lidschlag. DOZ Kl 5:92−93
67. Norn M (1987) Expressibility of Meibomian secretion. Acta Ophthalmol 65:137−142
68. Norn M: Meibomian glands and lipids of the precorneal film in eskimos. Arct Med Res 44:53−55
69. Franck Carsten (to be published)
70. Norn M (1987) Foam in the external part of the eye. Acta Ophthalmol 65:143−146
71. Josephson JE (1983) Appearance of the preocular tear film lipid layer. Am J Opt Phys Opt 60:883−887
72. Olsen T (1985) Reflectometry of the precornal film. Acta Ophthalmol 63:432−438
73. Tiffany JM (1985) The role of meibomian secretion in the tears. Trans Ophthalmol Soc UK 104:396−401
74. Farris RL, Gilbart JP, Stuchell RN, Mandel ID (1983) Diagnostic tests in keratoconjunctivitis sicca. CLAO J 9:23−28
75. Sauter J (1976) Xerophthalmia and measles in Kenya. Denderen, Groeningen, pp 235
76. Kusin JA, Sinaga HSR, Marpaung AM (1977) Xerophthalmia in North Sumatra. Trop Geogr Med 29:41−46
77. Norn M (1973) Lissamine greens. Vital staining of cornea and conjunctiva. Acta Ophthalmol 51:483−491
78. Stokholm J, Norn M, Schneider T (1982) Ophthalmologic effects of man-made mineral fibres. Scand Work Environ Health 8:185−190
79. Iishi A (1985) Studies on staining test for keratoconjunctivitis sicca I. Quantitation of fluorescein test by image analysis (jap). Acta Soc Ophthalmol Jpn 89:1359−1365
80. Prause JU, Norn M (1987) Relation between blink frequency and break up time? Acta Ophthalmol 65:19−22
81. Roth H-W (personal communication)
82. Norn M (1963) Foam at outer palpebral canthus. Acta Ophthalmol 41:531−537
83. Lemp MA (1984) The ocular surface and keratoconjunctivitis sicca. In: Int Tear Film Symp Abstract 30
84. Refojo MF, Rolando M, Belldegrun R, Kenyon KR (1986) Tear evaporimeter for diagnosis and research. In: Holly FJ (ed) The preocular tear film. Dry Eye Institute, Lubbock, Texas, pp 117−126
85. Norn M (1975) Conjunctival sensitivity in pathological cases. Acta Ophthalmol 53:450−451
86. Frost-Larsen K, Isager H, Manthorpe R, Prause JU (1980) Sjögren's syndrome. Ann Ophthalmol 12:836−846
87. Norn M (1988) Tear fluid pH in normals, contact lens wearers and pathological cases. Acta Ophthalmol 66:485−489
88. Norn M (1985) Tear pH after instillation of buffer in vivo. Acta Ophthalmol (Suppl) 173:32−34
89. Norn M (1989) Tear stix tests for leucocyte-esterase, mitrite, haemoglobin and albumin in normals and a clinical series. Acta Ophthalmol 67:192−198
90. Jansen PT, Bijsterveld OP (1983) The relations between tear fluid concentrations of lysozyme, tear specifik prealbumin and lactoferrin. Exp Eye Res 36:773−779
91. Jensen OL, Glud BS, Birgens HS (1985) The concentration of lactoferrin in tears. Acta Ophthalmol 63:341−345
92. Aine E, Môrsky P (1984) Lysozyme concentration in tearassessment for reference values in normal subjects. Acta Ophthalmol 62:932−938
93. Wells PA, Ashur ML, Foster CS (1986) SDS gradient polyacrylamide gel electrophoresis of individual ocular mucus samples from patients with normal and diseased conjunctiva. Curr Eye Res 5:823−831
94. Tanabe M et al (1984) Lacrimal gland accumulation of ^{67}Ga citrate in patients with Sjögren's syndrome. Eur J Nucl Med 9:233−236
95. Gilbart JP (1985) Topical therapy for dry eye. Trans Ophthalmol Soc UK 104:484−488

96. Benjamin WJ, Hill RM (1989) Tonicity of human tear fluid sampled from the cul-de-sac. Br J Ophthalmol 73:624–627
97. Marner K (1980) Snake-like appearance of nuclear chromatin in conjunctival epithelial cells from patients with keratoconjunctivitis sicca. Acta Ophthalmol 58:849–853
98. Prause JU, Manthorpe R, Marner K (1984) Snake like nuclear chromatin in imprints of conjunctival cells from patients with Sjögren's syndrome. In: Tear Symp Program, Abstract 97
99. Versura P, Maltarello MC, Caramazzo R, Laschi R (1989) Mucus alteration and eye dryness. Acta Ophthalmol 67:455–464
100. Copeland JR, Lamberts DW, Holly FJ (1982) Investigations of the accuracy of tear lysozyme determination by the quantiplate method. Invest Ophthalmol Vis Sci 22:103–110
101. Stuchell RN, Feldman JJ, Farris RL, Mandell ID (1984) The effect of collection technique on tear composition. Invest Ophthalmol Vis Sci 25:374–377

Kapitel 6

Therapie des trockenen Auges

Rolf Marquardt

1 Einleitung

Während auf vielen Gebieten der augenärztlichen Therapie in den letzten 100 Jahren bedeutende Fortschritte erzielt wurden, verfügen wir für die Kerato-conjunctivitis sicca (KCS) bis heute noch über keine voll befriedigende Behandlungsmethode. So gilt auch heute noch was August Gottlieb Richter 1790 in seinen Anfangsgründen der Wundarzneikunst schreibt: „Chronische Augenentzündungen sind nicht mit einer so hohen Gefahr des Verlustes der Augen verbunden, aber mehrenteils schwerer zu heilen als hitzige, weil ihre Ursachen mehrenteils sehr verwickelt, eingewurzelt und schwer zu entdecken sind". Unter diese chronischen Bindehautentzündungen ist auch die KCS einzuordnen, der Katharrhus siccus, wie ihn Peters 1891 genannt hat.

Austrocknungserscheinungen an den Augen beschäftigen die Ärzte seit dem Altertum. Im klassischen Griechenland wurden Eiweiß und Gänsefett, aber auch Reizsubstanzen zur Tränenreflexanregung wie Weine oder Weinessig verordnet. Im Mittelalter und bis ins 19. Jahrhundert hat sich daran wenig geändert. 1790 empfiehlt August Gottlieb Richter Augenbäder aus einem Dekokt aus Palmblättern oder verdünntem Quittenschleim einzutropfen. Er hat damals schon erkannt, daß schleimähnliche Substanzen die Symptomatik des trockenen Auges bessern.

Im 19. Jahrhundert verwendete man hierzu physiologische Kochsalzlösungen, die man mit Gelatine eindickte. Hauptsächlich wurden zu dieser Zeit aber Augensalben angewendet. Diese ermöglichen zwar die intensivste Anwendung am Auge, haben aber, besonders wenn der Patient auf eine Langzeittherapie angewiesen ist, wie dies insbesondere bei an trockenem Auge Erkrankten der Fall ist, zwei entscheidende Nachteile: Erstens beeinträchtigen Salben die Optik des Auges. Zum zweiten beeinträchtigen sie die Tränenfilmstabilität falls der Patient nicht ständig die Augen geschlossen hält. Aus diesen Gründen erwiesen sich Salben als ungeeignet für eine Langzeittherapie des trockenen Auges.

Einer Behandlung mit wäßrigen Augentropfen wiederum haftet ein weiterer Negativpunkt an, nämlich deren kurze Verweildauer am Auge, so daß ein einigermaßen konstanter Wirkstoffspiegel nur durch eine hohe Tropffrequenz erreicht werden kann. Aus diesem Grund führte Swan 1945 (1) als viskös erhöhenden Faktor wäßrige Lösungen von Methylzellulose als Therapeutikum bei Austrocknungserscheinungen an den Augen in die Therapie ein. In der Folgezeit wurden ähnliche Polymere wie Hydroxyäthylzellulose, Hydroxypropylmethylzellulose oder Hydroxypropylzellulose in Augentropfen als sog. künstliche Tränen verwendet. Alle diese wäßrigen Lösungen von Polymeren besitzen eine mehr oder weniger ausgeprägte Viskosität und bewirken dadurch eine verlängerte Verweildauer auf der Oberfläche von Binde- und Hornhaut.

1964 wendeten Krishna und Brown (2) erstmals Polyvinylalkohol enthaltende Augentropfen beim trockenen Auge an. Sowohl die Methylzelluloseabkömmlinge als auch das Makromolekül Polyvinylalkohol sind bis heute weltweit die am häufigsten angewendeten Stoffgruppen zur Behandlung des gestörten und/oder insuffizienten präkornealen Tränenfilms.

Auf der Suche nach Substituentien mit einer verlängerten Verweildauer am Auge und damit verringerter Anwendungsfrequenz, fanden gelartige Tränenersatzmittel auf Polyacrylbasis Eingang in die Behandlung des trockenen Auges (3). Gute Erfolge erzielten auch Lösungen viskoelastischer Substanzen. 1977 wurden erste Versuche mit Inserten vorgenommen (4). Es handelt sich dabei um solide weiche Polymere, die in den unteren Bindehautsack eingeführt werden und sich dort innerhalb von sechs Stunden auflösen. Damit können die subjektiven und objektiven Symptome der KCS gelindert werden. Von besonderem Vorteil ist die lange Verweildauer der Inserte am Auge und der Verzicht auf Konservierungsmittel, weil diese Inserte durch Bestrahlung keimfrei gemacht wurden.

Eine weitere Gruppe von Therapeutika gegen die KCS sind Substanzen, welche die Tränensekretion anzuregen vermögen. Diese haben allerdings nur dann eine Wirkung, wenn noch funktionsfähiges Drüsengewebe vorhanden ist.

Ermutigende Behandlungsergebnisse liegen bei Anwendung von Vitamin A in Salben oder öliger Form vor, vorausgesetzt, daß die Tränensekretion erhalten ist und eine squamöse Metaplasie des Binde- und Hornhautepithels besteht (5).

Ein besonderes Problem stellen Konservierungsmittel in ophthalmologischen Präparaten dar. Ihre toxische Wirkung auf Bakterien wie Gewebe, die lange Speicherfähigkeit verschiedener Konservierungsmittel in Binde- und Hornhaut, führten in den letzten Jahren gehäuft bei denjenigen Patienten mit KCS, die auf eine langzeitige und häufige Anwendung von Netzmitteln angewiesen sind, zu Unverträglichkeiten, die dann zum Absetzen der notwendigen Therapie zwingen. Konservierungsmittelfreie Netzmittel in Einmaldosenbehältern, um deren Zulassung zur Zeit gekämpft wird, wären hier ein Ausweg.

2 Allgemeine Therapie der Keratoconjunctivitis sicca

Die Keratoconjunctivitis sicca (KCS) ist, wie kaum eine andere Erkrankung der Augen, schwierig zu behandeln. Dies nicht zuletzt, weil die verschiedensten Ursachen, Augen- und Allgemeinleiden, Benetzungsstörungen an den

Augen verursachen, es sich hierbei in der Regel um ein chronisches Leiden
handelt und wir bislang über keine optimale Therapie verfügen. Erschwerend
kommt hinzu, daß die Substitutionstherapie — und dies ist in den überwiegen-
den Fällen von Benetzungsstörungen der Augen der Fall — bis heute vorwiegend empirisch ist. Was die Erkrankten anbetrifft, bevorzugt der eine zur Linderung seiner Beschwerden noch lange nicht, was dem anderen nützt. Dies
liegt an den verschiedenen Ursachen und Folgeerscheinungen dieser Erkran-
kungsform. Insbesondere ist es für eine Therapie wichtig zu wissen, welche
Komponente des präkornealen Tränenfilms und in welchem Maße diese
gestört ist. Als erstes müssen somit durch eine sorgfältig durchgeführte Anamnese und Diagnostik die Störfaktoren geklärt werden. Erst dann kann die stets
individuelle Therapie begonnen werden, denn sowohl die Auswahl der vorhandenen Therapiemöglichkeiten als auch deren Dosierung muß stets auf den
jeweiligen Erkrankungsfall bezogen erfolgen. Letztlich sind wir von dem
erstrebten Ziel der Behandlung und Heilung der Benetzungsstörungen der
Augen noch weit entfernt, nämlich über lange Zeit wieder einen stabilen Tränenfilm herzustellen ohne die Sehfunktion zu beeinträchtigen, ein häufiges
Eintropfen zu vermeiden und Epithelschädigungen von Binde- und Hornhautoberfläche vorzubeugen. Die erstrebenswerteste Therapie wäre die Wieder-
ingangsetzung der versiegten Tränensekretion und die Normalisierung der
Zusammensetzung des gestörten präkornealen Tränenfilms.

Benetzungsstörungen der Augenoberfläche sind vielartig und ätiologisch
uneinheitlich. Dementsprechend ist auch deren Therapie verschieden und
muß entsprechend der Ätiologie und Manifestation individuell gehandhabt
werden. Nur so ist es bei den relativ beschränkten Behandlungsmitteln möglich, dem Erkrankten ein auf seine Erkrankung zugeschnittenes Behandlungs-
schema zu entwerfen. Dazu ist zunächst zu beachten:
Ein trockenes Auge therapieren heißt:
1. Nach Ursachen fahnden, die zum trockenen Auge geführt haben.
2. Die Störfaktoren analysieren und ausschalten.
3. Mit geeigneten therapeutischen Maßnahmen wieder ein ungestörtes Sehen
   ermöglichen.

2.1 Ursachen der Keratoconjunctivitis sicca

Als erstes muß nach den Ursachen gefahndet werden, welche zum Sympto-
menbild des trockenen Auges geführt haben. Ohne deren Kenntnis ist keine
gezielte, auf den Erkrankungsfall zugeschnittene Behandlung möglich. Die
wichtigsten Erkrankungen, welche eine KCS zur Folge haben können, sind im
Kapitel 4, S. 118, aufgelistet. Mit der Kenntnis der Ursachen ist bereits ein
erster Schritt zur Behandlung der KCS getan.

Diese Vielzahl möglicher Ursachen, die ein trockenes Auge zur Folge
haben können, verdeutlicht, wie wichtig die Erhebung einer gründlichen und
gezielten Anamnese ist. Da das trockene Auge in der Regel einer Langzeitbehandlung bedarf, sollte man sich zu Beginn der Behandlung Zeit nehmen und
versuchen, Faktoren aufzudecken, welche die Bindehautentzündung verur-

sacht und nach und nach zur Störung des präkornealen Tränenfilms geführt haben könnten. In der Regel gestattet die Anamnese und eine sorgfältige Analyse der Störfaktoren bei der Mehrzahl der Erkrankten die diagnostische Einordnung und eine gezielte Therapie.

Ist eine *Allergie* Ursache der KCS, so gelingt es mitunter durch eine Allergietestung das Allergen ausfindig zu machen und zu eliminieren bzw. durch gezielte Hyposensibilisierung eine entscheidende Besserung herbeizuführen. Am Auge kommen als Allergene insbesondere Kosmetika, Reinigungsmittel von Kontaktlinsen, die Kontaktlinse als solche, sofern es sich um eine weiche Kontaktlinse handelt, genausogut aber auch Ophthalmologika und Konservierungsmittel, die in den meisten handelsüblichen Augenmedikamenten enthalten sein müssen, in Frage.

Handelt es sich um *Medikamentennebenwirkungen,* so sollte in Zusammenarbeit mit dem behandelnden Arzt das störende Medikament durch ein anderes ersetzt werden. In Frage kommen hier in erster Linie *Betarezeptorenblokker.* Diese Stoffgruppe, welche systemisch angewandt bei der Bluthochdruckkrankheit, topisch angewandt beim Glaukom eine weite Verbreitung gefunden hat, führt zu einer mehr oder weniger ausgeprägten reversiblen Reduktion der Tränenflüssigkeit. Dies trifft vorwiegend für Betablocker der älteren Generation zu, allen voran dem Bupranolol, das die Tränenaufreißzeit um mehr als 50% reduzieren soll. Neben der Abhängigkeit von der Stoffgruppe sind die unliebsamen Nebenwirkungen an den Augen abhängig von der Dosierung.

Eine weitere Gruppe systemisch anwendbarer Medikamente, die ebenfalls zu Austrocknungserscheinungen an den Augen führen, sind *Psychopharmaka,* allen voran Benzodiazepine, ferner *Antidepressiva* und *Neuroleptika,* aber auch die Langzeittherapie mit *Kortikoiden* können zu Tränenmangelsymptomen führen.

Viele Frauen im Klimakterium und in der Menopause klagen über Benetzungsstörungen der Augen unterschiedlicher Schweregrade, wobei vorwiegend die wäßrige Phase des Tränenfilms herabgesetzt ist. Schwankungen in der Zusammensetzung des Tränenfilms konnten auch bei Frauen festgestellt werden, die *Ovulationshemmer* nehmen. Dies läßt zumindest einen hormonellen Einfluß auf Art und Zusammensetzung des Tränenfilms vermuten. Bislang haben wir zwar noch keinen Beweis für eine solche Beziehung, wohl aber liegen Mitteilungen vor, wonach eine Östrogentherapie einen günstigen Einfluß auf eine Keratoconjunctivitis sicca haben soll.

Neuere Untersuchungsergebnisse bestätigen auch, daß Raucher gegenüber Nichtrauchern eine verminderte Tränenaufreißzeit haben, so daß auch *Zigarettenrauch* einen negativen Einfluß auf den Tränenfilm hat.

2.1.1 Störfaktoren

Vor einer medikamentösen Therapie müssen auf jeden Fall evtl. vorhandene Störfaktoren aufgespürt und beseitigt werden, Faktoren, die entweder in ursächlichem Zusammenhang mit dem trockenen Auge stehen oder aber die Symptomatik verstärken.

Ganz allgemein sollten Patienten mit trockenem Auge möglichst in *staubfreiem Umfeld* leben, weil sowohl Staub als auch Rauch, insbesondere beim Fehlen der wäßrigen Komponente des präkornealen Tränenfilms, den pH-Wert am Auge so verändern, daß die Beschwerden ins Unerträgliche gesteigert werden. Dies gilt auch, wenn die *Luftfeuchtigkeit* unter 50% sinkt, was recht häufig in zentral beheizten überhitzten Räumen in den Wintermonaten der Fall ist. Bedenkt man, daß schon der präkorneale Tränenfilm bei einem Gesunden bei geöffnetem Auge innerhalb von 10 s von 10 auf 4 µ abnimmt, so wird verständlich, wie sehr eine erheblich herabgesetzte Luftfeuchtigkeit einen Patienten mit einem trockenen Auge belastet. Abhilfe schaffen hier Luftbefeuchter, von denen es zahlreiche Modelle im Handel gibt. Nicht unerwähnt lassen möchte ich auch die *Gebläseheizungen gewisser Kraftfahrzeuge,* die, wenn die Warmluft auf das Gesicht gerichtet ist, ebenfalls eine vermehrte Austrocknung des äußeren Auges bewirken.

Die Langzeiteinwirkung *chemischer Stoffe* in unserem Umfeld kann ebenfalls Austrocknungserscheinungen hervorrufen oder verstärken, Wir wissen, daß z.B. Verkehrspolizisten, die an vielbefahrenen Kreuzungen regelmäßig den Verkehr regeln, durch die hohe Konzentration der Schadstoffe an chronischen Bindehautentzündungen mit Trockenheitssymptomen leiden. Dasselbe gilt in adäquater Weise für Beschäftigte verschiedenster Berufsgruppen, die chemischen Schadstoffen ausgesetzt sind.

Letztlich seien eine *gestörte beidäugige Zusammenarbeit* und *nicht korrigierte Brechungsfehler* erwähnt. Sowohl eine *Ametropie* als auch eine *Phorie,* die neben einem Druck- und Schweregefühl in der Regel Kopfschmerzen und Sehstörungen hervorrufen, von denen letztere insbesondere im Laufe des Tages zunehmen, wirken sich besonders ungünstig beim trockenen Auge aus. Gelingt die Elimination derartiger Störfaktoren, so ist damit dem Patienten mit einem trockenen Auge mitunter schon viel geholfen.

2.2 Bedeutung der pH-Werte für die Keratoconjunctivitis sicca

Für jedes therapeutische Vorgehen bei KCS ist es wichtig zu wissen, inwieweit pH-Werte, Osmolarität, Oberflächenspannung zwischen Hornhautoberfläche und gestörtem und/oder insuffizientem Tränenfilm durch die Erkrankung verändert sind und ob bzw. auf welche Art und Weise, eine Therapie diesen Gegebenheiten angepaßt werden muß (6).

Der *pH-Wert* des normalen präkornealen Tränenfilms schwankt zwischen 7,2 und 7,45. Dabei gibt es sowohl Tagesschwankungen als auch Schwankungen von Individuum zu Individuum. Anders ist es bei Patienten mit KCS. Sie haben einen hypertonen Tränenfilm. Dieser pathologisch erhöhte pH-Wert ist mitverantwortlich für die objektiven und subjektiven Symptome dieser Erkrankung. Eine logische Folge bzw. Alternative hierzu wäre die Behandlung einer KCS mit hypotonen Tränenersatzmitteln. Hierzu liegen auch Untersuchungen vor, die ergaben, daß ein geringgradig alkalisches Tränenersatzmittel (pH 8,45) beim trockenen Auge besser vertragen wird als ein neutrales (7). Dies blieb aber nicht unwidersprochen. So werden heute in der Regel isotone oder fast isotone geringgradig alkalische Netzmittel für die Therapie der KCS bevorzugt. Dementsprechend sind die meisten handelsüblichen Tränenersatzmittel auf einen pH-Wert zwischen 7,23 und 7,5 eingestellt.

2.3 Bedeutung der Osmolarität für die Behandlung der Keratoconjunctivitis sicca

Wichtig ist ferner die *Tränenfilmosmolarität*. Diese beträgt normalerweise 330–340 mOsm/l. Beim trockenen Auge dagegen ist die Osmolarität des Tränenfilms um 30–40 mOsm/l erhöht. Untersuchungen an Gewebekulturen haben ergeben, daß eine derartig hohe Osmolarität für das Hornhautepithel bereits toxisch ist. Es wurde daraus geschlossen, daß diese erhöhte Osmolarität bei der Keratoconjunctivitis sicca zumindest mit für Veränderungen an der Hornhaut verantwortlich ist. Es wurde daher versucht, therapeutisch diese erhöhte Osmolarität dadurch zu senken, indem Therapeutika mit einer um die Hälfte verminderten Osmolarität (150 mOsm/l) erprobt wurden. Die Behandlungsergebnisse hierzu sind ebenfalls widersprüchlich. Teilweise wurden derartige Therapeutika mit erniedrigter Osmolarität von Patienten mit trockenem Auge bevorzugt, andere Untersuchungsergebnisse ergaben dagegen keinen Unterschied, ob mit hypoosmolaren oder mit normalosmolaren Therapeutika behandelt wurde. Sicher ist die Osmolarität ebenso wie der pH-Wert nur ein Störfaktor. Darüber hinaus haben auch der kolloidosmotische Druck und auch die Viskosität eine nicht zu unterschätzende Bedeutung (8–10).

2.4 Bedeutung von Oberflächenspannung (Benetzungsfähigkeit der Hornhautoberfläche) für die Behandlung der Keratoconjunctivitis sicca

Die primäre Aufgabe des Tränenfilms besteht darin, die optische Transparenz der Kornea durch ständige Benetzung des Epithels aufrechtzuerhalten, Unregelmäßigkeiten der Epitheloberfläche auszugleichen und neben ernährenden und schützenden Eigenschaften so eine optisch intakte Fläche zu schaffen. Diese ständige Benetzung ist beim trockenen Auge, wenn die Muzinkomponente fehlt oder mangelhaft ist, nicht mehr in ausreichendem Maße vorhanden. Um diese wieder herzustellen muß nach Stoffen gesucht werden, die sich auf der hydrophoben Hornhautoberfläche ausbreiten können, was nur möglich ist, wenn deren Oberflächenspannung geringer ist als die Adhäsionskraft der Hornhautoberfläche.

Ein physikalisches Maß für die Benetzbarkeit einer Feststoffoberfläche ist der Kontaktwinkel oder Benetzungswinkel. Man versteht darunter den Winkel, den eine Flüssigkeit mit der Feststoffoberfläche bildet (Abb. 1). Den Kontaktwinkel erhält man dadurch, daß man im Schnittpunkt des Tropfens mit der Feststoffoberfläche eine Tangente an die durch den Tropfen dargestellte Kugelfläche legt und den Winkel bestimmt. Ist dieser größer als Null, so ist die Oberflächenspannung der Netzflüssigkeit größer als diejenige der Hornhautoberfläche und eine Benetzung gelingt nur unvollständig oder nicht mehr. Dies

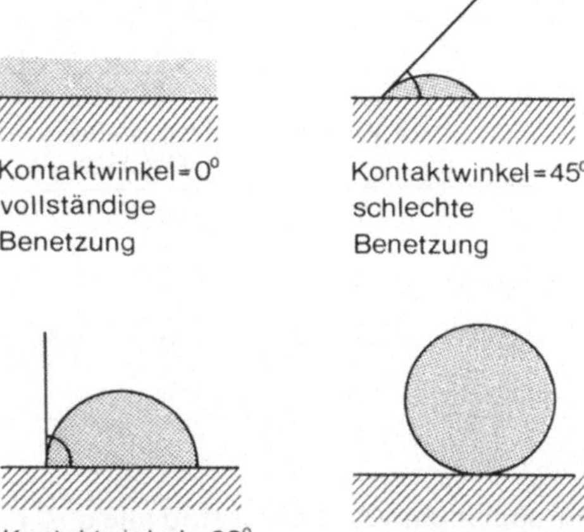

Abb. 1. Der Kontaktwinkel als Maß für die Benetzbarkeit

bedeutet, daß Netzflüssigkeiten eine geringere Oberflächenspannung haben müssen als diejenige der Hornhautoberfläche. Dies erfüllt normalerweise nur das physiologische Muzin der Konjunktiva. Erst durch dieses wird die hydrophobe Oberfläche vollständig benetzbar. Da die Oberflächenspannung des wäßrigen Tränenfilms jedoch nur um 3 Dyn/cm unterhalb der kritischen Adhäsionskraft der Epitheloberfläche mit Muzinschicht liegen soll, ist die Benetzungsreserve äußerst gering. Diesen labilen Zustand können nun eine ganze Reihe von Faktoren aus dem Gleichgewicht bzw. zum Zusammenbruch bringen. Wir haben es hier also mit einem äußerst komplexen und labilen biophysikalischen System zu tun (11, 12).

Als man dies erkannte, wurde nach Stoffgruppen gesucht, deren wäßrige Lösung am Auge in etwa die Oberflächenspannung des normalen wäßrigen Tränenfilms hat. Diese Voraussetzung erreicht bislang kein anwendbares Netzmittel. Die besten Ergebnisse erzielte gereinigter tierischer Mundschleim. Nur dieser senkte bisher befriedigend den Kontaktwinkel und die Oberflächenspannung (Tabelle 1). Schleim als Tränenersatzmittel wäre somit

Tabelle 1. PH-Wert, Kontaktwinkel und Oberflächenspannung eines Tränenersatzmittels mit verschiedenen Zusätzen. Lemp et al. (11)

	pH-Wert	Kontakt-winkel	Oberflächen-spannung (Dyn/cm)
KT (künstliche Tränenflüssigkeit)	7,24	47 ± 2°	71,1
KT + 0,67% Protein	7,25	43 ± 3°	59,6
KT + 0,5% gereinigter Mundschleim von Kühen	7,24	26 ± 3°	43,2
KT + Protein + Kuhmundschleim	7,23	23 ± 3°	51,0

Tabelle 2. Viskosität, Kontaktwinkel und Oberflächenspannung einiger Tränenersatzmittel

	Viskosität	Kontaktwinkel	Oberflächenspannung (Dyn/cm)
Hydroxypropylmethylcellulose	200,00	67°	40
Povidone + Hydroxyäthylcellulose (Adsorbotear)	58,90	68°	42
Polyvinylalkohol	3,65	67°	40
Adapt	8,25	84°	43

optimal, liegt bislang jedoch für die Therapie nicht vor. Leider sind alle unsere Tränenersatzmittel ein mehr oder weniger unzureichender Ersatz. Auskunft über Viskosität, Kontaktwinkel und Oberflächenspannung einiger gebräuchlicher Tränenersatzmittel sind Tabelle 2 zu entnehmen (13). Danach schneiden Polyvinylalkohol und Hydroxypropylmethylzellulose am günstigsten ab.

Die Substitution bzw. Wiederherstellung eines weitgehend normalen präkornealen Tränenfilms bei Keratoconjunctivitis sicca stellt somit hohe Anforderungen an die pharmazeutische Industrie und an den Therapeuten. Wir sind bis heute noch weit davon entfernt, auch nur befriedigend wirkende Therapeutika anwenden zu können.

3 Operativ beeinflußbare Ursachen der Keratoconjunctivitis sicca

Eine weitere Gruppe von Störfaktoren kann durch operative Maßnahmen gemindert oder beseitigt werden. Tabelle 3 ist zu entnehmen, welche dieser Ursachen sich operativ beeinflussen lassen, wobei auf die Technik der operativen Beseitigung in einem gesonderten Kapitel soweit erforderlich eingegangen werden soll.

Tabelle 3. Operativ beeinflußbare Ursachen der Keratoconjunctivitis sicca

− Lidschlußinsuffizienz	− Tumoren der Lider
− Stellungsanomalien der Lider	− Tumoren der Bindehaut
− Traumatische Kolobome der Lider	− Narbenbildungen der Bindehaut
− Weite Lidspalte	− Unregelmäßigkeiten der Hornhautoberfläche

4 Willentlich beeinflußbare Ursachen der Keratoconjunctivitis sicca

In Tabelle 4 sind die wenigen Erkrankungen zusammengefaßt, die zu einem unvollständigen und/oder seltenen Lidschlag führen und bei denen die Sym-

Tabelle 4. Willentlich beeinflußbare Ursachen der Keratoconjunctivitis sicca

– Neuroparalytische Keratitis	– Senile Demenz
– Schilddrüsenüberfunktion (Stellwag-Zeichen)	– Stammhirnschädigungen
– Parkinsonismus	– (Exophthalmus)

ptome am Auge zumindest partiell willentlich beeinflußbar sind, z.B. durch kontrolliertes *Blinken*. Hierzu gehört in erster Linie die *neuroparalytische Keratitis*, bei der infolge Störung der Hornhauttrophik der Abwehrreflex weitgehend aufgehoben ist. Hierzu zählen auch die *Schilddrüsenüberfunktion* (Stellwag-Zeichen), der *Parkinsonismus*, die *senile Demenz*, ferner *Stammhirnschädigungen* und zu einem gewissen Grad auch der *Exophthalmus*. Dabei sollte darauf geachtet werden, daß eine Blinkfrequenz von 12 Lidschlägen/min nicht unterschritten wird.

Durch die Elimination der hier geschilderten Störfaktoren läßt sich in vielen Fällen Entscheidendes zur Linderung oder Beseitigung der Beschwerden des trockenen Auges beitragen. Diese Möglichkeiten sollten in jedem Fall ausgeschöpft werden, ehe eine rein symptomatische Therapie, so z.B. mit Netzmitteln, erwogen wird.

5 Medikamentöse Therapie der Keratoconjunctivitis sicca

Gelingt es nicht, durch Beseitigung der Ursachen und Störfaktoren die Symptome des trockenen Auges zu beheben, so muß als dritter Schritt der Behandlung eine medikamentöse Therapie gefunden werden, welche die lästigen subjektiven wie die objektiven Symptome des trockenen Auges beseitigt oder zumindest mindert. Diese medikamentöse Therapie besteht, wenn es nicht gelingt die Tränensekretion anzuregen, bei allen Erkrankungen mit verminderter oder gestörter Tränenmenge vorwiegend in der ausreichenden Zuführung sog. Tränenersatzmittel, um den gestörten physiologischen Tränenfilm auf der Hornhautoberfläche so gut wie möglich zu normalisieren. Das Hauptproblem, das auch bis heute noch nicht gelöst werden konnte, ist, eine Substanz zu finden, die einerseits neben einer guten Verträglichkeit eine hohe Oberflächenstabilität und damit eine lange Verweildauer auf der Hornhaut hat, andererseits aber wiederum nicht zu viskös ist, weil sonst die Sehschärfe negativ beeinflußt würde (14, 15).

5.1 Anforderungen an ein Tränenersatzmittel

An ein ideales Tränenersatzmittel gegen das trockene Auge müssen folgende Anforderungen gestellt werden:
1. Es muß gut verträglich sein.
2. Auch bei häufiger Anwendung darf es nicht toxisch sein.
3. Es muß beliebig häufig angewandt werden können.

4. Es muß von der Hornhautoberfläche absorbiert werden können, um diese hydrophil zu machen.
5. Es muß eine lange Verweildauer haben, darf also nicht zu rasch durch die Tränenflüssigkeit verdünnt und abtransportiert werden, darf andererseits aber auch nicht zu viskös sein.
6. Es darf die Optik des Auges nicht beeinflussen.
7. Es darf die Tränensekretion, Schleimproduktion und Sekretion der Lidranddrüsen nicht behindern.
8. Es darf die Ernährung und den Stoffwechsel der Hornhaut nicht behindern.
9. Es darf Lipide (äußerste Tränenschicht) nicht emulgieren.
10. Es muß neutral sein.
11. Es sollte möglichst keine Fremdzusätze wie störende Konservierungsstoffe haben.

Stellt man diese strengen Anforderungen an alle uns zur Verfügung stehenden topisch anwendbaren sog. künstlichen Tränen, so müssen wir zugeben, daß es bisher kein Medikament gibt, das auch nur in etwa den normalen Tränenfilm ersetzt. Bis heute blieben alle sog. künstlichen Tränen künstlich.

5.2 Substitutionstherapie durch Polymere

Die am häufigsten verwendeten Therapeutika gegen das trockene Auge sind sog. Netzmittel. Sie stehen rein mengenmäßig, und zwar sowohl was ihre Zahl als auch was ihren Umsatz anbetrifft gegenüber anderen ophthalmologischen Therapeutika weit an der Spitze. Es handelt sich dabei um wäßrige Lösungen von Polymeren, die bislang am ehesten die Anforderungen, die an Netzmittel gestellt werden müssen, nämlich Hydrophilisierung der Hornhautoberfläche und lange Haftfähigkeit bzw. Verweildauer am Auge, erfüllen. Es handelt sich dabei um folgende Polymere:
1. halbsynthetische Zellulosederivate als viskositätserhöhende Zusätze in 0,5−1%iger Lösung;
2. Polyvinylalkohol, Polyvinylpyrrolidon in 1,4%iger Konzentration;
3. Polyacrylsäureabkömmlinge als Tropfgele;
4. Dextranlösungen (0,9%);
5. Hyaluronsäure in 0,1−0,2%iger Konzentration.
Bei diesen mehr oder weniger viskösen Lösungen muß allerdings bedacht werden, daß ihre Viskosität in Grenzen bleibt, weil sonst ab einer gewissen Konzentration die Sehfunktion beeinflußt würde. Hieraus ergibt sich noch ein weiterer Nachteil, nämlich der, daß die vorgegebene begrenzte Viskosität auch die Verweildauer am Auge negativ beeinflußt. Alle Bestrebungen, verträgliche Netzmittel mit langer Verweildauer für die Therapie der KCS zu schaffen, scheiterten bislang weitgehend an diesen Problemen. Unsere bislang verfügbaren Präparate aus wäßrigen Lösungen von Polymeren setzen zwar die Oberflächenspannung der Tränenflüssigkeit herab, bewirken ferner eine bessere Befeuchtung der Hornhaut, verdicken und stabilisieren dadurch den prä-

kornealen Tränenfilm und lindern so am ehesten die Symptome des trockenen Auges, haben aber alle eine nur begrenzte Verweildauer am Auge, was insbesondere den Patienten mit schwereren und schweren Benetzungsstörungen zum häufigen Eintropfen derartiger Präparate zwingt.

5.2.1 Verweildauer von Tränenersatzmitteln

Wenn man bedenkt, daß die maximale Kapazität des Konjunktivalsacks 25–30 μ/l beträgt, der durchschnittliche Umsatz zwischen einem Lidschlag mit 7 μ/l angenommen wird, nur ein Teil eines zugefügten Netzmittels am Auge bleibt, weil der größte Teil über die Lidränder fließt, eine zusätzlich rasche Verdünnung durch den Blinkreflex und Auslösung des Tränenreflexes erfolgt, so wird verständlich, daß, legt man z.B. physiologische Kochsalzlösung als Substitutionsmittel zugrunde, bereits nach wenigen Sekunden weniger als die Hälfte der in den Bindehautsack gekommenen Flüssigkeit noch vorhanden ist. Weitere Untersuchungen handelsüblicher Netzmittel mittels radioaktiv markierten Vehikeln ergaben, daß von physiologischer Kochsalzlösung nach 90 s nur noch 3%, von Polyvinylalkohol noch ungefähr 5% und von Methylzellulose noch etwa 10% im Bindehautsack des präkornealen Tränenfilms nachgewiesen werden konnten. Untersuchungen in bezug auf Wirkungsdauer und Verlängerung der Tränenfilmaufreißzeit verschiedener handelsüblicher Tränenersatzmittel an Gesunden sind Tabelle 5 zu entnehmen. Dennoch veranschaulicht all dies deutlich, welche Bedeutung die Verweildauer eines Medikamentes am Auge hat. Es signalisiert aber auch, daß alle bisher vorhandenen Behandlungsergebnisse, was die Verweildauer des betreffenden Netzmittels anbetrifft, keinesfalls ermutigend sind. Wir sind bislang noch weit von dem Ziel entfernt, bei Patienten mit KCS mit den uns bislang zur Verfügung stehenden Mitteln, einen möglichst stabilen Tränenfilm über lange Zeit aufzubauen, ohne die Sehfunktion zu beeinflussen und ohne ein häufiges Eintropfen zu vermeiden. Wir wissen darüber hinaus, daß die Instillation visköser Augentropfen erhebliche Interaktionen in dem insuffizienten oder geschädigten Tränenfilm bewirkt, die sowohl die muköse als auch die wäßrige wie die Lipidphase betreffen und dabei nicht nur die wäßrige, sondern auch die Muzinkomponente nur unzureichend ergänzen.

Tabelle 5. Benetzungszeit und Wirkungsdauer verschiedener Tränenersatzmittel. Lemp et al. (11)

Medikament	Basis-BUT/s	BUT nach Zusatz/s	Wirkungsdauer (min)
Adapt	24	43	120
Adapette	26	48	90
Adsorbotear	24	50	90
Isoptotears	23	33	62
Isopto-naturale	24	33	100
Liquifilm	23	40	65
Lytears	23	35	50

5.2.2 Methylzellulose

Zellulosederivate (wasserlösliche Polymere) werden seit 1945 in 0,5–1%iger Lösung in verschiedenen handelsüblichen Augentropfen in der Ophthalmologie zur Benetzung von Binde- und Hornhaut verwendet (1). Die positiven Eigenschaften dieses synthetischen Polymers sind, daß es chemisch inert und ohne Toxizität ist, daß sein pH-Wert stabil ist und der Brechungsindex bei Konzentrationen von weniger als 1% dem des Tränenfilms ähnelt. Darüber hinaus zeigen diese wäßrigen Lösungen von Polymeren eine gute Gleitwirkung, welche die Reibung zwischen Hornhaut und Lidern vermindert. Dieses Ersatzmittel baut kurzfristig einen tolerierbaren präkornealen Tränenfilm auf, der jedoch wegen der geringen Verweildauer der Substanz nach 10–20 min wieder zerfällt. Dies bedeutet, daß Netzmittel aus wasserlöslichen Polymeren beim trockenen Auge häufig angewendet werden müssen.

Untersuchungen ergaben, daß Methylzellulose in 0,5%iger Lösung die Tränenfilmaufreißzeit um den Faktor 1,4 erhöht. Eine weitere Steigerung wäre möglich, wenn die Konzentration bis 1,5% erhöht wird. Derartige Viskositätsgrade werden jedoch nicht mehr toleriert, da sie störendes Schleiersehen verursachen. Außerdem käme es zu einer vermehrten kosmetisch unerwünschten und unangenehmen Verkrustung der Augenlider sowie zum Verkleben der Lidränder. Ein weiterer, jedoch nicht zu sehr ins Gewicht fallender Nachteil ist, daß die Wundheilung durch Methylzellulose enthaltende Augentropfen in so hoher Konzentration verlangsamt wird. Dies alles bedeutet, daß der medikamentösen Anwendbarkeit dieser Lösungen bei KCS Grenzen gesetzt sind (16, 17).

Da die Verweildauer methylzellulosehaltiger Präparate am Auge etwas länger ist als z.B. bei den polyvinylalkoholhaltigen, eignen sich Methylzellulose enthaltende Augentropfen am ehesten für die Therapie mittlerer bis schwererer Fälle von trockenem Auge (18).

5.2.3 Hydroxypropylmethylzellulose

Dieser ebenfalls visköse Zelluloseabkömmling soll aufgrund seiner guten Oberflächeneigenschaften den anderen Methylzellulosepräparaten etwas überlegen sein. Nach vorliegenden Untersuchungen soll eine 5malige Applikation die subjektiven Beschwerden wie Lichtscheu, Trockenheits- und Fremdkörpergefühl sowie Brennen erheblich lindern und eine Keratitis superficialis punctata zum Abheilen bringen (16, 12). Leider verbessert aber auch dieses visköse Netzmittel die Tränenfilmstabilität nicht im gewünschten Maße. Insbesondere kommt es zu keiner ausreichenden und länger anhaltenden Deckung der Hornhautoberfläche, so daß man lediglich folgern kann, daß auch diese netzenden Augentropfen die Trockenheitssymptome zwar lindern, jedoch nicht ausreichend und langzeitig beseitigen. Untersuchungen ergaben ferner, daß diese viskösen Substanzen das Tränenabflußsystem verlegen können, wodurch der Abfluß der Tränenflüssigkeit sich verlangsamt, bedingt durch die hohe Molekularstruktur sowie durch die Tendenz dieser Moleküle zur Verflechtung.

Ein weiteres Zellulosederivat, das zu netzenden Augentropfen verwendet werden kann, ist Hydroxyäthylzellulose. Die bisherigen Behandlungsergebnisse sind jedoch nicht ermutigend, insbesondere weil die Oberflächenspannung mit 60 Dyn/cm relativ hoch ist, was die Oberflächenaktivität dieser Substanz begrenzt (17).

5.2.4 Polyvinylalkohol

Polyvinylalkohol wird durch Hydrolisation des Polyvinylazetats hergestellt und wurde erstmals 1964 in wäßriger Lösung als Tränenersatzmittel angewendet (2, 18). Es ist ebenfalls ein hydrophiles Polymer mit nur mäßig ausgeprägter Viskosität, aber guter Gleitfunktion. Die hauptsächlich verwendete Konzentration beträgt 1,4%. Wird ein stärkerer Gleitmitteleffekt erwünscht, so kann die Konzentration bis auf 3,0 erhöht werden.

Was die Toxizität anbetrifft, so zeigen neutrale Augentropfen mit einer Konzentration von 1,4% Polyvinylalkohol und einem Molekulargewicht von über 100000 im Tierversuch keine Beeinträchtigung und Hemmung der Wundheilung. Selbst Konzentrationen bis 10% führten zu keinen Irritationen. Subkonjunktivale Injektionen bewirkten keine erwähnenswerten Gewebereaktionen. Intraokulare Instillation führte weder zu entzündlichen Reaktionen noch zur Erhöhung des Augeninnendrucks.

Als vorteilhaft bei der Behandlung der KCS erwiesen sich die gute Gleitfunktion und Haftfähigkeit bei Lösungen mit Polyvinylalkohol auf der Hornhautoberfläche. Diese guten filmbildenden Eigenschaften der Polyvinylalkohollösungen senken die Oberflächenspannung und dies ohne Beeinträchtigung der Sehfunktion. Untersuchungen ergaben, daß die Oberflächenspannung von Polyvinylalkohol in 1,4%iger Lösung nur 46 Dyn/cm beträgt. Diese Oberflächenspannung entspricht in etwa derjenigen der menschlichen Tränenflüssigkeit, was die guten Benetzungseigenschaften dieser Substanz mit erklärt. Untersuchungen zeigten ferner, daß Polyvinylalkohol auf der Hornhautoberfläche einen dickeren präkornealen Tränenfilm zu bilden vermag als zellulosehaltige Netzmittel. Dies beruht auf seiner starken wasserbindenden Eigenschaft, die ausgeprägter ist als diejenige der Hydroxypropylmethylzellulose (12). Auch ist bekannt, daß Polyvinylalkohol gewisse Eigenschaften besitzt, die denen von Muzin ähneln, was eine in etwa vergleichbare Herabsetzung der Grenzflächenspannung Luft/Tränen und Tränen/Epithel des Auges zur Folge hat.

Einigen Untersuchungsergebnissen zur Folge soll dieses Netzmittel besser vertragen werden, wenn es einen etwas höheren pH-Wert hat.

Was die Verweildauer am Auge anbetrifft, so ergaben einige Untersuchungsergebnisse eine — allerdings nur um Minuten — längere Verweildauer als Zelluloseabkömmlinge. Die Angaben in der Literatur sind jedoch unterschiedlich, so daß es real zu sein scheint, wenn man eine Verweildauer zwischen 3 und 10 min annimmt. Tränenersatzmittel auf Polyvinylalkoholbasis werden insbesondere bei geringgradig ausgeprägt trockenen Augen bevorzugt.

5.2.5 Gelartige Tränenersatzmittel

Auf der Suche nach Tränenersatzmitteln mit längerer Verweildauer und damit
verringerter Anwendungsfrequenz, fanden gelartige Tränenersatzmittel auf
Polyacrylbasis Eingang in die Behandlung des trockenen Auges. 1984 lagen
hierüber erstmals positive Untersuchungsergebnisse vor. 1985 testeten wir ein
tropffähiges gelartiges Tränenersatzmittel, ein Acrylsäurepolymerisat, das
inzwischen in mehreren Ländern Europas seinen festen Platz in der Therapie
des trockenen Auges insbesondere bei Patienten mit ausgeprägt trockenem
Auge und schwerergradigen Beschwerden gefunden hat (3, 19, 20).

Vorteile dieser Substanz sind eine gute Verteilung auf Binde- und Hornhaut
ohne Schlierenbildung. Besonders hervorzuheben gegenüber den bislang verfügbaren Tränenersatzmitteln ist seine relativ lange Verweildauer. Gegenüber
Tränenersatzmitteln auf der Grundlage von Polyvinylalkohol ergab sich eine
um den Faktor 7 verlängerte Verweildauer am Auge. Unsere Untersuchungen
zeigten ferner, daß diese Substanz die Tränenfilmaufreißzeit bis zu 60 min
positiv zu beeinflussen vermag. Für die Patienten reduziert sich dadurch das
oft als unangenehm empfundene häufige Eintropfen. Selbst bei schweren Formen der KCS war eine 3- allenfalls 4malige Anwendung in 24 h ausreichend
und erzielte eine hohe therapeutische Effizienz. Sowohl die objektiven als
auch subjektiven Beschwerden der Erkrankten besserten sich signifikant.
Nebenerscheinungen irgendwelcher Art wurden auch bei Langzeitanwendung
nicht festgestellt.

Gelartige Tränenersatzmittel eignen sich somit insbesondere wegen ihrer
langen Verweildauer zur Langzeittherapie mittelschwerer und schwerer Sta-
dien der KCS.

5.2.6 Viskoelastische Substanzen

5.2.6.1 Hyaluronsäure

Hyaluronsäure, ein Glykosaminoglykan, ist eine organische Substanz, die in
Geweben nahezu aller Wirbeltiere vorkommt. Sie hat eine ausgezeichnete Vis-
coelastizität, ein hervorragendes Wasserbindungsvermögen und eine gute
Adhäsionseigenschaft zur Zelloberfläche. Kommerziell wird diese Substanz
aus den Kämmen von Hähnen gewonnen.

Hyaluronsäure wurde zunächst als 1%ige Lösung als Glaskörperersatz eingesetzt, fand dann aber rasch und im zunehmenden Maße Verwendung in der
Kataraktchirurgie und ist heute aus den modernen Operationsmethoden
gegen den grauen Star mit Implantation von Kunstlinsen nicht mehr wegzu-
denken. Hinzu kommt, daß Lösungen von Hyaluronsäure chemisch inert und
auch bei Langzeitanwendung nicht toxisch sind (21).

Aufgrund dieser guten viskoelastischen und netzenden Eigenschaften der
Hyaluronsäure lag es nahe, diese Substanz auch zur Behandlung der KCS
anzuwenden. Dies war 1982 erstmals der Fall (22). Es wurden Lösungen zwischen 0,1 und 1% erprobt, wobei eine 0,1%ige Konzentration die besten
Behandlungsergebnisse hatte und auch am besten toleriert wurde. Höhere

Konzentrationen wurden insbesondere von Patienten mit schwereren Erkrankungsformen — der Hauptbehandlungsgruppe mit dieser Substanz — als nicht komfortabel empfunden. Erschwerend für einen umfangreichen Einsatz dieser Substanz ist ihr hoher Preis, der sich insbesondere bei häufiger Anwendung gegenüber anderen Netzmitteln sehr nachteilig bemerkbar macht. Der hohe Preis dieser Substanz zwang bisher die Anwendung der Hyaluronsäurelösungen auf die Fälle zu beschränken, bei denen andere Mittel versagten. Erschwerend ist ferner, daß bislang nur eine 1%ige Lösung im Handel erhältlich ist, die Herstellung einer 0,1%igen Lösung, die schwer herstellbar ist, selbst angefertigt werden muß. Der hohe Preis einerseits, die Herstellung einer 0,1%igen Lösung andererseits verhinderten bislang eine breitere Anwendung dieser viscoelastischen Substanz.

Mit Ausnahme von zwei Untersuchungen, die keine besseren Ergebnisse im Vergleich mit Präparaten wie Polyvinylalkohol bzw. Zelluloseabkömmlingen aufwiesen, liegen positive Untersuchungsergebnisse vor. Insbesondere konnte durch die gute Adhäsion dieser Substanzen an der Hornhautoberfläche zusammen mit dem guten Wasserbindungsvermögen ein zu frühes Aufbrechen des Tränenfilms während der Blinkintervalle verhindert werden. Mit dieser viscoelastischen Substanz konnten vorwiegend schwere Formen der KCS erfolgreich behandelt werden, und zwar sowohl was die subjektiven als auch die objektiven Krankheitssymptome anbetrifft. Die Applikationsfrequenz wird verschieden angegeben. Verschiedentlich besserten sich die subjektiven und objektiven Symptome der KCS bereits durch ein 4maliges Eintropfen während eines Tages befriedigend, andernfalls wird auch über die Notwendigkeit stündlichen Eintropfens berichtet.

5.2.6.2 Chondroitinsulfat

Lösungen von Chondroitinsulfat, einer weiteren viscoelastischen Substanz, wurden verschiedentlich zur Behandlung der KCS eingesetzt. Allerdings gibt es bislang kein erhältliches Präparat dieser Substanz, auch liegen nur wenige Untersuchungsergebnisse hierüber vor, deren Ergebnisse sind jedoch durchaus diskussionswürdig (23).

Lösungen von Chondroitinsulfat, die ausnahmslos von Patienten gut toleriert werden, haben eine konstante Viskosität und verhindern beim Öffnen und Schließen der Augen wegen ihrer guten Affinität zur Hornhautoberfläche ein zu frühes Aufreißen des Tränenfilms. So hat z.B. eine 20%ige Chondroitinsulfatlösung — die therapeutisch angewandte Konzentration liegt bei 1% — eine geringere Viskosität als 1%ige Methylzellulose, aber dennoch gegenüber anderen künstlichen Tränen eine größere Affinität zur Hornhautoberfläche. Diese Vorteile erläutern die Verwendungsfähigkeit dieser Lösung bei verdünntem präkornealem Tränenfilm, wie er für die KCS charakteristisch ist.

In einer randomisierten, prospektiven Studie schnitt Chondroitinsulfat bei schweren Formen von KCS besser ab als Lösungen von Hyaluronsäure und Polyvinylalkohol, und zwar was sowohl die subjektiven als auch die objektiven Symptome anbetrifft. Elektronenmikroskopische Untersuchungen ergaben

ebenfalls eine sehr gute prospektive Eigenschaft gegen Austrocknung. Nebenwirkungen sind bislang keine bekannt.

5.2.7 Inserte

Um eine möglichst lange Verweildauer zu erzielen und dem Patienten mit
Keratoconjunctivitis sicca das häufige Eintropfen von Tränenersatzmitteln zu
ersparen, wurden sog. Inserte entwickelt, kleine solide, aber doch weiche
Polymere, die in den Bindehautsack eingeführt werden und sich unter kontinuierlicher Befeuchtung innerhalb von Stunden auflösen. Erste Untersuchungsergebnisse lagen 1977 vor (4). Festkörperchen von 6 × 12 mm aus löslichem
succinyliertem Kollagen mit einer Auflösungszeit von 6 h waren erfolgreich
bei Patienten mit trockenen Augen.

Eingang in die Therapie fanden einige Jahre später Inserte aus Hydroxypropylzellulose (24). Diese relativ weichen, stäbchenförmigen Kunststoffkörper-
chen wiegen 5 mg, sind 1,27 mm dick und 3,5 mm lang. Sie werden mit einem
speziellen Applikator in den Fornix des Unterlides eingebracht (Abb. 2). Die
Auflösungszeit beträgt dort 6 h mit einem Maximum bei 3 h. Hinzu kommt als
wichtiger Punkt, daß diese Inserte, die durch Gammastrahlung sterilisiert und
einzeln steril verpackt sind, kein Konservierungsmittel enthalten. Dies bedeutet, daß Patienten mit trockenen Augen ein solches Insert 1-, allenfalls 2mal
täglich benötigen, wodurch das häufige und lästige Eintropfen insbesondere
bei Patienten mit erheblich trockenen Augen entfällt, ferner können Inserte
bei Patienten, die Unverträglichkeitsreaktionen gegen Konservierungsmittel
entwickelt haben, bedenkenlos angewendet werden, ein heutzutage nicht zu
unterschätzender Vorteil der Therapie der KCS.

Über die Wirkung derartiger Inserte, die insbesondere in den USA einen
festen Platz in der Therapie gefunden haben, in der BRD jedoch bislang noch
nicht erhältlich sind, liegen zahlreiche Behandlungsergebnisse vor. Diese stimmen darin überein, daß sie insbesondere von Patienten mit schwerergradiger
KCS bevorzugt werden, während Patienten mit geringen oder mittelschweren
Beschwerden netzende Augentropfen bevorzugen. Dies hängt damit zusammen, daß die Inserte nicht ganz ohne Nebeneffekt sind. So kann während der
Auflösungsphase vorübergehend Schlierensehen auftreten, ferner wird das
Insert als Fremdkörper verschiedentlich unangenehm empfunden bzw. geht

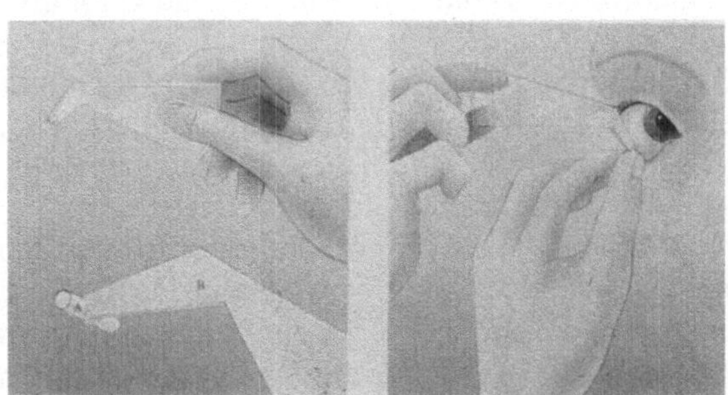

Abb. 2. Insertpräparat. Handhabung

leicht verloren. Diese an und für sich harmlosen Nebeneffekte nehmen diejenigen Patienten gerne in Kauf, bei denen herkömmliche Netzmittel nicht den
erhofften Erfolg brachten. Übereinstimmend geht aus den Untersuchungen
jedoch hervor, daß das Insert bei den meisten Patienten mit einem Dry-eye-
Syndrom sowohl die subjektiven als auch die objektiven Symptome effektiv
lindert, insbesondere als Langzeittherapeutikum problemlos angewandt werden kann. Hinzu kommt, daß die Inserte gänzlich inert, somit ohne jegliche
Toxizität sind.

Generell haben sich diese Inserte als ein effektives Therapeutikum des trokkenen Auges erwiesen und sind zweifelsohne ein wichtiger Fortschritt bzw.
eine echte Alternative in der Therapie der KCS.

5.3 Substanzen, welche die Tränensekretion anregen

5.3.1 Stimulationsmöglichkeiten der tränenbildenden Organe

Hierzu unterscheidet man 5 verschiedene Stimulationsarten:
1. Peripherie sensible Stimulation: Reizung des Trigeminus über die Nasenschleimhaut oder über die Kornea; Reizung durch Kälte oder ätzende Substanzen
2. Reflektorische Stimulation: Lachen, Gähnen, Husten, Schmerz, stark
   gewürzte Speisen
3. Zentralnervöse Stimulation: Weinen
4. Retinale Stimulation: Lichtreize
5. Medikamentöse Stimulation

Diese Stimulationsmöglichkeiten richten sich vorwiegend auf die Sekretion
der orbitalen Tränendrüse, weniger auf diejenige der akzessorischen Tränendrüsen. Auch sind, damit es zu einer Tränensekretion kommt, relativ starke
Reize erforderlich, wozu in der Regel die Symptomatik des trockenen Auges
nicht immer ausreicht. Therapeutische Anwendung hierzu gefunden hat, von
der medikamentösen Stimulation abgesehen, allenfalls die Aufforderung zum
Zwiebelschneiden bzw. zum Schnupfen von Schnupftabak. Der therapeutische Wert beider Empfehlungen ist jedoch sehr fraglich und kaum zumutbar.

5.3.2 Medikamentöse Stimulation

Als anwendbare therapeutische Möglichkeiten haben Bromhexin und Eledoisin Eingang in die Therapie gefunden. Von vornherein sei jedoch festgestellt,
daß derartige, die Sekretion anregende Medikamente nur wirken können,
wenn noch genügend funktionsfähiges Drüsengewebe vorhanden ist. Kein
Medikament kann eine atrophierte Drüse wieder zur Sekretion anregen! Entsprechend widersprechen sich hierüber die Literaturangaben.

5.3.2.1 Bromhexin

Bromhexin-HCL wurde ursprünglich in der Inneren Medizin systemisch zur
Behandlung von Bronchialerkrankungen eingesetzt. 1971 wurde radioangio-

graphisch eine Affinität dieser Substanz zur Tränendrüse festgestellt. Zwei
Jahre später konnte mit topischer Anwendung von 0,2%igen Bromhexin-
HCL-Tropfen am Kaninchen eine Zunahme der Tränensekretion erzielt werden. Die topische Anwendung von 0,2%igen Bromhexin-HCL-Tropfen 2- bis
3mal täglich fand dann Eingang in die Therapie des trockenen Auges. Die
Behandlungsergebnisse über therapeutische Erfolge bei krankhaft verminderter Tränensekretion mit dieser Substanz sind jedoch widersprüchlich. Bei
Durchsicht der Studien fällt auf, daß es sich vorwiegend um Befunde inhomo-
gener Gruppen handelt, welche Patienten mit noch vorhandener und nicht
mehr vorhandener Reserveaktivität der tränenbildenden Gewebe sowie
Krankheiten verschiedener Schweregrade enthalten. Hinzu kommt, daß das
Medikament teuer ist. Zu den oft nur fraglichen Therapieerfolgen macht sich
ferner negativ bemerkbar, daß das Medikament bei Anwendungen stark
brennt. Dies dokumentiert, weshalb dieser Stoff bislang keine breite Anwendung bei der Therapie der KCS gefunden hat (25, 26).

5.3.2.2 Eledoisin

Eledoisin gehört chemisch zu einer Gruppe der Polypeptide. Im engeren Sinne
gehört es zu den Tachykininen und ist ein, dem Physalaemin verwandter Stoff.
Entdeckt wurde das Eledoisin in den hinteren Speicheldrüsen mediterraner
Tintenfische.

Die tierexperimentelle Prüfung dieser Substanz konzentrierte sich zunächst
auf eine Blutdrucksenkung durch periphere Vasodilatation. Eine dabei beob-
achtete gesteigerte Tränensekretion war zunächst ein lästiger Nebeneffekt.
1973 wurde Eledoisin erstmals topisch zur Steigerung der Tränensekretion
angewendet (27). Rasch wurde erkannt, daß mit diesem Medikament, insbesondere bei schweren Verlaufsformen der KCS, sehr günstige Ergebnisse
erzielt werden konnten, dies insbesondere bei Patienten mit ausgeprägt
trockenen Augen, denen andere Tränenersatzmittel keine Linderung mehr
brachten.

Das Eledoisin, das allerdings sehr teuer ist, kann inzwischen voll synthetisch hergestellt werden. Das z.Z. zur Verfügung stehende Präparat besteht
aus einer Trockenampulle mit lyophilisiertem Eledoisinpulver und einer
Ampulle mit sterilem Lösungsmittel. Die frisch hergestellte Lösung ist bei
Raumtemperatur 30 Tage haltbar. 30 Tage ist genau die Zeit, die ausreicht, um
3mal täglich einen Tropfen anzuwenden.

Auch bei dieser Substanz sind die Behandlungsergebnisse nach der Literatur widersprüchlich. Mehrfach wurde über Therapieversager berichtet. Um
ein eigenes Urteil über die Effektivität dieser Substanz zu erhalten, haben wir
zusammen mit den Augenkliniken Heidelberg und Köln an einer prospektiven
randomisierten Studie teilgenommen (28). Insbesondere bei schweren Verlaufsformen der KCS hatten wir sehr gute Erfolge. Die von uns ermittelte Stan-
darddosierung beträgt 3mal täglich 1 Tropfen. Diejenigen Patienten, denen
mit Eledoisin nachhaltig geholfen werden konnte, kommen allerdings von dieser Substanz nicht mehr los. Auch bei Langzeitanwendung − wir haben jetzt

Beobachtungszeiträume von über 10 Jahren — haben sich keinerlei Nebenwirkungen eingestellt. Das Ergebnis der Studie bestätigte, daß Eledoisin bei den schweren und hoffnungslosen Verlaufsformen der KCS gute Erfolge aufweist, die sonst mit keinem anderen Medikament erreicht werden können. Es hat sich aber auch klar gezeigt, daß Eledoisin kein Allheilmittel gegen die vielfältigen Beschwerden des „trockenen Auges" ist (29).

Der Wirkungsmechanismus des Eledoisin ist letztlich noch nicht ganz bekannt. Die Vermehrung der Tränensekretion hängt ohne Zweifel mit einer Hyperämisierung durch lokale Vasodilatation zusammen, andererseits ist die Vermehrung der wäßrigen Phase des Tränenfilms sich nicht der einzige Effekt. Das Eledoisin scheint außerdem auch einen stabilisierenden Einfluß auf den Tränenfilm zu haben.

Die ursprünglich befürchtete Nebenwirkung im Sinne einer systemischen Hypotonie liegt bei der angewendeten geringen Dosis jedoch außerhalb jeder Möglichkeit.

5.4 Mukolytische Substanzen

Mukolytisch wirkende Substanzen sind in ihrem Indikationsbereich lediglich auf diejenigen seltenen Formen der KCS beschränkt, bei denen es zu einer übermäßigen Schleimansammlung im präkornealen Tränenfilm kommt. Sie bewirken ausschließlich eine Auflösung von eingedicktem und zähem Schleim.

5.4.1 Acetylcystein

Als Mukolytikum hat sich bislang Acetylcystein bewährt. Seine Wirkung beruht auf einer Spaltung des großen Glykoproteinpolymers. Es wird insbesondere zur Auflösung von Bronchialschleim eingesetzt. Am Auge wurde Acetylcystein 1971 erstmals in Form von 20%igen N-Acetylcystein-Augentropfen verwendet (30).

Die Wirkung dieser Substanz am Auge, die in wäßriger Lösung nur begrenzt haltbar ist, ist schwer quantifizierbar. Sie wird heute in der Regel als 10%ige Augentropfen angewendet. Als Dosierung wird ein 2mal tägliches Eintropfen empfohlen. Ein nicht unerheblicher Nachteil besteht darin, daß Acetylcystein-Augentropfen durch ihre vierfache Ionenkonzentration erheblich brennen. Generell hat dieses Mittel keine breite Anwendung in der Behandlung der KCS gefunden (31).

5.5 Salben als Gleitsubstanzen

In fortgeschrittenen und schweren Fällen von KCS, insbesondere wenn die Hornhaut mitbetroffen ist und dadurch stärkere Reizungen und Schmerzen entstehen, kann mitunter auf die Applikation einer Augensalbe mit guter Gleitwirkung nicht verzichtet werden. Man muß aber wissen, daß Salben ebenso wie in Öl suspendierte oder gelöste Medikamente den präkornealen

Tränenfilm schädigen und dadurch die BUT drastisch reduzieren. Dies bedeutet, daß der präkorneale Tränenfilm bei offenen Augen innerhalb weniger Sekunden aufreißt, es zu einem Defekt in diesem kommt, der in die Tiefe bis zum Hornhautepithel reicht (14). Außerdem wird der Tränenfluß beim Öffnen und Schließen der Augen beeinträchtigt, weil sich die Salbe mit dem Tränenfilm nicht vermischen kann. Auch ist eine Verstopfung der Tränenkanälchen unvermeidbar. Salben und ölige Substanzen sind bei der KCS aus diesen Gründen eigentlich kontraindiziert, dies zumindest während der Wachphase und nicht zuletzt, weil eine Salbenapplikation untertags auch zu einer erheblichen Sehbeeinträchtigung führt. Während des Schlafs, also über Nacht kann jedoch, wenn netzende Augentropfen nicht ausreichen, gelegentlich auf eine Salbenapplikation nicht verzichtet werden. Für solche Fälle hat sich Paraffin als Salbengrundlage wegen seiner guten Gleitwirkung und langen Haftfähigkeit auf der Oberfläche von Binde- und Hornhaut bewährt (32).

Fest steht auf jeden Fall, daß jede Salbengrundlage den bei der KCS primär schon geschädigten und insuffizienten Tränenfilm mehr oder weniger belastet.

5.6 Vitamin A

Vitamin-A-Acetat wird in den letzten drei Jahrzehnten verschiedentlich für die Behandlung der KCS entweder in Salbenform oder öliger Lösung alleinig oder zusammen mit Augentropfen empfohlen (5). Die therapeutischen Erfolge nach den vorliegenden Publikationen sind sehr widersprüchlich, was verständlich wird, wenn man den Wirkungsmechanismus des Vitamin A und seine Indikation kennt.

Mangel an Vitamin A am Auge bewirkt im ausgeprägten Stadium Xerophthalmie, eine Verhornung und Austrocknung von Binde- und Hornhaut, die bis zur Erblindung führen kann und in unterentwickelten Gebieten ein überaus ernstes Problem darstellt. Vitamin A wird normalerweise in der Leber gespeichert und reicht bei normaler Ernährung für ein Jahr zur Deckung des gesamten Bedarfs aus. Lediglich bei chronischer Unterernährung kommt es zu den schwerwiegenden Veränderungen. Den Zusammenhang von Unterernährung und Xerophthalmie erkannte erstmals Paul von Aegina im sechsten Jahrhundert und im letzten Jahrhundert behandelte der brasilianische Augenarzt Chilario de Gouvea als erster erfolgreich die „Ophthalmia braziliana" mit Lebertran. Später wurde die Wirkungsweise von Vitamin A, das in hohem Maße im Lebertran enthalten ist, erkannt. Es wird heute segensreich systemisch und topisch gegen die Xerophthalmie in Entwicklungsländern verwendet. Bei dieser Erkrankung kommt es zu einer Metaplasie des normalen nicht verhornenden Epithels von Binde- und Hornhaut in ein verhornendes. Dies führt in einem ersten Schritt zum Verlust der Becherzellen, in einem zweiten Schritt zu einer vermehrten Schichtung und Abplattung der Epithelien und letztlich in einem dritten Schritt zur Verhornung. Dieser Prozeß ging in die Literatur als squamöse Metaplasie der Augenoberfläche ein. Diese drei beschriebenen Schritte können gleichzeitig, sich einander überlappend eintreten. Letztlich ist die exakte Pathogenese der squamösen Metaplasie noch nicht restlos geklärt.

Mitverantwortlich ist sicher auch ein Verlust an Vaskularisation der Bindehaut sowie sekundäre Entzündungen, welche die Epithelmetaplasie erleichtern.

Es lag nun auf der Hand, bei bestimmten Erkrankungen des Auges, bei denen ein ähnlicher Ablauf feststellbar war, Vitamin A anzuwenden (33). Dabei stellte sich aber heraus und darauf beruhen die unterschiedlichen Untersuchungsergebnisse, daß ein Erfolg nur zu erwarten ist, wenn lediglich ein Muzinmangel, nicht aber gleichzeitig ein Verlust der wäßrigen Phase besteht. Vitamin-A-Säure, die in Salben- oder öliger Form topisch angewendet wird, kann nur lokal wirksam werden bei squamöser Metaplasie der schleimproduzierenden Bindehaut. Dies bedeutet, daß man vor Anwendung dieses Therapieverfahrens differenzieren muß, ob eine KCS mit Insuffizienz der tränenbildenden Organe oder ein Krankheitsbild mit weitgehend isolierter Atrophie der Bindehaut vorliegt. So wird auch bei Tränendrüseninsuffizienz mit sekundärem Becherzellverlust infolge der daraus resultierenden erhöhten Tränenfilmosmolarität kein Behandlungserfolg beschieden sein. Vitamin-A-Säurepräparate sind somit kein wirksames Therapieverfahren bei KCS im eigentlichen Sinne. Seine Anwendbarkeit ist beschränkt auf diejenigen Patienten, bei denen ein Verlust der Becherzellen bei weitgehend erhaltener wäßriger Phase des Tränenfilms besteht. Therapieerfolge werden daher in erster Linie beim *Stevens-Johnson-Syndrom,* dem *okulären Pemphigoid* bzw. *Pseudopemphigoid,* ferner beim *Trachom* und *okulären Veränderungen nach Bestrahlung* zu erwarten sein.

Die Indikation für eine Therapie mit Vitamin A ist somit streng zu stellen und muß auf diejenigen Krankheiten beschränkt bleiben, die die beschriebene Symptomatik zur Folge haben. Wenn man dies beachtet, so ist Vitamin A ein durchaus effektives Therapeutikum.

Die Anwendung am Auge erfolgt in der Regel als 0,01%ige, seltener 0,1%ige Augensalbe. Im Gegensatz zur systemischen Anwendung von Vitamin A ist bei der topischen Anwendung eine Überdosierung weniger zu befürchten. Daß Vitamin-A-Mangel in der Netzhaut zu Störungen des Nachtsehens führt, Vitamin A bei der Regeneration des Sehpurpurs eine wichtige Rolle spielt, sei nur vollständigkeitshalber am Rande erwähnt.

5.7 Kortikosteroide

Kortisonhaltige Medikamente sind keine Therapie des trockenen Auges. Sie werden allenfalls und dies nicht lokal zur Behandlung systemischer Aspekte, so z.B. beim Sjögren-Syndrom und der Sarkoidose angewandt. Dabei hofft man, daß die systemische Anwendung auch die Tränensekretion anregt. Verschiedene Untersuchungsergebnisse sprechen dafür, andere dagegen (34). Sjögren selbst war der Ansicht, daß die beim chronischen Verlauf des Sjögren-Syndroms benötigten Dosen von Kortikosteroiden und die daraus resultierenden Nebenwirkungen gegen ihre Anwendung bei Langzeitbehandlung sprechen. Dies gilt auch für das benigne Pemphigoid und das Erythema exsudativum multiforme (35).

6 Konservierungsmittel in ophthalmologischen Präparaten

6.1 Allgemein

Konservierungsmittel sind Substanzen, die Arzneimittel, insbesondere solche in Mehrdosenbehältnissen vor bakterieller Kontamination schützen und das Wachstum von Keimen verhindern sollen. Die Notwendigkeit derartiger Konservierungsmittel in Augenpräparaten wird kontrovers diskutiert. Vieles spricht für die Notwendigkeit solcher Konservierungsmittel, manches dagegen. Sicher ist, daß das Risiko und die daraus resultierenden Folgen einer Infektion durch kontaminierte nicht konservierte Augentropfen viel höher sind als das Risiko von evtl. auftretenden Nebenwirkungen durch das Konservierungsmittel (36).

6.1.1 Konservierungsmittel, ihre Notwendigkeit

Der präkorneale Tränenfilm und die Hydrodynamik des tränenableitenden Systems ermöglichen wäßrigen Pharmaka nur eine geringe Verweildauer am Auge. Um ein kontinuierliches und ausreichendes Wirkungsspektrum des Pharmakons am Auge zu erhalten, wird eine mehrmalige Applikation notwendig. Hierzu sind Augenmedikamente in Mehrfachdosenbehältnissen erforderlich. Eine wiederholte Applikation aus derartigen Behältnissen birgt jedoch die Gefahr einer Kontamination in sich. Während die sterile industrielle Zubereitung heute unproblematisch ist, können unsachgemäße Handhabung durch den Patienten oder auch mangelhafte Verschlüsse der Behältnisse sekundär zur Kontamination mit pathogenen Keimen führen. Aus der Literatur wissen wir, daß die Folgen kontaminierter Arzneimittellösungen am erkrankten Auge verhängnisvoll sind. Sie reichen bis hin zum Verlust des Auges. Eine 1973 durchgeführte Studie ergab, daß von 60 frisch hergestellten Augentropfen aus 54 öffentlichen Apotheken 33 bakteriell kontaminiert waren (37).

Am problemreichsten sind iatrogene Superinfektionen mit *Pseudomonas aeruginosa*. Dieser Keim ist resistent gegen die meisten Antibiotika, gegen manche Konservierungsmittel sowie gegen Wärme. Durch seine Fähigkeit, Kollagenasehemmer zu bilden, kann er Hornhautulzerationen auslösen. Außerdem bewirkt der hohe Wirkungsbereich von pH 3,0–11,0 dieses Problemkeims in wäßrigen Lösungen eine gute problemlose Vermehrung. Dasselbe gilt auch für Pilze, die ebenfalls einen hohen Toleranzbereich des pH-Wertes haben. Aus all diesen Gründen schreibt in den meisten Ländern der Gesetzgeber verbindliche Konservierungsmittel in Mehrdosenbehältern von Augentropfen vor.

Andererseits belasten Konservierungsmittel, die alle je nach ihrer Stoffgruppe eine höhere oder geringere Toxizität haben, nicht unerheblich das Auge. Von vornherein sei gesagt, und darüber sind sich alle Experten auf diesem Gebiet einig, daß es derzeit kein Konservierungsmittel gibt und wahrscheinlich auch nicht geben kann, das einerseits einen ausreichenden Schutz gegen eine Kontamination von ophthalmologischen Medikamenten und andererseits keinerlei Einfluß auf den präkornealen Tränenfilm, die Binde- und Hornhautoberfläche hat.

6.1.2 Anforderungen an ein Konservierungsmittel

Ein optimales Konservierungsmittel müßte folgende Bedingungen erfüllen:
1. Wirksamkeit auch in sehr niedrigen Konzentrationen und in einem breiten pH-Bereich
2. Breites Aktivitätsspektrum durch bakteriostatische und fungistatische, besser bakterizide, sporizide und fungizide Wirkung auch gegen Problemkeime
   wie Pseudomonas aeruginosa
3. Stabilität auch bei längerer Lagerung
4. Sterilisierbarkeit im Autoklaven
5. Gute Wasserlöslichkeit
6. Keine Beeinträchtigung seiner Wirkung durch den pH-Wert der Arzneimittelzubereitung bzw. das wirksame Agens, Hilfsstoffe oder das Behältnis
7. Keine Beeinträchtigung der chemischen Verträglichkeit der Wirkstoffe durch das Konservierungsmittel
8. Keine toxischen Nebenwirkungen, keinerlei Allergisierung auch bei häufiger und langfristiger Anwendung

6.1.3 Wirkungsmechanismus der Konservierungsmittel

Die heute verwendeten Konservierungsmittel greifen mit Ausnahme der quecksilberorganischen Verbindungen primär an der Zellmembran an, schädigen oder zerstören diese. Dem kommt entgegen, daß bei den Bakterien im Gegensatz zu den Geweben die exponierte Zellmembran der eigentliche Stoffwechselumschlagplatz ist. Die Lebensfähigkeit einer Bakterienzelle ist somit entscheidend von der Unversehrtheit ihrer Zellwand und der Zellmembran abhängig. Ein Eingriff in die Zellmembranfunktion der Bakterien hat somit tiefgreifende Störungen des Stoffwechsels zur Folge und führt normalerweise zur Zelllyse, während die Gewebezelle entsprechend ihres Baus und ihrer Funktion viel widerstandsfähiger ist. Hieraus ergibt sich, daß ein Angriff an der Zellwand oder Zellmembran durch ein Konservierungsmittel eine bakteriostutische oder bakterizide Wirkung hat. Quecksilberorganische Konservierungsmittel dagegen hemmen die Proteinsynthese oder andere Stoffwechselvorgänge, was vorwiegend einer bakteriostatischen Wirkung gleichkommt (38, 39) (Tabelle 6).

6.1.4 Nebenwirkungen der Konservierungsmittel

Es gibt kein Konservierungsmittel, gleich welcher Art, das einerseits gegen pathogene Keime ausreichend wirksam ist, andererseits keinerlei toxische Nebenwirkungen am Auge hat und bei entsprechender Disposition nicht allergisierend wirkt. Dies trifft in erster Linie Patienten, die regelmäßig und langfristig augenärztliche Präparate anwenden müssen, ebenso Kontaktlinsenträger,

Tabelle 6. Wirkungsweise der wichtigsten Konservierungsmittel

	Angriffspunkt	Einwirkungszeit bei Kontamination		Vorwiegender Wirkungsbereich
Kationische Substanzen Benzalkoniumchlorid	Zellmembran	0,2%	45 min	Grampositive Bakterien Gramnegative Bakterien (Pilze)
		0,01%	9 h	
Alkohole Chlorobutanol	Zellmembran	0,7%	9 h	Grampositive Bakterien Gramnegative Bakterien (Pilze)
		0,5%	12 h	
Quecksilberorganische Verbindungen Thiomersal	Zellstoffwechsel	0,02%	6 h	Grampositive Bakterien Gramnegative Bakterien (Pilze)
		0,01%	9 h	

die ihre Kontaktlinsen in handelsüblichen Aufbewahrungs- oder Reinigungsflüssigkeiten einlegen müssen. Zwar sind schwere irreparable Augenschädigungen, die im Zusammenhang mit Konservierungsmitteln stehen, selten, die toxischen oder allergischen Nebenwirkungen zwingen aber gar nicht so selten zum Absetzen notwendiger therapeutischer Substanzen in Mehrfachdosenbehältern. Wir stehen also vor dem Problem, daß auf der einen Seite durch Kontamination konservierungsmittelfreie Augenmedikamente schwere Augenschäden verursachen können, auf der anderen Seite die Konservierungsmittel in den Medikamenten durch toxische und/oder allergische Reaktionen ein Absetzen der erforderlichen Arzneimittelspezialität erzwingen können (40, 41).

Wie ist dies zu erklären? Prädestinierend für toxische Reaktionen − Rötung, Brennen, Fremdkörpergefühl, Trockenheitsgefühl, Lichtscheu, häufiges Blinken, Keratitis superficialis punctata − ist das für Konservierungsmittel hohe Speicherungsvermögen von Binde- und Hornhaut. Aus Untersuchungen wissen wir, daß z.B. Benzalkoniumchlorid und Chlorhexidin in Kaninchenhornhäuten über 24 h gespeichert werden (42).

Wenn auch die Speicherungsfähigkeit von menschlicher Binde- und Hornhaut gegenüber dem Kaninchen differiert, schon weil das Kaninchen seltener blinkt als der Mensch, so muß aber doch davon ausgegangen werden, daß es bei mehrmals täglicher Anwendung zu einer erheblichen Konzentration dieser Konservierungsmittel im Auge kommt. Darüber hinaus ist bekannt, daß diese Konservierungsmittel bereits in geringen Konzentrationen den Ionentransport geringgradig, die Epithelresistenz von Hornhäuten aber erheblich mindern. Nach elektronenmikroskopischen Untersuchungen kommt es an der Hornhautoberfläche selbst bei geringer Konzentration von Konservierungsmitteln zu einem Verlust von Mikrovilli und zu einer Entleimung der Interzellularsubstanz, wodurch sich die Diffusionsbarriere der Hornhaut sowie die Aufnahme von Sauerstoffen ändert (41, 43). Auch ist bekannt, daß durch Konservierungsmittel die Heilung epithelialer Wunden aufgrund der korneotoxischen Wirkung verzögert werden kann. Vom Benzalkoniumchlorid wissen wir, daß es auch die Lipidbarriere des präkornealen Tränenfilms angreift, was insbesondere beim trockenen Auge zu einer zusätzlichen Austrocknung führt. Weitere Untersuchungsergebnisse zeigen, daß die Konservierungsstoffe in Augenpräparaten echte allergische Reaktionen hervorrufen können. Hierfür steht an erster Stelle das Thiomersal.

6.1.5 Einteilung der Konservierungsmittel

Nach ihrem molekularen Aufbau unterscheidet man
- Alkohole
- Phenole
- kationische Substanzen
- quecksilberorganische Substanzen

Bei den Alkoholen beruht die antimikrobielle Wirkung auf ihrer Lipidlöslichkeit. Diese verändert die Lipidstruktur der Zellmembran und damit deren Permeabilitätseigenschaften. Phenole werden an der Zellmembran gebunden und verändern so ebenfalls die Membranpermeabilität. Kationische Substanzen haben eine starke Oberflächenwirkung auf die Zelloberfläche. Quecksilberorganische Verbindungen reagieren mit Sulfhydrylgruppen und Enzymen und zerstören so den Metabolismus der Zelle. Gegenüber den anderen Konservierungsmittelgruppen ist hier der Angriffspunkt vorwiegend der interzelluläre Stoffwechsel.

6.2 Die am häufigsten angewendeten Konservierungsmittel (Abb. 3)

6.2.1 Benzalkoniumchlorid

Benzalkoniumchlorid, eine quarternäre Ammoniumbase aus der Gruppe der kationischen Substanzen, ist in einer Verdünnung von 0,01% das gebräuchlichste Konservierungsmittel am Auge. Es hat gegenüber anderen Konservierungsmitteln eine hohe Oberflächenaktivität, wird an der Zellmembran der Bakterien absorbiert und erhöht die Permeabilität. Dies kommt dadurch zustande, daß der positiv geladene Kopf aufgrund elektrostatischer Wechselwirkungen mit der Phosphatgruppe der Phosphorlipide in der Basalmembran assoziiert, während der nicht geladene lipophile Teil des Moleküls in das hydrophobe Innere der Zellmembran penetriert, was letztlich zur Lyse der Bakterien führt. Aufgrund dieses Wirkungsmechanismus entfaltet Benzalkoniumchlorid eine sehr schnelle und sichere Bakterizidie mit sehr breitem Wirkungsspektrum auch − allerdings nicht im selben optimalen Maß − gegen den Problemkeim Pseudomonas aeruginosa.

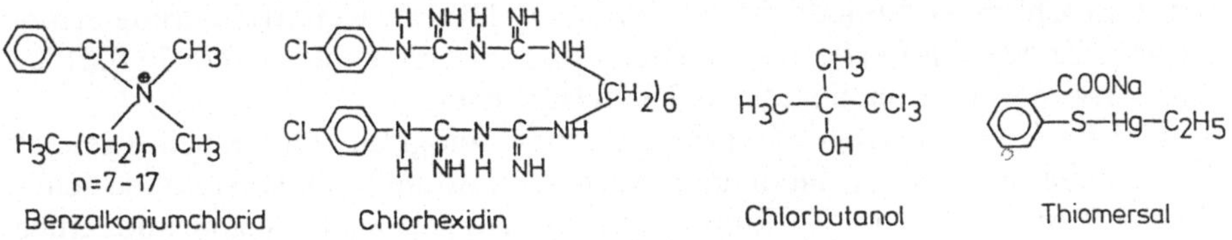

Abb. 3. Die am häufigsten angewendeten Konservierungsmittel

In höheren Konzentrationen ist Benzalkoniumchlorid wegen seiner Oberflächenaktivität auch für das Auge toxisch. Mittels rasterelektronischer Untersuchungen konnte eine Schädigung der Mikrovilli der Hornhautoberfläche
sowie eine Lösung von Interzellularbrücken am Hornhautepithel nachgewiesen werden. Es besteht jedoch Übereinstimmung darüber, daß bei üblicher
Konzentration von 0,01% dieses Konservierungsmittel auch bei langer
Anwendungszeit nur selten Nebenwirkungen verursacht und in der Regel gut
verträglich ist. Darüber hinaus beeinflußt Benzalkoniumchlorid auch die Stabilität des präkornealen Tränenfilms insofern negativ, als die äußere Begren-
zung des Tränenfilms, der Lipidfilm, angegriffen wird, was eine vermehrte
Austrocknung des Tränenfilms bewirkt (44).

Erschwerend wirkt sich auch die hohe Speicherungsfähigkeit der Binde-
und Hornhaut für Benzalkoniumchlorid bei Patienten aus, die auf eine langfri-
stige und häufige Anwendung von Augentropfen, die Benzalkoniumchlorid
als Konservierungsmittel enthalten, angewiesen sind. Dies kann zu toxischen
Erscheinungen führen. Auch kann Benzalkoniumchlorid bei entsprechender
Disposition eine Kontaktallergie auslösen.
Zusammenfassend hat Benzalkoniumchlorid folgende Eigenschaften
– Es ist bakterizid mit schnellem Wirkungseintritt.
– Es hat auch bei geringer Konzentration ein breites Wirkungsspektrum
  gegen grampositive wie gramnegative Erreger, Hefen und Pilze.
– Es ist chemisch stabil und haltbar von pH 6–8, wirksam von pH 3–8.
– Am Auge führt Benzalkoniumchlorid in höheren Konzentrationen (mehr
  als 0,01%) zum Verlust der Mikrovilli der Hornhautoberfläche, Schädigung
  der Interzellularbrücken, Epithelverlust, Schädigung des präkornealen
  Tränenfilms, Allergisierung. Ferner wird Benzalkoniumchlorid langfristig
  in Horn- und Bindehaut gespeichert.

6.2.2 Chlorhexidin

Chlorhexidindigluconat, eine starke basische Verbindung, ist ebenso eine
kationische oberflächenaktive Substanz ähnlich dem Benzalkoniumchlorid.
Seine Oberflächenaktivität ist jedoch sehr viel geringer als diejenige des Benzalkoniumchlorid. Es greift ebenfalls an der zytoplasmatischen Membran der
Bakterien an und zerstört deren semipermeablen Charakter. Es ist wasserlös-
lich und somit zur Konservierung wäßriger Lösungen geeignet. Sein Wirkungsspektrum im grampositiven wie gramnegativen Bereich ist groß. Seine Wirkung gegen den Problemkeim Pseudomonas aeruginosa ist optimal. Auch hat
es eine gute Hemmwirkung auf das Wachstum von Pilzen. Gegen Sporen und
Viren ist Chlorhexidin jedoch nicht wirksam. Die zur Keimfreihaltung erfor-
derliche Konzentration beträgt wie beim Benzalkoniumchlorid 0,005–0,01%.
Das Wirkungsoptimum liegt bei pH 8 im Basischen.
Die Toxizität am Auge ist gering. Histopathologische Untersuchungen an
Kaninchenhornhäuten zeigten im Bereich der anwendbaren Dosis keine Schädigung. Aufgrund seines Wirkungsspektrums auf pathogene Keime und seiner
geringen Toxizität eignet sich dieses Konservierungsmittel gut zur Konservie-

rung von Augentropfen. Dies insbesondere dadurch, daß in therapeutisch wirksamen Konzentrationen keine Permeabilitätsstörungen an der Hornhaut auftreten, ferner dieses Konservierungsmittel nur selten allergisierend wirkt. Vergleicht man seine Verträglichkeit mit anderen Konservierungsmitteln, so schneidet das Chlorhexidin gut ab.

6.2.3 Chlorobutanol

Chlorobutanol gehört in die Gruppe der Alkohole. Das Chloratom in seinem Molekül erhöht im Vergleich zur chlorfreien Verbindung die Lipidlöslichkeit der Alkohole und deren Oberflächenaktivität. Die antimikrobielle Wirkung dieses erprobten Konservierungsmittels beruht somit auf einem Herauslösen der Lipide aus der Bakterienhülle, wodurch dieses Konservierungsmittel in erster Linie bakteriostatisch, in höheren Konzentrationen (0,5%) auch bakterizid wirkt. Sein Wirkungsspektrum umfaßt grampositive wie gramnegative Keime und zeigt auch Hemmungseigenschaften auf das Wachstum von Pilzen. Dies beinhaltet auch die irreversible, allerdings zeitlich langsam ablaufende Abtötung der Problemkeime Pseudomonas aeruginosa und Staphylokokkus aureus.

Als einerseits wirkungsvolle, andererseits verträgliche Konzentration hat sich eine Lösung von 0,5% erwiesen. Von Bedeutung ist, daß Chlorobutanol nur im sauren pH-Bereich (6,0 oder weniger) wirksam und stabil ist.

Dem gegenüber hat Chlorobutanol toxische Effekte auf die Kornea und dies selbst in geringeren Konzentrationen als üblicherweise verwendet. So wird die Haftfähigkeit der Epithelien herabgesetzt und die Sauerstoffutilisation der Hornhaut gehemmt. Nicht unerwähnt bleiben darf die lokalanästhetische Wirkung dieses Konservierungsmittels. Aus diesem Grund wird es gerne zur Konservierung von Lokalanästhetika verwendet.

Ob Chlorobutanol oder Benzalkoniumchlorid eine größere Toxizität an der Hornhaut entfaltet wird widersprüchlich diskutiert.

Ein negativer Einfluß auf die epitheliale Wundheilung scheint bei Chlorobutanol nicht zu bestehen, so daß dieses Konservierungsmittel verschiedentlich als ideales Konservans bezeichnet wird. Eventuell nachteilig könnte sich eine Kumulation bei häufiger Anwendung erweisen.

6.2.4 Thiomersal

Während die bisher besprochenen Konservierungsmittel primär an der Zellmembran angreifen, liegt bei Thiomersal, dem wichtigsten Vertreter der organischen Quecksilberverbindungen, eine Wechselwirkung mit Sulfhydrylgruppen von Enzymen zugrunde. Wichtiges Agens dabei sind quecksilberorganische Kationen, die durch Dissoziation entstehen, wodurch Enzyme, die für den Metabolismus der Mikrobenzellen notwendig sind, gehemmt werden.

Thiomersal hat eine gute bakterizide Wirkung. Zur Abtötung von Pseudomonas aeruginosa, wozu allerdings 6 h notwendig sind, genügt eine Konzentration von 0,0125%, was noch innerhalb der Grenzen der Verträglichkeit liegt. Konzentrationen bis 0,01% werden allgemein als gut verträglich

Tabelle 7. Konservierungsmittel in verschiedenen Tränenersatzmitteln

Isopto-Fluid AT	Hydroxypropylmethyl-zellulose	Benzalkoniumchlorid
Isopto-Naturale AT	Dextrose, Hydroxypropyl-methylzellulose	Benzalkoniumchlorid
Lyteers	Hydroxymethylzellulose	Benzalkoniumchlorid
Oculotect AT	Hydroxypropylmethyl-zellulose	Benzalkoniumchlorid
Protagent AT	Polyvinylpyrrolidon	Benzalkoniumchlorid
Siccaprotect AT	Dexpantghenol, Polyvinyl-alkohol	Benzalkoniumchlorid
Uligin AT	Dexpanthenol, Polyvinyl-alkohol	Benzalkoniumchlorid
Vidisept AT	Polyvinylpyrrolidon	Benzalkoniumchlorid
Vistofilm	Polyvinylalkohol	Benzalkoniumchlorid
Vidisic Gel	Polyacrylsäure	Cetrimid
Liquifilm AT	Polyvinylalkohol	Chlorobutanol
Adsorbotear	Hydroxymethylzellulose	Thiomersal
Thilo-Tears Gel	Carbomer	Thiomersal
Protagent SE	Polyvinylpyrrolidon	Ohne Konservierungs-mittel in Kasuspackung
Coliquilm AS	Paraffin, Vaseline, Sterine und Alkohole aus Vollwachs in Vaseline	
Contafilm AT	Polyvinylalkohol	Ethylmercurithiobenzoe-säure

beschrieben. Sein optimaler Wirkungsbereich liegt zwischen neutral und gering alkalisch.

Am Auge treten zytotoxische Schädigungen erst bei einer Konzentration über 0,02% auf. Permeabilitätsstörungen sind in therapeutischer Dosierung minimal. Nachteilig kann eine Speicherfähigkeit von Quecksilbersalzen in der Hornhaut bei häufiger Anwendung sein. Nach zytologischen Untersuchungen kann dieses Konservierungsmittel in der normalerweise verwendeten Konzentration von 0,01% als toxikologisch unbedenklich eingereiht werden. Durch eine Kombination mit Chlorobutanol kann die sonst notwendige Konzentration herabgesetzt werden.

Vergleicht man das Wirkungsspektrum der gebräuchlichsten Konservierungsmittel miteinander, so schneiden die kationischen Verbindungen Benzalkoniumchlorid und Chlorhexidin am besten ab, wenngleich Benzalkoniumchlorid gegen Pseudomonas nicht optimal wirksam ist. Thiomersal wiederum hat zwar ein großes Wirkungsspektrum, wirkt jedoch vorwiegend bakteriostatisch. Nicht unerwähnt soll bleiben, daß wesentlich bessere Wirkungskriterien durch eine Kombination einzelner Konservierungsmittel miteinander erreicht werden können.

Was die Toxizität anbetrifft, gibt es nach all dem, was wir über Konservierungsstoffe für ophthalmologische Präparate in Mehrdosenbehältern wissen, bislang kein ideales Konservierungsmittel und wird es in Zukunft auch nicht geben. Dies kann wegen der mehr oder weniger ausgeprägten Zytotoxizität und der jeweiligen allergisierenden Eigenschaft insbesondere für diejenigen Patienten fatal werden, die häufig und langfristig ophthalmologische Präparate anwenden müssen. Die Praxis hat uns gelehrt, daß die Zahl dieser Patienten in den letzten Jahren zugenommen hat. Als notwendige Ausweichmöglichkeit bieten sich in jüngster Zeit Einmaldosenbehältnisse ohne Konservierungsmittel bzw. Inserte an. Einige diesbezügliche Präparate sind zugelassen, andere stehen vor der Zulassung durch die Behörde. Es handelt sich dabei vor allem um Therapeutika gegen das trockene Auge und gegen das Glaukom. Über Konservierungsmittel in verschiedenen handelsüblichen Tränenersatzmitteln gibt Tabelle 7 Auskunft.

7 Chirurgische Behandlungsmöglichkeiten der Keratoconjunctivitis sicca

7.1 Tarsorrhaphie

Mittels dieser chirurgisch zwar einfachen, kosmetisch jedoch entstellenden operativen Maßnahme, kann die Lidspalte verengt und dadurch die zwischen den einzelnen Lidschlägen erfolgende Austrocknung des präkornealen Tränenfilms vermindert werden. Man sollte jedoch diese Maßnahme nur vornehmen, wenn trotz medikamentöser Therapie Schäden an der Hornhaut fortschreiten und ein Verschluß der tränenableitenden Wege keine Besserung brachte.

7.2 Ektropionieren des unteren Tränenpünktchens

Als Alternative zum Verschluß der Tränenpünktchen kann mittels einer einfachen Operationsmethode das untere Tränenpünktchen zum äußeren Lidrand hin verlagert werden, so daß dieses nicht mehr in den Tränensee eintaucht und auch nicht mehr der Bindehaut anliegt (45). Auch kann, falls erforderlich, die operative Verlagerung wieder rückgängig gemacht werden. Diese operative Maßnahme wurde bislang an 8 Patienten mit Keratoconjunctivitis durchgeführt, davon 7 Mal erfolgreich (Abb. 4).

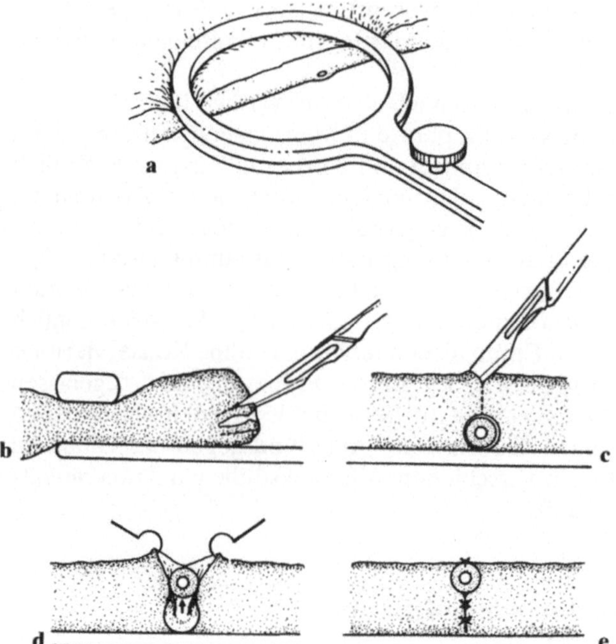

Abb. 4a—e. Ektropionierung des unteren Tränenpünktchens. **a** Nach Infiltrationsanästhesie wird die Umgebung des Operationsgebietes komprimiert. **b** Mit einer zylinderförmigen Inzision wird das Tränenpünktchen mit dem angrenzenden Tränenröhrchen isoliert und mobilisiert. **c** Vom äußeren Lidrand aus wird ein ebenso tiefer Schnitt zum Tränenpünktchen hin ausgeführt. **d** Das isolierte Tränenpünktchen wird zum äußeren Lidrand hin verlagert. **e** Wundverschluß

7.3 Transposition des Parotisausführungsgangs

In verzweifelten Fällen von KCS liegt es nahe, Tränenersatzflüssigkeit von anderen exokrinen Drüsen in den Bindehautsack zu leiten (46). Am besten bietet sich dazu die Parotisspeicheldrüse an, deren Ausführungsgang in die untere Übergangsfalte transplantiert wird. Nachteile dieser operativen Maßnahme sind einmal, daß die Sekretion der Parotis ungefähr 1 l/Tag beträgt, während die Tränensekretion allenfalls 1 Teelöffel/Tag ausmacht und auch von anderer Zusammensetzung ist als die Tränenflüssigkeit, andererseits kommt es gar nicht so selten früher oder später zur Atrophie und zum Verschluß des transponierten Drüsenausführungsgangs. Zweifellos handelt es sich hierbei nicht um ein gängiges Verfahren. Es sollte allenfalls auf verzweifelte Fälle beschränkt bleiben.

8 Temporärer oder dauernder Verschluß
der Tränenabführungswege

In fortgeschrittenen Fällen der KCS kann ein Verschluß der tränenabführenden Wege nachhaltige Besserung sowohl der objektiven als auch der subjektiven Beschwerden bringen (6). Dabei sollte bedacht werden, daß diese Maßnahme bei erheblich insuffizientem präkornealen Tränenfilm alleinig oft nicht ausreicht, sondern zusätzlich noch andere Maßnahmen wie z.B. medikamentöse Substitution erforderlich sind. Auch muß bedacht werden, daß, wenn die Tränenwege permanent verschlossen wurden, bei Wiedereinsetzen der Tränensekretion eine dauernde Epiphora den Patienten erheblich beeinträchtigen wird. So sollte man insbesondere zurückhaltend sein bei akuter bzw. erst seit kurzer Zeit bestehender Symptomatik des trockenen Auges. Vor einem dauernden Verschluß der tränenabführenden Wege sollten folgende 3 Kriterien vorhanden sein:
1. Der präkorneale Tränenfilm muß über eine längere Beobachtungszeit gestört oder insuffizient sein.
2. Langzeitergebnisse des Schirmer-Tests sollen unter 5 mm liegen.
3. Das Hornhautepithel muß ausgeprägt gestört sein.
Zunächst sollte ein vorübergehender Verschluß der Tränenpünktchen bzw. der Canaliculi angestrebt werden. Früher wurde dies mittels eines Seidenfadens vorgenommen, der nasal des unteren Tränenpünktchens durch das Unterlid gestochen und geknotet wurde. Dadurch wurde das Kanälchen komprimiert und man konnte beobachten, ob eine Besserung eintrat oder nicht. Heute wird der passagere Verschluß der Tränenpünktchen besser mittels Gelatinestäbchen oder, insbesondere in letzter Zeit, mittels Kunststoffplomben vorgenommen, von denen es verschiedene Varianten im Handel gibt (Abb. 5). Diese werden in das Tränenpünktchen eingestöpselt. Ist dieser passagere Verschluß erfolgreich, kann die endgültige Verödung der Tränenkanälchen vorgenommen werden, andernfalls kann die Plombe wieder auf einfache Art und Weise ohne Schaden für den Erkrankten entnommen werden (47, 48).

Wird eine endgültige Okklusion der tränenabführenden Wege angestrebt, so muß der Canaliculus und das Punctum lacrimale von Ober- *und* Unterlid verödet werden. Hat ein Verschluß nur am Unterlid wenig Erfolg gebracht, wird der Patient schwerlich einem weiteren Verschluß am Oberlid zustimmen. Es ist daher anzuraten, in einer Sitzung beide Tränenröhrchen eines Auges zu veröden und dann in einer zweiten Sitzung dasselbe am anderen Auge vorzunehmen. Tritt nach anfänglichem Erfolg später eine Verschlechterung auf, so muß sorgfältig geprüft werden, ob sich nicht eine Wiederöffnung eingestellt hat.
Folgende Möglichkeiten der Verödung der Tränenwege werden angegeben:
- Verödung mittels Diathermie. Dies ist die am häufigsten und am erfolgreichsten angewendete Methode.
- Verschluß mittels Argon-Laser. Über diese Methode liegen noch nicht genügend Erfahrungen vor.

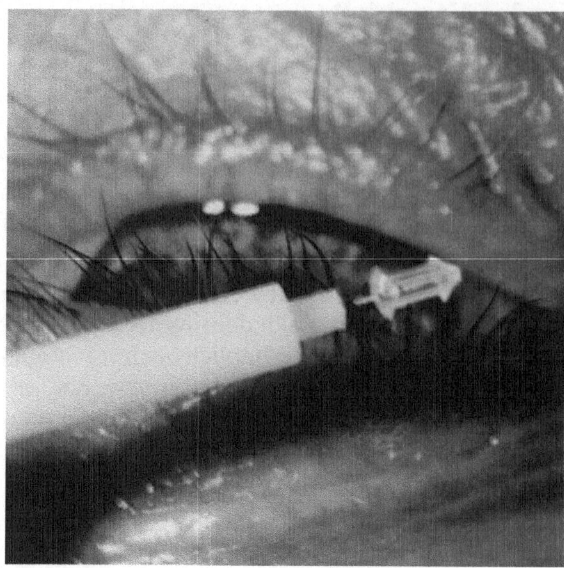

Abb. 5. Temporärer Verschluß der Tränenpünktchen mittels Kunststoffplombe

– Verschluß mittels Histoacryl-Gewebekleber. Von dieser Methode ist dringend abzuraten, weil langfristige Entzündungen – auch Abszeßbildung ist beschrieben – eintreten, die zu erheblichen Beschwerden und auch kosmetischer Entstellung führen.

9 Zusätzliche Maßnahmen

Anregung, Substitution fehlender oder reduzierter Tränensekretion reichen in schweren und schwersten Fällen des trockenen Auges nicht immer aus, um die objektiven und subjektiven Beschwerden befriedigend zu bessern. Dies gilt besonders für Patienten mit Stevens-Johnson-Syndrom, okulärem Pemphigus oder schweren chemischen Verätzungen, bei denen durch Atrophie oder Vernarbung der Bindehaut die Becherzellen zugrundegegangen sind und der daraus resultierende permanente Muzinmangel der wesentliche Störfaktor des Krankheitsgeschehens ist. Bei diesen Patienten muß durch zusätzliche Maßnahmen die bei geöffnetem Auge entstehende Verdunstung der Resttränenmenge so weit wie möglich reduziert bzw. verhindert werden.

9.1 Schutzbrillen

Während eine normale Brille mit großen Gläsern schon einen gewissen Schutz gegen Feuchtigkeitsverluste des Tränenfilms bietet, kann dieser Faktor durch eine mehr oder weniger dicht schließende Schutzbrille noch wesentlich verbessert werden. Eine normale Brille kann vom Optiker relativ preiswert durch

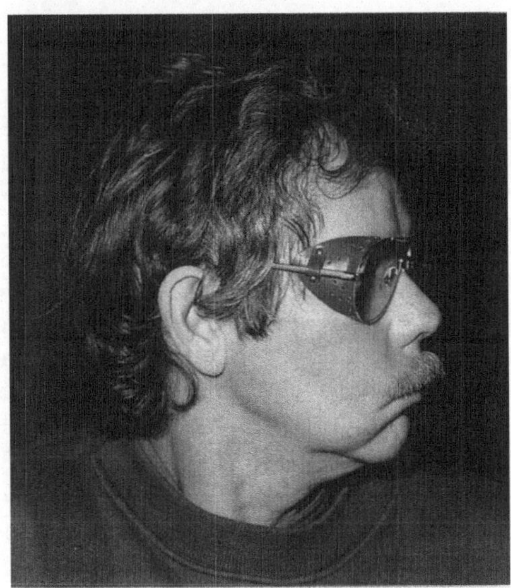

Abb. 6. Schutzbrille

Seitenschutzteile, die auch nach oben zum Brauenbogen reichen, in eine Schutzbrille umgewandelt werden. Darüber hinaus gibt es auch speziell konstruierte Schutzbrillen zu kaufen (Abb. 6). Nicht unerwähnt bleiben sollen sog. *Schwimmerbrillen,* wie sie von Männern und Frauen mit empfindlichen Augen oder chronisch allergischen Bindehautentzündungen beim Schwimmen in Hallenbädern mit chloriertem Wasser als Schutzbrille getragen werden. Diese Brillen kommen, wenn sie richtig sitzen, in etwa einem Uhrglasverband nahe. Sie schaffen eine feuchte Kammer ohne zusätzliche Belüftung, beschlagen durch das feuchte Innenklima und eignen sich kaum als Langzeittherapieverfahren.

9.2 Uhrglasverbände

Dasselbe gilt für Uhrglasverbände, die für verschiedene Indikatoren in der Augenheilkunde üblich sind, sich aber ebenfalls als Langzeittherapie nicht bewähren.

9.3 Heiße Kompressen

Letztlich kommen auch hyperämisierende Mittel wie heiße Kompressen in Betracht. Man taucht ein Frotteetuch oder einen Waschlappen in heißes Wasser, wringt aus und legt das Tuch einige Minuten auf die Lider. Es kommt dadurch zu einer vermehrten Sekretabgabe aus den Meibom-Drüsen, was die äußere Schicht des präkornealen Tränenfilms verdickt und dadurch für längere Zeit eine geringere Austrocknung der Tränenflüssigkeit bewirkt.

9.4 Infusionspumpen

Für verzweifelte Fälle wurden Brillen konstruiert mit in die Bügel integrierter Infusionspumpe. Über eine winzige, von einem Elektromotor betriebene Pumpe, die im Bügel von Brillengestellen installiert ist, wird kontinuierlich Flüssigkeit mittels eines Plastikröhrchens, das an seinem Ende einen T-förmigen Abschluß hat, in die untere Übergangsfalte geleitet. Das T-förmige Ende des Röhrchens berührt dabei den inneren Kanthus des Auges kaum, so daß ohne große Belästigung Flüssigkeit im Verlauf des ganzen Tages ständig eingegeben werden kann. Mit der geringen Flüssigkeitsmenge von 1−3 mm^3 im Laufe des 12-h-Tages können sich bei extremer Trockenheit und Versagen anderer Therapiemaßnahmen die erheblichen Beschwerden bei einzelnen Patienten bessern (49). Diese und anders konstruierte derartige Infusionssysteme sind Einzelanfertigungen, die mit Vorsicht zu genießen sind wegen ihres hohen Preises, viel mehr aber wegen ihres Infektionsrisikos müssen sie, wenn überhaupt, auf verzweifelte Fälle beschränkt bleiben.

10 Behandlungsstrategien

Unter die Symptomdiagnose „trockenes Auge" sind die verschiedensten Augen- und auch Systemerkrankungen zusammengefaßt, die zu einem Mangel der wäßrigen oder der mukösen Komponente des Tränenfilms bzw. zu einer Mischrform beider geführt haben. Dies erschwert eine Therapie. Daraus resultiert aber auch, daß es bei der Therapie des trockenen Auges keine Universaltherapie geben kann. Was dem einen hilft, muß noch lange nicht dem anderen Linderung bringen. Dennoch soll versucht werden, Therapievorschläge für die Behandlung daran Erkrankter auszuarbeiten, wobei es sicherlich nicht vorteilhaft wäre, diese streng und ohne individuelle Variabilität anzuwenden. Für eine sinnvolle Basistherapie sei folgendes Vorgehen empfohlen:
1. Erhebung einer genauen Anamnese, einschließlich Umfeldanamnese
2. Diagnostische Maßnahmen:
   - Bestimmung der Sehschärfe
   - Prüfung der Binokularität
   - Untersuchung der Augenvorderabschnitte
   - Prüfung des Lidschlusses
   - Messung der Blinkfrequenz
   - Minimaltests zur Beurteilung des präkornealen Tränenfilms: Schirmer-Tests, Tränenfilmaufreißzeit, Anfärben mit Bengalrosa-Lösung
3. Therapeutische Maßnahmen:
   Sofern eine erkrankungsspezifische Therapie möglich ist. diese zunächst durchführen.
   - Ausschalten erschwerender Faktoren (berufliche Exposition, Luftfeuchtigkeit, Berechnungsfehler, gestörte Binokularität u.a.)

– Medikamentöse Therapie: Hierbei handelt es sich vorwiegend um die Substitution fehlender oder pathologischer Komponenten des präkornealen Tränenfilms.

Da die zur Verfügung stehenden Therapeutika sich bezüglich ihres pH-Werts, ihrer Osmolarität und Viskosität unterscheiden, sollte möglichst dasjenige Medikament eingesetzt werden, das für den Patienten am verträglichsten ist. Da nahezu alle topisch anwendbaren Substituentien Konservierungsmittel enthalten, sollte die individuell ermittelte Tropffrequenz auf höchstens 10 Applikationen pro Tag begrenzt werden, um unliebsame Nebenwirkungen des Konservierungsmittels zu minimieren. Tritt Unverträglichkeit gegen Konservierungsmittel in netzenden Augentropfen ein, muß zunächst die Therapie auf ein Präparat mit einem anderen Konservierungsmittel oder auf ein ebensolches ohne Konservierungsmittel in Einmaldosisbehältnissen ausgewichen werden.

Der Patient muß angeleitet werden, wie er eintropfen soll. Besonders wichtig ist es, eine dauerhafte Compliance aufzubauen, denn die Therapie des trockenen Auges ist eine Langzeittherapie, die sich ohne ein Vertrauensverhältnis zwischen behandelndem Arzt und Patient nicht durchführen läßt. Der Patient muß wissen, daß der Arzt nur in den seltensten Fällen ein trockenes Auge heilen kann, sondern daß es sich um ein chronisches Leiden handelt, das nur mittels einer stetigen Behandlung befriedigend beherrscht werden kann.

Bei *geringgradig ausgeprägt* trockenem Auge ohne Hornhautbeteiligung (wiederholt gemessene Schirmer-Werte 6–10 mm in 5 min) empfiehlt sich zunächst der Versuch mit einem *gering viskösen Tränenersatzmittel*. Hierfür bewährt sich am ehesten ein Netzmittel auf Polyvinylalkoholbasis, das möglichst nicht mehr als 4mal täglich angewendet werden soll.

Bei *stärker ausgeprägtem* trockenen Auge (wiederholt gemessene Schirmer-Werte zwischen 3–5 mm ind 5 min) muß die Tropffrequenz unter Umständen bis auf 10mal täglich erhöht werden. Auch bewährt sich hierzu ein *visköseres Netzmittel*. In Frage kommen Präparate auf Zellulosebasis oder, um die Tropffrequenz im Rahmen zu halten, *Tropfgele,* die in der Regel nicht mehr als 4mal täglich eingetropft werden müssen. Besteht eine Hornhautmitbeteiligung, so bringt die Applikation einer *indifferenten Augensalbe* (z.B. Bepanthen AS) über Nacht Linderung.

Bei *stark ausgeprägt* trockenem Auge (wiederholt gemessene Schirmer-Werte unter 3 mm in 5 min) reichen handelsübliche Tränenersatzmittel häufig nicht mehr aus. Einerseits würde eine zu häufige Anwendung dieser Mittel infolge Kumulation der Konservierungsmittel zu toxischen oder allergischen Reaktionen führen, die schon dadurch eine weitere Verwendung verbieten, andernfalls wäre die Netzwirkung dieser Stoffe nicht mehr ausreichend. Folgende Empfehlung kann zu diesem Stadium der Erkrankung gegeben werden: Frühmorgens: *Feuchte warme Kompressen* auf die Lider. Anschließend netzende Augentropfen oder Augengel.

Untertags: *Tropfgel* oder *Inserte.* Letztere haben den Vorteil, daß sie keine Konservierungsmittel enthalten, in der Regel nur 2mal am Tag angewendet werden müssen, den Nachteil, daß durch das im unteren Tränensack liegende Insert ein geringes Fremdkörpergefühl entsteht bzw. es während der Auflösungsphase zu geringem vorübergehenden Schlierensehen kommen kann. Die Vorteile überwiegen jedoch die Nachteile insbesondere bei berufstätigen Patienten mit ausgeprägt trockenem Auge. Bei Unverträglichkeit gegen Konservierungsstoffe in Augentropfen empfehlen sich Einmaldosispräparate bzw. Inserte, die konservierungsmittelfrei sind. Bei *extrem trockenem* Auge kann sich eine Therapie mit *Eledoisin*-Augentropfen bewähren. In der Regel kommen Patienten, die auf diese Medikation ansprechen, mit einer Tropffrequenz von 4mal täglich aus.

Über Nacht: *indifferente Augensalbe* (Bepanthen AS).

In verzweifelten Fällen sollte zunächst der passagere Verschluß der Tränenwege vorgenommen werden. Bei positivem Ergebnis sollten *alle* Tränenwege permanent verschlossen werden. Schutzbrillen oder Schwimmbrillen können weiterhin die Symptomatik bessern. Bei weitem Lidschluß empfiehlt sich evtl. eine Tarsorrhaphie.

Mit den uns bislang zur Verfügung stehenden Medikamenten und Maßnahmen gegen das trockene Auge gelingt es weitestgehend, die lästigen Symptome dieses Augenleidens so zu bessern, daß – vorausgesetzt es besteht eine intakte Compliance Arzt/Patient – der davon Betroffene seinem Tagewerk nachgehen kann:

Abschließend soll jedoch nicht unerwähnt bleiben, daß bei der Vielartigkeit der Ursachen und Symptomatik des trockenen Auges therapeutische Empfehlungen allenfalls Richtlinien sein können. Die jeweils optimale Therapie muß stets individuell erprobt werden. Ein nicht verschweigbares Handikap dabei bleibt allerdings, daß alle uns bislang zur Verfügung stehenden Therapiemaßnahmen gegen das trockene Auge weitgehend symptomatisch und nur in Ausnahmefällen kausal sind und dies auch in Zukunft wohl bleiben werden.

11 Ausblick

In den letzten 20 Jahren wurden zur Physiologie, Pathophysiologie und Diagnostik des trockenen Auges entscheidende Erkenntnisse gewonnen. Was allerdings die Therapie des trockenen Auges anbetrifft, bleibt hier noch vieles zu tun. Alle uns bislang zur Verfügung stehenden künstlichen Tränen, die das Hauptkontingent der Behandlung ausmachen, sind mehr oder weniger künstlich. Wenn Richter 1790, wie eingangs erwähnt, gegen die chronische Konjunktivitis „Quittenschleim" und einen Dekokt aus Blättern von Palmen empfiehlt, so sind wir in den dazwischen liegenden 200 Jahren nicht allzuviel weitergekommen. Es geht daher die Forderung an die Forschung und pharmazeutische Industrie, Substanzen zu entwickeln mit guten oberflächenaktiven Eigenschaften und damit langer Verweildauer, welche denen des natürlichen präkornealen Tränenfilms nahekommen. Vieles wäre hierzu noch nötig zu tun zum Wohle unserer Patienten und dies nicht zuletzt aus der Sorge heraus, daß die Zahl der Patienten mit trockenem Auge von Jahr zu Jahr zunimmt.

Literatur

1. Swan KC (1945) Use of methylcellulose in ophthalmology. Arch Ophthalmol 33:378–380
2. Krishna N, Brown F (1964) Polyvinyl alcohol as an ophthalmol vehicle. Am J Ophthalmol 55:99–106
3. Marquardt R (1986) Die Behandlung des trockenen Auges mit einem neuen tropffähigen Gel. Klin Monatsbl Augenheilkd 189:51–54
4. Bloomfield SE et al. (1977) Soluble arteficial tear inserts. Arch Ophthalmol 95:247–250
5. Tseng SCG et al. (1980) Topical retinoid treatment for various dry-eye diseases. Ophthalmology 92:717–727
6. Jones BR, Coop HV (1965) The management of keratoconjunctivitis sicca. Trans Ophthalmol Soc UK 85:379–389
7. Lemp MA (1973) Artificial tear solutions. Int Ophthalmol Clin 13(1):221–238
8. Wright P et al. (1987) Effect of osmolarity of artificial tear drops on relief of dry eye symptoms. Br J Ophthalmol 71:161–164
9. Gilbard JP et al. (1978) Osmolarity of tear microvolumes in keratoconjunctivitis sicca. Arch Ophtahlmol 96:677–681
10. Gilbard JP, Farris RL (1979) Tear osmolarity and ocular surface disease in keratoconjunctivitis sicca. Arch Ophthalmol 97:1642–1646
11. Lemp MA et al. (1970) The precorneal tear film. I. Factors in spreading and maintaining a continuous tear film over the corneal surface. Arch Ophthalmol 83:89–94
12. Benedetto OA et al. (1974) The instilled fluid dynamics and surface chemistry of polymers in precorneal tear film. Invest Ophthalmol 14:887–902
13. Lemp MA et al. (1975) The effect of tear substitutes on tear film break-up-time. Invest Ophthalmol 14:255–258
14. Norn MS, Opauski A (1977) Effects of ophthalmic vehicles on the stability of the precorneal film. Arch Ophthalmol 55:23–34
15. Lemp MA (1973) Artificial tear solutions. Int Ophthalmol Clin 13:221–229
16. Lemp MA (1973) Tear substitutes in the treatment of dry eye. Int Ophthalmol Clin 13(4):145–153
17. Lemp MA, Holly FJ (1972) Ophthalmic polymers as ocular wetting agents. Ann Ophthalmol 4:15–20
18. Krishna N, Mitshell B (1965) Polyvinylalcohol as an ophthalmol vehicle. Am J Ophthalmol 59:840–864
19. Leibowitz HM et al. (1984) Gel Tears: a new medication for treatment of dry eyes. Ophthalmology 91:1199–1204
20. Marquardt R et al. (1987) Gelartige Tränenersatzmittel und unspezifische Augensalben auf Intensivstationen und in der perioperativen Anwendung. Anästh Intensivther Notfallmed 22:235–238
21. Balazs EA (1983) Sodium hyalurate and viscosurgery. In: Miller D et al (eds) Healon: a guide to its use in ophthalmic surgery. Wiley, New York, pp 5–20
22. Polack FM, Niece MT (1982) The treatment of dry eyes with Na-hyalurate (Healon). Cornea 1:133–136
23. Limberg MB et al. (1987) Topic application of hyaluronic acid and chondroitin sulfate in the treatment of dry eye. Am J Ophthalmol 103:104–107
24. Leibowitz HM et al. (1984) A new medication for the treatment of dry eyes. Ophthalmology 91:1199–1204
25. Van Bijsterveld OP, Westers JCE (1980) Therapie bei Keratokonjunktivitis sicca. Klin Monatsbl Augenheilkd 177:2–57
26. Prause JU et al. (1984) Lacrimal and salivar secretion in Sjögren's syndrome: the effect of systemic treatment with bromhexidine. Acta Ophthalmol (Copenh) 62:489–497
27. Bietti GB et al. (1973) Zur Anwendung eines neuen Medikamentes, des Eledoisins zur Behandlung der Keratokonjunctivitis sicca. Ber Dtsch Ophthalmol Ges 73:399–407

28. Jaeger W (1988) Die Behandlung schwerer Verlaufsformen der Keratoconjunctivitis sicca mit Eledoisin. Klin Monatsbl Augenheilkd 192:163–166
29. Jaeger W et al. (1985) Eledoisin – a successive therapeutic concept for filamtary keratitis. Trans Ophthalmol Soc UK 104:496 (Abstract)
30. Messner K, Leibowitz HM (1971) Acetylcysteine treatment of keratitis sicca. Arch Ophthalmol 86:357–359
31. Wright P (1971) Diagnosis and management of dry eyes. Trans Ophthalmol Soc UK 91:119–128
32. Graham WP et al. (1976) Keratoconjunctivitis sicca symptoms appearing after blepharoplasty. Plast Reconstr Surg (57)1:57–61
33. Soong HK et al. (1988) Topical retinoid therapy for squamous metaplasia of various ocular surface disorders. A multicenter, placebo-controlled double-masked study. Ophthalmology 95:1442–1446
34. Cook JR et al. (1972) Lacrimal sarcoidosis treated with corticosteroids. Arch Ophthalmol 88:513–517
35. Sjögren H, Bloch KJ (1971) Keratoconjunctivitis sicca and the Sjögren syndrome. Surv Ophthalmol 16(3):145–159
36. Krieglstein GK (1981) Konservierungsstoffe in ophthalmologischen Arzneimitteln. Z Prakt Augenheilkd 2:59–70
37. Ertel E et al. (1973) Über die Qualität rezepturmäßig hergestellter Augentropfen. Klin Monatsbl Augenheilkd 163:462–467
38. Kreiner CF (1980) Die Biochemie von Konservierungsstoffen, welche zur Anwendung am Auge bestimmt sind. Contactologia 2D:130–137
39. Leopold JN (1945) Local toxic effect of detergents on ocular structures. Arch Ophthalmol 34:90–105
40. Gasset AR et al. (1974) Cytotoxicity of ophthalmic preservatives. Am J Ophthalmol 78:98–106
41. Burstein NL (1985) The effects of topical drugs and preservatives on the tears and corneal epithelium in dry eye. Trans Ophthalmol Soc UK 104:402–409
42. Champeau EJ, Edelhauser HF (1986) Effect of ophthalmic preservatives on the ocular surface. In: Holly FJ (ed) The precorneal tear film in health, disease and contact lens wear. Dry Eye Institute, Lubbock, Texas
43. Brewitt H et al. (1981) Zytotoxizität von Konservierungsstoffen in Augenmedikamenten – eine rasterelektronenmikroskopische Untersuchung an der Kaninchencornea. Beitr Elektronenmikrosk Direktabb 14:543–548
44. Tønjum AM (1975) Effects of Benzalkonium chloride upon the corneal epithelium studied with scanning electron microscopy. Acta Ophthalmol 53:358–368
45. Marube-Del-Castillo J (1986) Ectropionisation of the lacrimal punctum in Sjögren's syndrome. Scand J Rheumatol (Suppl) 61:268–269
46. Bennett JE (1969) The management of total xerophthalmia. Arch Ophthalmol 81:667–682
47. Freeman JM (1975) The punctum plug: evaluation of a new treatment for the dry eye. Trans Am Acad Ophthalmol Otolaryngol 79(6):OP874–OP878
48. Dohlmann CH (1978) Punctual occlusion in keratoconjunctivitis sicca. Trans Am Acad Ophthalmol Otolaryng 85:1277–1281
49. Dohlmann CH et al. (1971) Mobile infusion pumps for continuous delivery of fluid and therapeutic agents to the eye. Ann Ophthalmol 3:126–128

Kapitel 7

Zur Problematik des trockenen Auges beim Kontaktlinsenträger

Hans-Walter Roth

1 Zur Problematik

Die Störungen der Tränensekretion und ihre Therapie sind ein besonderes Problem für den Kontaktlinsenträger, weil für das erfolgreiche Tragen einer Kontaktlinse die Intaktheit des Tränenfilms von wesentlicher Bedeutung ist. So benötigen harte Kontaktlinsen ein Tränenpolster, auf dem sie vor der Hornhaut schwimmen können, weiche Linsenkunststoffe ein gewisses Wasserangebot, damit sie elastisch und transparent bleiben.

Während ein Mangel an Tränenflüssigkeit oder eine Störung ihrer qualitativen Zusammensetzung bei einem Patienten, der keine Kontaktlinsen benötigt, erst ab einem gewissen Schweregrad zur Irritation der vorderen Augenabschnitte führt, tritt dies beim Kontaktlinsenträger sehr viel früher ein, weil der stetige Fremdkörperreiz seiner Kontaktlinse die Physiologie (Tabelle 1) des vorderen Augenabschnitts erheblich stört — wodurch mehr Tränenflüssigkeit benötigt wird, als dies ohne Kontaktlinse der Fall ist.
Pathophysiologische Reaktionen der Binde- und Hornhaut des Linsenträgers sind somit beim trockenen Auge keinesfalls selten (Abb. 1). So haben zahlreiche Untersuchungen (1) gezeigt, daß über 60% aller Kontaktlinsenunverträglichkeitsreaktionen, die nicht durch Handhabungs- und Pflegefehler bedingt waren, durch Tränenmangel bzw. Austrocknen der Linse am Auge verursacht

Tabelle 1. Beeinträchtigung des physiologischen Milieus der vorderen Augenabschnitte durch das Tragen von Kontaktlinsen

Entstehung von Ablagerungen
Abnahme der Hornhautsensibilität
Änderung des osmotischen Drucks
Variation des PH-Werts
Veränderung der vorderen Außentemperatur
Veränderung der Oberflächenspannung
Verschiebung der Elektrolyte
Elektrostatische Verschiebungen
Abnahme des O_2-Angebots an die Hornhaut
Anstieg des CO_2-Gehalts in der Tränenflüssigkeit
Absinken des Glukosegehalts der Hornhaut
Schwankungen des Brechungsindex

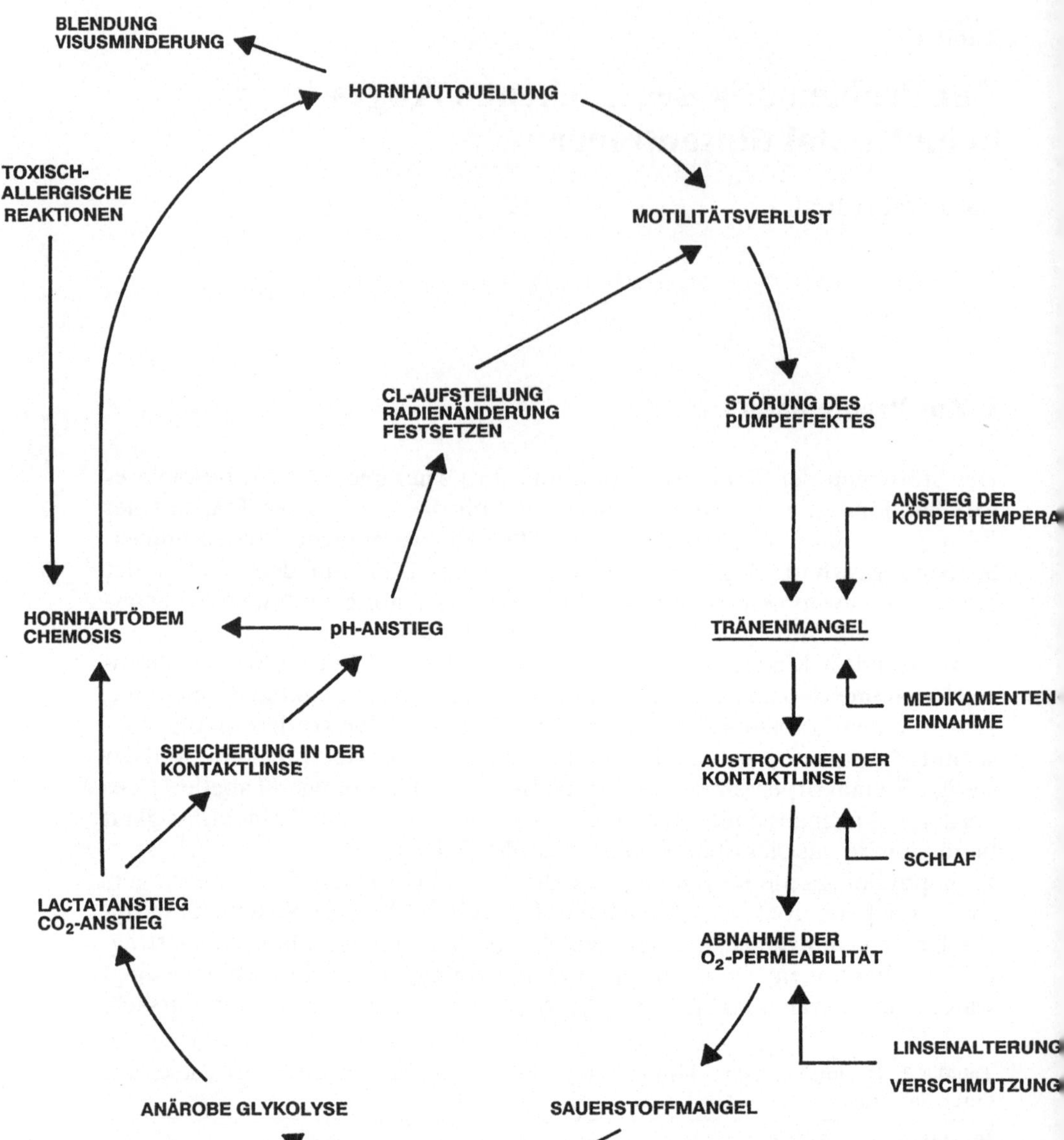

Abb. 1. Störungen der Hornhautphysiologie durch Austrocknen des Auges beim Kontaktlinsentragen. Schematische Darstellung

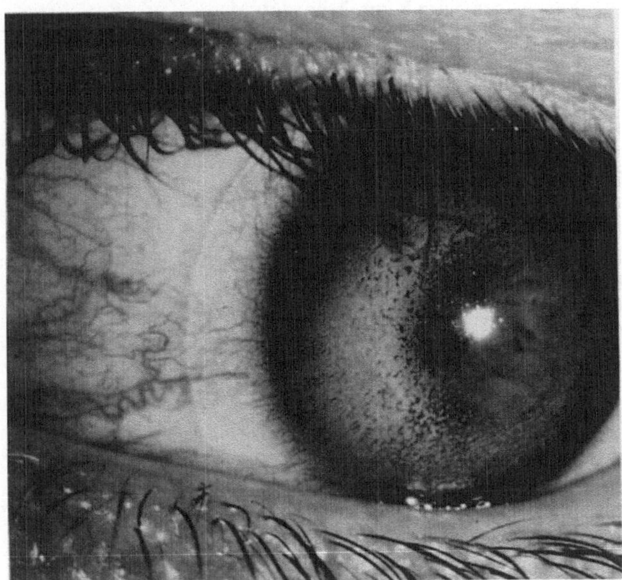

Abb. 2. Eiweißablagerungen auf weicher, hydrophiler Kontaktlinse (v.T.-Linse). Mangelnde Tränensekretion (Schirmer-Test 2 mm, Benetzungszeit 7 s) führen gerade beim verlängerten Tragen von Linsen zu Austrocknungserscheinungen und vermehrten kristallinen Ablagerungen, die in der Regel schwer lösbar sind und einen Austausch der Linse notwendig machen

waren (Abb. 2). Während ein Brillenträger mit einem durchschnittlichen Tagesangebot von ca. 1,0 ml Tränenflüssigkeit in einer intakten Umwelt in der Regel beschwerdefrei ist, gilt dies für den Kontaktlinsenträger nicht. Er benötigt je nach Linsentyp, Anpaßtechnik sowie individuellen Faktoren das Mehrfache dieser Menge.

Die typischen Symptome des trockenen Auges beim Kontaktlinsenträger sind in der Tabelle 2 zusammengefaßt. Abbildung 1 zeigt den typischen Ablauf der pathologischen Reaktionen.

1.1 Einfluß der Tränenflüssigkeit auf die optische Wirkung der Kontaktlinse

Nicht nur die Verträglichkeit einer Kontaktlinse, sondern auch die mit ihr erreichbare Sehschärfe hängt in erster Linie von einem ausreichenden Angebot an Tränenflüssigkeit ab. Ausgetrocknet sind weiche Linsen getrübt und haben keine optische Wirkung mehr. Bei Gegenlicht treten Streueffekte auf, die Blendungsempfindlichkeit ist erhöht. Auch blickt ein Träger weicher Linsen keinesfalls nur durch das Linsenmaterial, sondern erst die in seinem Molekülgitter eingelagerte Flüssigkeit ergibt zusammen mit der Struktur des linsenförmig gestalteten Kunststoffs ein optisch wirksames System.

Für den Träger harter Linsen bietet das Wasserreservoir, das von Hornhautvorderfläche und Kontaktlinsenrückfläche begrenzt wird, einen Teil sei-

Tabelle 2. Symptome des trockenen Auges beim Kontaktlinsenträger

A) Objektive Symptome
Vermehrte Ablagerungen
Jelly Bumps
3.00−9-h-Injektion der Bindehaut
Aufteilen der Linsenparameter
Anfärbbarkeit mit Bengalrosa
Hornhautdickenzunahme
Zelldetritus in der Tränenlinse
Gigantopapilläre Konjunktivitis
Induzierter Kontaktlinsentorus
Luftblasen in der Tränenflüssigkeit
Häufigerer Linsenverlust

B) Subjektive Symptome
Visusschwankungen
Erhöhte Blendungsempfindlichkeit
Sehverbesserung nach Lidschlag
Schleiersehen
Halosehen
Erhöhtes Fremdkörpergefühl

nes optischen Ausgleichs. Je nach Anpaßtechnik und Hornhautvorderflächen-topographie bildet sich eine optische Linse aus Tränenflüssigkeit, die konvex, plan, parallel, konkav oder astigmatisch gekrümmt sein kann und somit einen Teil des Brechungsfehlers ausgleicht. Die Brechkraft dieses Tränenpolsters, das eine zentrale Dicke von 100−200 μ aufweist, errechnet sich nach folgender Formel:

$$D_{TLC} = \frac{n_C - n_T}{r_C}$$

$$D_T = \frac{d_T}{n_T} \cdot \frac{(n_T - 1)^2}{r^2}$$

D_T = Brechkraft der Tränenlinse
D_{TLC} = Brechkraft der Tränenlinsenrückfläche
n = Brechungsindex
D = Brechkraft
r = Innenradius der Kontaktlinse
T = Tränenflüssigkeit bzw. Tränenlinse
C = Kontaktlinse

Gerade beim Hornhautastigmatismus, irregulärem Narbenastigmatismus sowie Keratokonus kommt dieser Form des optischen Ausgleichs, bestehend aus Kontaktlinse und Tränenflüssigkeit, eine besondere Bedeutung zu. Des weiteren benötigt der Träger einer harten oder halbharten, sauerstoffdurchlässigen Kontaktlinse einen Tränenfilm, auf dem die Linse beim Lidschlag und bei den Blickbewegungen über die Kornea gleiten kann, ohne daß dabei der Kunststoff in direkten Kontakt mit der Hornhautoberfläche tritt. Letzteres

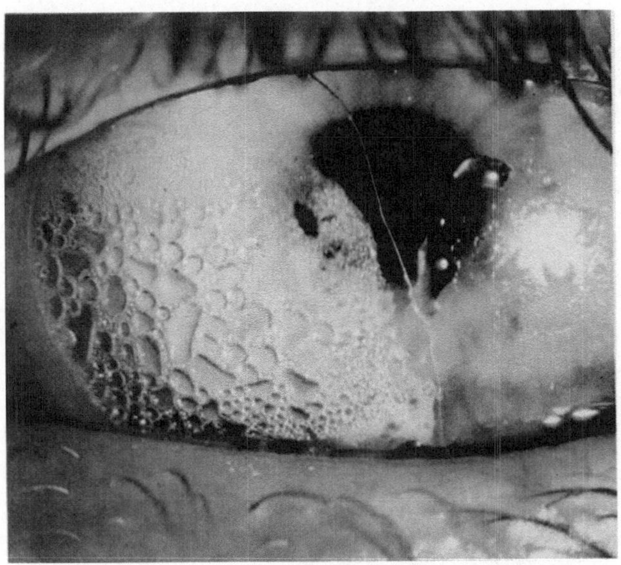

Abb. 3. Weiche, hydrophile Kontaktlinsen nach mehrstündiger Tragezeit. Die Linse ist ausgetrocknet, anamnestisch werden Sehstörungen und erhöhte Blendungsempfindlichkeit angegeben

würde zur elektrostatischen Aufladung der Kontaktlinse, Störung der Physiologie der Hornhaut und erhöhtem Fremdkörperreiz führen.

Auch beim Träger weicher Linsen bildet sich eine gewisse Tränenlinse, die jedoch, da sich die Linse der Hornhaut weitgehend anschmiegt, nur von geringer optischer Wirkung ist. Auch verformen sich weiche Linsen auf einer torischen Hornhautoberfläche, so daß ein optischer Ausgleich des Hornhauttorus selbst bei einem ausreichenden Angebot an Tränenflüssigkeit oft unbefriedigend ist. Darüber hinaus benötigt der Träger weicher Linsen zusätzliche Tränenflüssigkeit, um den Linsenkunststoff durchsichtig und weich zu halten (Abb. 3). Je nach Linsentyp, Größe, Gewicht und vor allem Wassergehalt, sind verschiedene Mindestmengen an Tränenflüssigkeit erforderlich, deren Gesamtmenge allerdings außer von der chemischen Konfiguration des Linsenkunststoffs von zahlreichen weiteren Faktoren wie Umwelt und individuellen patienteneigenen Faktoren abhängt. Besonders kritisch ist der Bedarf an Tränenflüssigkeit beim Tragen von hochhydrophilen Dauertragelinsen (v.T.-Linsen) mit einem H_2O-Gehalt über 60%, die auch während des Schlafs, wo die Tränensekretion weitgehend versiegt, am Auge verbleiben können. Hier kann ein verminderter Tränenfluß zu Änderungen der Linsenparameter und zum Austrocknen des Kunststoffs bzw. Tight-Lens-Syndrom (2) und damit einer gefährlichen Komplikation am Auge führen (Abb. 4).

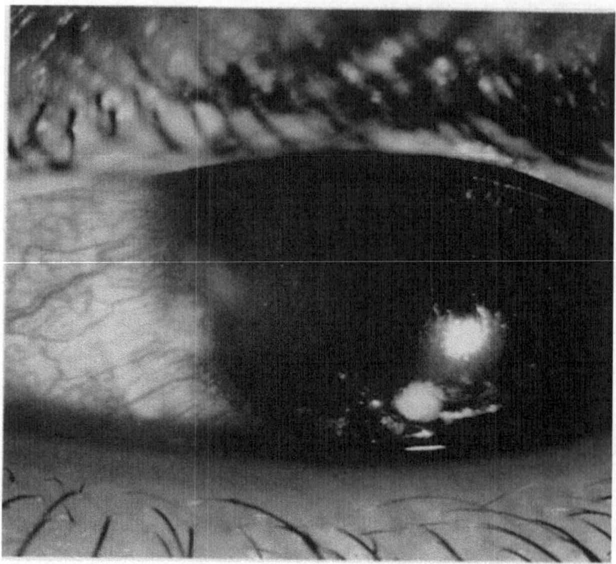

Abb. 4. Tight-Lens-Syndrom. Infolge Tränenmangels (Schirmer-Test I und II 1 mm, Tränenaufreißzeit 5 s) kam es beim Tragen einer hoch hydrophilen Linse über verlängerte Tragezeit zum Austrocknen und Aufkleben der Linse auf die Hornhaut

1.2 Bedeutung der Temperaturstabilisierung

Obwohl es oft noch gelingt, einen Patienten mit einer reduzierten Tränensekretion von weniger als 8 mm im Schirmer-Test II mit Kontaktlinsen zu ver-
sorgen, wird die Kontaktlinsenunverträglichkeit besonders dann kritisch,
wenn weitere, vor allem externe Störfaktoren auftreten, die einen zusätzlichen
Mehrbedarf an Tränenflüssigkeit erfordern. So kann bei längeren Autofahrten
mit eingeschaltetem Gebläse, bei Aufenthalt in voll klimatisierten oder überhitzten und trockenen Räumen oder bei Arbeiten, die zu einer Abnahme der
Lidschlagfrequenz führen, z.B. am Bildschirm, die Kontaktlinse austrocknen
und zum Fremdkörper werden. Zugleich steigt aber infolge der zunehmenden
Austrocknung und Ausfall des Verdunstungseffekts die Vorderflächentempe-
ratur des Auges um 1−2° an, so daß die ohnehin schon durch das Tragen von
Kontaktlinsen verursachte pathophysiologische Situation weiter verschlechtert wird. Ein solcher Temperaturanstieg entkoppelt die Reaktionsgeschwin-
digkeit des Hornhautmetabolismus, wobei die meisten enzymatischen Reaktionen des Hornhautstoffwechsels nur in einem sehr engen Temperaturbereich
ablaufen können.

Es empfiehlt sich daher, nach Anpassung von Linsen zur Vermeidung von
Komplikationen den Patienten auch in klimatischen Streßsituationen zu testen
(3). So geben Patienten mit relativem Tränenmangel nach Anblasen mit einem
elektrischen Föhn innerhalb weniger Sekunden ein erhöhtes Fremdkörpergefühl am Auge an und an der Spaltlampe zeigt sich innerhalb weniger Minuten
eine konjunktivale Injektion.

1.3 Besondere Augenerkrankungen mit Tränenmangel

Zahlreiche Augenerkrankungen, die das Tragen einer Kontaktlinse aus medizinisch-optischer Indikation erfordern, sind mit Störungen der Tränensekretion gekoppelt. Dies ist z.B. bei einem Patienten der Fall, der zum Ausgleich einer einseitigen Aphakie eine Kontaktlinse tragen muß, aufgrund seines Alters aber nicht mehr über ein ausreichendes Angebot an Tränenflüssigkeit verfügt, um die Linse ausreichend feucht zu halten. Obwohl dieses Problem durch die zunehmende Zahl von Implantationen in den letzten Jahren immer mehr an Bedeutung verloren hat, gibt es doch immer wieder einmal Patienten, die nach Scheitern der Operation aus optischer und medizinischer Indikation eine Kontaktlinse tragen müssen.

Störungen der Tränensekretion sind vor allem beim Keratokonus bekannt, der in 64% aller Fälle mit einem Mangel an Tränenflüssigkeit behaftet ist. Ob dies von ätiologischer Bedeutung für das Entstehen des Keratokonus oder nur ein Begleitsyndrom ist, ist noch nicht hinlänglich geklärt. Einige Autoren (4) sehen im Tränenmangel sowie der hieraus resultierenden chronischen Konjunktivitis einen Risikofaktor für die Entstehung eines Keratokonus. Aus diesem Grund sollten gerade Keratokonuspatienten sehr sorgfältig auf Störungen der Tränensekretion hin untersucht werden, zumal dieses Krankheitsbild auch die höchste Infektionsrate aller Kontaktlinsenträger aufweist und bei Mangel an Tränenflüssigkeit in Verbindung mit einer Kontaktlinse eine sehr viel raschere Progredienz des Krankheitsbildes zeigt. Auch gibt es bei Benetzungsstörungen Schwierigkeiten mit der Stabilisierung der Linse vor der aufgesteilten Hornhaut, was vermehrt zu Epithelschäden führt, wenn die mechanische Irritation durch die Linse nicht durch ein intaktes Tränenpolster abgefangen werden kann. Es ist zu empfehlen, daß ein Keratokonuspatient seine Linsen nur dann tragen sollte, wenn ihm eine ausreichende Tränenmenge zur Verfügung steht. Ist dies nicht der Fall, so sollte die Indikation zur Keratoplastik großzügig gestellt werden, um risikoreiche Komplikationen, wie beispielsweise ein Hornhautulkus, an der ohnehin vorgeschädigten und durch Kontaktlinsen weiter geschädigten Kornea zu vermeiden.

1.4 Ablagerungen auf Kontaktlinsen

Harte Kontaktlinsen müssen noch aus weiteren Gründen ausreichend von Tränenflüssigkeit umspült sein. Während der täglichen Tragezeit geraten nämlich Staub und Fremdkörperpartikel aus der Umwelt bzw. abgeschilferte Epithelien von Hornhaut und Bindehaut auf und unter die Linse und können dort leichter festhaften, als dies bei der unbedeckten Hornhaut möglich ist. So zeigen mikroskopische Untersuchungen getragener Linsen bereits nach wenigen Stunden auf der Oberfläche Eiweißablagerungen, Fettreste sowie Partikel und Fremdkörper aus der Umwelt (Abb. 5). Ein Mangel an Tränenflüssigkeit führt nun dazu, daß diese mechanisch störenden Auflagerungen nicht gelöst bzw. abgewaschen werden können, sie kumulieren und zerstören damit wiederum

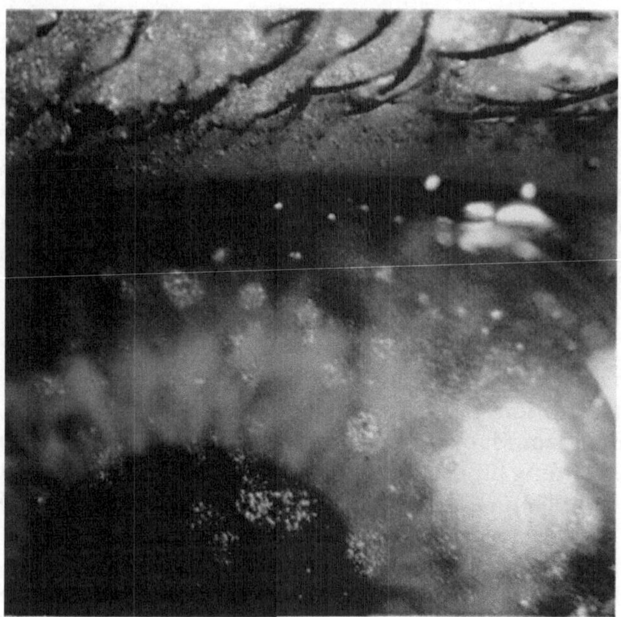

Abb. 5. Fett-, Eiweiß- und Pigmentablagerungen auf weicher, hydrophiler Kontaktlinse. Infolge mangelhafter Pflege sowie vermindertem Tränenfluß kam es zu Ablagerungen auf der Linsenoberfläche. Nach Wechsel auf eine harte Linse sowie Gabe einer künstlichen Tränenflüssigkeit war die Patientin beschwerdefrei

die Intaktheit des Tränenfilms, was den Circulus vitiosus des trockenen Auges weiter verstärkt. Dies ist besonders dann der Fall, wenn es sich bei diesen Ablagerungen um hydrophobe Partikel handelt, die die Homogenität des Tränenfilms stören. Noch komplizierter wird es, wenn Fremdkörper unter die Linse geraten und infolge mangelndem Tränenaustausch nicht herausgewaschen werden können und so das Auge während des Tragens langfristig irritieren. Dabei kann es infolge der beim Kontaktlinsenträger verminderten Hornhautsensibilität auch schneller zum Hornhautulkus kommen, als dies bei Patienten mit ausreichender Tränenqualität und -quantität der Fall ist.

Störungen der wäßrigen Tränenphase bewirken vermehrt Ablagerungen von Proteinen, Lipiden sowie Umweltsubstanzen (Fremdkörper) auf der Oberfläche von Kontaktlinsen. Form, Struktur und Ausdehnung hängen dabei primär von der qualitativen Zusammensetzung der Tränenflüssigkeit ab. Von weiterer Bedeutung sind die Materialbeschaffenheit sowie der physikalische Zustand der Linsenoberfläche, die durch Alterung des Materials sowie Handhabungsfehler beeinträchtigt sein können. Regelmäßiges Auftreten von Ablagerungen weist dabei stets auf qualitative oder quantitative Störungen der Tränenflüssigkeit hin. Wie bekannt ist, können Bestandteile der Tränenflüssigkeit, die sich auf Linsenoberflächen festsetzen, auch ein Hinweis auf Allgemeinerkrankungen, z.B. Störungen im Fettstoffwechsel oder auch Wasserhaushalt sein. Auch kann ein erhöhter Glukosegehalt der Tränenflüssigkeit beim

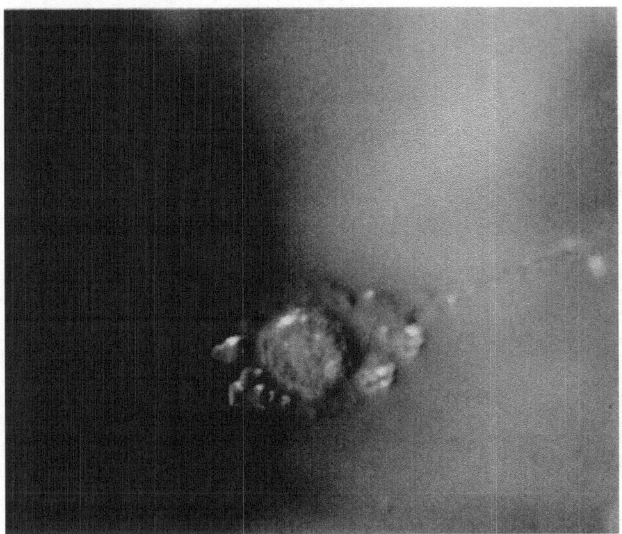

Abb. 6. Jelly Bumps, Frühphase. Diese Kalzium-Eiweißverbindungen treten bevorzugt beim Träger hoch hydrophiler weicher Linsen in Kombination mit Störungen der Tränensekretion auf. Diskutiert werden vor allem Störungen im Kalziumbereich der Tränenflüssigkeit

Diabetiker, der weiche Linsen trägt und unter Tränenmangel leidet, zu vermehrtem Pilzbefall des Auges führen (5).

Auch beim Auftreten von Jelly Bumps, wasserunlöslichen Eiweiß-Kalzium-Verbindungen, die vor allem auf hoch hydrophilen weichen Linsen zu finden sind (Abb. 6), muß an eine Störung im Bereich der Tränenflüssigkeit gedacht werden. Sie zeigen sich besonders häufig bei erhöhtem Kalziumgehalt bzw. osmotischem Druck der Tränenflüssigkeit, was unter anderem noch durch Einnahme bestimmter Medikamente, vor allem Hormone, gefördert werden kann. Jelly Bumps können schon nach wenigen Tagen Tragezeit auftreten und kontinuierlich an Größe zunehmen, bis sie letztlich als Fremdkörper das Auge mechanisch irritieren. Da sie sich nach Entfernung rasch wieder an der gleichen, meist defekten Stelle der Linsenoberfläche bilden, dürfen einmal davon befallene Linsen nicht mehr getragen werden. In diesen Fällen empfiehlt sich der Wechsel auf einen anderen Linsentyp, der weniger H_2O benötigt. Die regelmäßige Gabe einer künstlichen Tränenflüssigkeit kann das Auftreten von Jelly Bumps zwar nicht verhindern, ihr Auftreten aber in Verbindung mit weniger wasserspeicherndem Linsenmaterial verzögern.

1.5 Immunologische Störfaktoren

Jeder Tränenmangel beim Kontaktlinsenträger wird zur Gefahr, wenn die immunologische Abwehrsituation des Auges beeinträchtigt wird. Als Beispiel sei das Hornhautulkus (6) oder die gigantopapilläre Konjunktivitis (GPK)

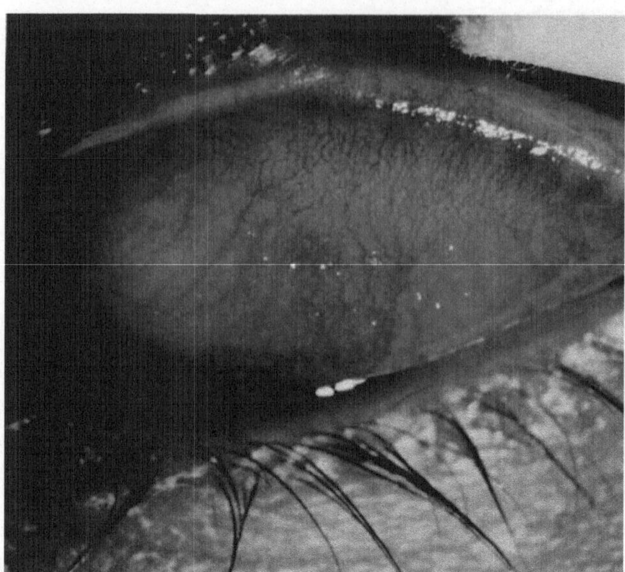

Abb. 7. Gigantopapilläre Konjunktivitis. Tränenmangel in Kombination mit Eiweißablagerungen auf der Linsenoberfläche führen nach mehreren Tragemonaten zu Anschwellungen der Papillen im Bereich der Conjunctiva tarsi. Bei diesem Krankheitsbild handelte es sich um eine Immunreaktion der vorderen Augenabschnitte gegen denaturierte Eiweiße, die sich infolge Tränenmangels auf der Linsenoberfläche auflagern

erwähnt (7), letztere ist eine typische immunologische Überreaktion des Auges, die nicht selten bei Störungen der Tränensekretion im Zusammenhang mit dem Tragen von harten, vorwiegend aber weichen Kontaktlinsen auftritt. Nach einer mehrmonatigen Tragezeit klagt der Patient über ein sich allmählich steigerndes Brennen, Reiben und Fremdkörpergefühl. Gelegentlich ist auch die Blendungsempfindlichkeit erhöht und die Sehschärfe mit Linse vermindert. Bei der Untersuchung findet man im Bereich der Conjunctiva tarsi eine Papillenhypertrophie, die in Form und Ausbreitung an eine Conjunctivitis vernalis denken läßt (Abb. 7). Ätiologisch wird eine immunologische Fehlreaktion diskutiert (8).

Dabei werden Proteine, die wegen Mangel an Tränenflüssigkeit der Linsenoberfläche anhaften, durch die Einwirkung konservierungsmittelhaltiger Reinigungs- und Pflegemittel denaturiert, wirken dadurch als körperfremd und entwickeln Antigencharakter. Sie lösen so eine heftige Antigen-Antikörperreaktion aus, die sich vor allem durch den massiven Anstieg von IgE in der Tränenflüssigkeit erkennen läßt. Hiergegen ist selbst eine regelmäßige Applikation künstlicher Tränen wirkungslos. Langfristig kommt allenfalls der Wechsel auf ein anderes Linsenmaterial, wie beispielsweise Polymethylmethacrylat (PMMA) in Frage, das weniger zu Proteinablagerungen neigt als beispielsweise hydrophiles HEMA-Linsenmaterial, dafür aber praktisch keine Sauerstoffdurchlässigkeit aufweist. Die GPK ist somit von besonderer Bedeutung, da sie bei 8—10% aller Kontaktlinsenpatienten beobachtet wird und letztlich das Tragen von Kontaktlinsen verbietet. Gelegentlich gelingt es mit einer Kurzzeitlinse in Kombination mit einer künstlichen Tränenflüssigkeit dem Patienten zu helfen, die Linse muß allerdings jedes Mal beim ersten Auftreten von Ablagerungen, oft im Abstand von wenigen Tagen, gegen eine frische Linse ausgetauscht werden (9).

1.6 Ursachen des Tränenmangels beim Kontaktlinsenträger

Der Tränenmangel beim Kontaktlinsenträger hat primär die gleichen Ursachen wie bei einem Patienten, der keine Sehhilfe benötigt. Nur kann ein Brillenträger mit einem relativen Tränenmangel, der gerade noch toleriert werden kann, in Schwierigkeiten kommen, wenn er auf eine Kontaktlinse umsteigen will, weil dadurch der jetzt benötigte Mehrbedarf an Wasser nicht zur Verfügung steht. Wichtig ist daher bei allen Patienten, bereits vor Anpassung einer Kontaktlinse nach Faktoren zu suchen, die Hinweise auf ein trockenes Auge geben können. Vor allem die Frage nach Einnahme von Medikamenten, insbesondere von Hormonen, Psychopharmaka etc. sowie bei Schilddrüsenstörungen, Diabetes mellitus oder rheumatischen Erkrankungen ist von besonderer Bedeutung (s. S. 234).

Weitere Ursachen für das trockene Auge beim Kontaktlinsenträger finden sich in Tabelle 2. Besonders erwähnt werden muß, daß auch Anpaßfehler einen relativen Tränenmangel nach sich ziehen können. Bei zu flacher Anpassung einer Linse führt das erhöhte Fremdkörpergefühl zu erhöhtem Tränenfluß und Mehrverbrauch. Ein zu hoher Wassergehalt des Linsenmaterials kann bei Tränenmangel das Restwasser in sich speichern bzw. binden und so zum Zusammenbruch des Hornhautmetabolismus führen.

2 Diagnostik

Bereits vor der Anpassung einer Kontaktlinse sollte sichergestellt sein, daß Qualität und Quantität des Tränenfilms für ein komplikationsloses Tragen der Linsen ausreichen. Bewährt haben sich bei der Voruntersuchung oder Kontrolle folgende Tests:
1. Schirmer-Test I
2. Schirmer-Test II
3. Tränenaufreißzeit
4. Bengalrosa-Test
5. Meniskusprobe
Zur Klärung der Frage, ob Kontaktlinsen komplikationslos getragen werden können, ist der Schirmer-Test I und II allerdings nur bedingt verwertbar. Dies gilt vor allem dann, wenn der Patient bereits schon längere Zeit Kontaktlinsen trägt. Der Grund liegt darin, daß aufgrund des Fremdkörperreizes, den jede Kontaktlinse am Auge auslöst, sowohl die Ruhe- als auch die Reizsekretion

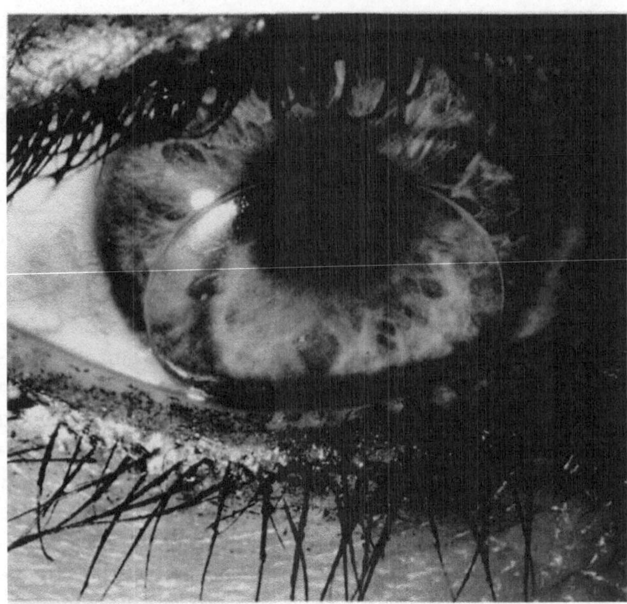

Abb. 8. Trockenes Auge beim Kontaktlinenträger. Infolge Mangels an Tränenflüssigkeit (Schirmer-Test I = 3 mm, II = 1 mm) kam es zum Austrocknen der Linse und typischer Gefäßerweiterung am Limbus in 3 und 9 Uhr

durch Störung des Regelkreises fälschlicherweise zu hoch ausfallen und damit optimale Werte vorgetäuscht werden. Auch wird nach langjährigem Kontaktlinsentragen über Änderungen der Zusammensetzung der Tränenflüssigkeit, im besonderen in ihrem Salz-, Eiweiß- und Fettgehalt berichtet (10).

Besteht der Verdacht, daß die Tränenflüssigkeit für das Tragen der Linsen nicht ausreicht, so müssen die Tests bei liegender Linse am Auge wiederholt werden. Für den Schirmer-Test I und II sollte dann nur ein farbloses Papier genommen werden, um die Linsen nicht durch den in einigen Teststreifen enthaltenen Farbstoff zu verfärben. Werden jetzt beim Träger harter Linsen im Schirmer-Test II Werte von weniger als 4 mm und bei weichen Linsen von weniger als 6 mm erreicht, so ist langfristig mit Komplikationen und Störungen der Verträglichkeit zu rechnen (Abb. 8). Tabelle 3 gibt einen Überblick über die verschiedenen Materialien und ihren Bedarf an Tränenflüssigkeit.

Noch viel wichtiger als der Schirmer-Test ist die Prüfung der Tränenaufreißzeit über der Kontaktlinsenoberfläche. Sie darf, wie vor der unbedeckten Hornhaut, nicht weniger als 10 s betragen und ist erfahrungsgemäß an der Linsenoberfläche gemessen immer etwas geringer als an der Hornhaut selbst. Dies liegt daran, daß die meisten Kontaktlinsenoberflächen wegen ihrer Materialbeschaffenheit nicht die gleiche Hydrophilität bzw. denselben Kontaktwinkel aufweisen wie das Hornhautepithel selbst (Tabelle 3).

Auch der Bengalrosa-Test ist für die Beurteilung des trockenen Auges beim Kontaktlinsenträger wertvoll. Überall dort, wo eine Linse mechanisch irri-

Tabelle 3. Kontaktwinkel für verschiedene Kontaktlinsenkunststoffe
(physiologische Kochsalzlösung)

Material	Kontaktwinkel
Polymethylmethacrylat	58°
Celluloseacetobutyrat	37°
Fluorsilikonacrylat	25°
Silikon	82°
Paraperm	41°
Etafilcon	20°
Polycon	35°
Polymacon	25°
Anduran	39°

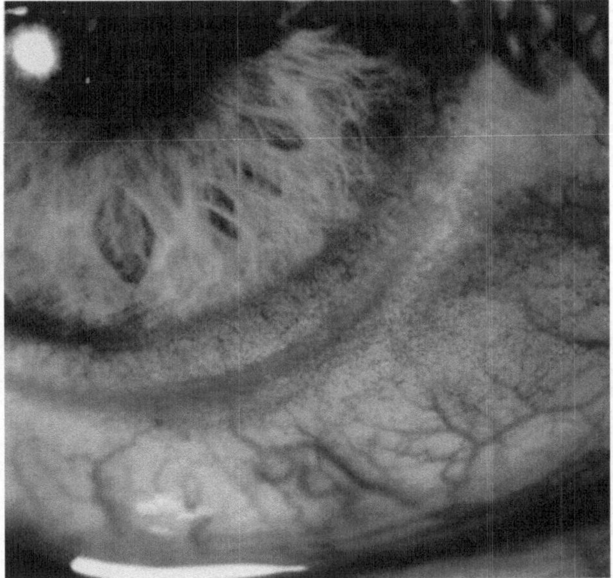

Abb. 9. Bengalrosa-Test. Obwohl der Tränenmeniskus 0,2 mm beträgt, kam es infolge Austrocknens der Linse am Arbeitsplatz zum erhöhten Fremdkörpergefühl. Limbusparallel zeigten sich zwischen 4 und 7 Uhr Scheuerspuren

tiert oder ausgetrocknete Areale auftreten läßt, kommt es zur Anfärbung (Abb. 9). Typisch sind Scheuerspuren und Gefäßerweiterungen am Limbus in 3.00- und 9.00-h-Stellung beim Träger harter Linsen, wenn diese nicht ausreichend benetzt werden. Der Bengalrosa-Test sollte übrigens immer erst am Ende der täglichen Tragezeit vorgenommen werden, hier hat sich seine Aussagekraft als am besten erwiesen. Dort, wo die Linse infolge Austrocknen oder Fehlanpassung am Auge gescheuert hat, zeigen sich anfärbbare Defekte. Eine zusätzliche Kombination des Farbstoffs mit Fluoreszein läßt gleichzeitig feine Erosionen der Hornhaut erkennen, wobei wegen des Risikos der Farbanreicherung in weichen Linsen diese vor dem kombinierten Test immer vom Auge entfernt werden müssen. Das hochmolekulare Fluorexon, der einzige Farbstoff, der in weichen Linsen nicht abgespeichert wird, ist für diesen Test aufgrund seiner geringen Farbintensität nicht geeignet.

Auch aus den anamnestischen Angaben des Patienten kann man auf eine Benetzungsstörung der Kontaktlinse schließen. Oft wird über Sehstörungen geklagt, die auf einen Muzinmangel hinweisen. So berichten Patienten gelegentlich, daß sie nach Öffnen des Lides zwar für einige Sekunden – entsprechend der reduzierten Tränenaufreißzeit – einen guten Visus haben, dann aber das Bild plötzlich verschwimmt, bis der nächste Lidschlag getätigt wird. Dieses Benetzungsproblem, das sich an der Spaltlampe leicht erkennen läßt, muß allerdings nicht immer durch einen Muzinmangel bedingt sein. Als ein weiterer Grund finden sich gelegentlich Ablagerungen auf der Linsenoberfläche wie beispielsweise Lipide oder denaturierte Proteine, die eine Auflagerung von Muzin als Zwischenträger zur Verbesserung der Linsenbenetzbarkeit verhindern.

Beruhen die Störungen primär auf einem Wassermangel, so trocknen die Linsen aus (Abb. 10). Der Patient klagt dann über Reiben der Linse und unangenehme Blendungserscheinungen. Wiederholtes Austrocknen weicher Linsen führt zur vorzeitigen Alterung des Linsenmaterials, langfristig zur Verformung, zu Rissen und höheren Bruchquoten. Periodisch auftretende Änderungen im Hydratationsgehalt des Linsenkunststoffs führen zu Schwankungen der

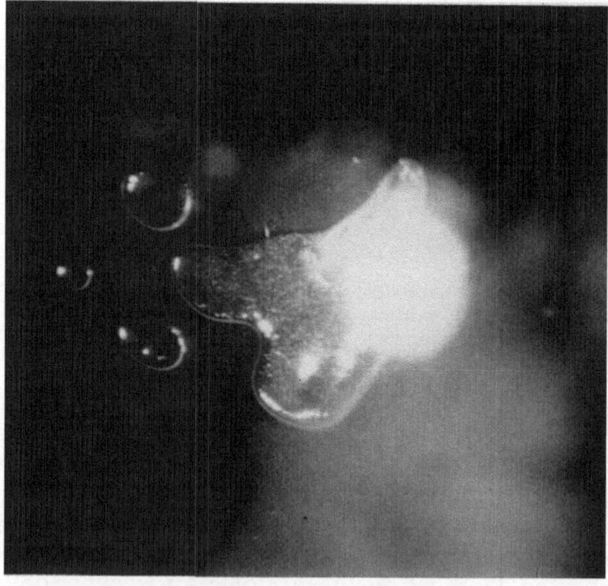

Abb. 10. Trockene Areale (200fache Vergrößerung) auf weicher, hoch hydrophiler Kontaktlinse bei Tränenmangel (Schirmer-Test 2 mm, Aphakielinse, Wassergehalt 60%). Mittels regelmäßiger Gabe einer Tränenflüssigkeit konnte der Patient seine Kontaktlinsen beschwerdefrei tragen

Linsenbrechkraft, was bei einer höhergradigen Myopie, Hyperopie oder Aphakie zum Problem werden kann. Auch versteilt sich der Rückflächenradius infolge des Austrocknens bei den meisten Kunststoffen, was ebenfalls Sehstörungen sowie Abnahme der Linsenbeweglichkeit zur Folge hat. Ist gleichzeitig auch der Lidschluß mangelhaft, trocknen die Linsen im Bereich der Lidspalte bandförmig aus, es entsteht eine Linsentorizität in horizontaler Achslage. Diese Symptome lassen sich leicht durch Überrefraktionen bzw. Kontrolle der Linsenparameter abklären.

3 Therapie des trockenen Auges beim Kontaktlinsenträger

Die Therapie des trockenen Auges beim Kontaktlinsenträger erfolgt nach den gleichen Anleitungen bzw. Richtlinien wie für einen Patienten, der keine Linsen trägt. Wichtig ist dabei die Differenzierung, ob primär eine Wasser- oder Muzinstörung oder beides vorliegt, um zu wissen, womit substituiert werden muß. Am einfachsten läßt sich — ex juvantibus — durch die probeweise Applikation einer künstlichen Tränenflüssigkeit nachweisen, ob die vom Patienten geschilderten Symptome therapierbar sind. Ist dies der Fall, so empfiehlt sich die sporadische oder regelmäßige Gabe von benetzenden oder befeuchtenden Augentropfen, die Dosierung richtet sich nach individuellen Bedürfnissen, Linsenmaterial und -typ sowie den Umweltfaktoren. Wie beim Patienten ohne Kontaktlinse kommt bei der Wahl des Tränenersatzmittels dem zugefügten Konservierungsmittel eine besondere Bedeutung zu. So ist z.B. Benzalkoniumchlorid als Konservans bei weichen Linsen infolge seiner Anreicherung im Linsenmaterial kontraindiziert.

Das Risiko einer Anreicherung von Konservierungsmitteln ist bei harten Linsen aufgrund des geringen Wassergehalts geringer, wobei jedoch die meisten neuentwickelten, hochgasdurchlässigen Linsenkunststoffe eine gewisse Speicherkapazität für Konservantien aufweisen. Solange weitergehende Untersuchungen fehlen, sollte generell auf Konservierungsmittel in künstlicher Tränenflüssigkeit beim Kontaktlinsenträger verzichtet werden.

In Tabelle 4 finden sich ein Überblick über die derzeit beim Kontaktlinsenträger gebräuchlichen Tränenersatzmittel und Anwendungsvorschläge. Zu berücksichtigen ist ihr Kontaktwinkel auf den verschiedenen Linsenoberflächen. Die meisten handelsüblichen Präparate können täglich mehrfach appliziert werden, wobei es sich empfiehlt, dem Patienten anzuraten, jeweils bei Auftreten von Störungen oder erhöhtem Fremdkörpergefühl, Abnahme des Visus oder Anstieg der Blendung 1—2 Tropfen ins Auge zu geben.

Zu berücksichtigen ist dabei das Phänomen, daß jede übertriebene Gabe einer künstlichen Tränenflüssigkeit die körpereigene Tränenstimulation hemmt und so der physiologische Regelkreis der Tränensekretion weiter gestört wird. Qualität und Quantität der körpereigenen Tränenflüssigkeit lassen rasch nach. Die langfristige Gabe einer künstlichen Tränenflüssigkeit beim Kontaktlinsenträger muß deshalb sehr sorgfältig bedacht werden. Ist für das

Tabelle 4. Künstliche Tränenflüssigkeit für die Anwendungen beim Kontaktlinsenträger

Bezeichnung	Harte KL	Weiche KL
Adapettes	×	×
Adapt	×	
Amilis	×	
Comfort Drops	×	
Contafilm	×	×
Contactol	×	
Contactosol	×	
Hy Flow	×	
Lens Fresh	×	×
Lensine	×	
Liquifilm	×	
Mirasoft	×	×
Proculens	×	
Protagent SE	×	×
Transol	×	
Vidisept	×	
Vidisept N	×	
Vistofilm	×	

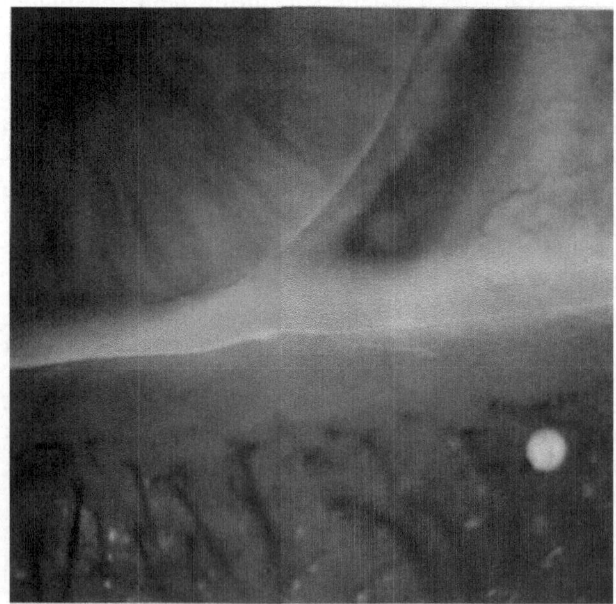

Abb. 11. Tränenmeniskus bei Patient mit trockenem Auge nach Einsetzen des Punctum-Plugs nach Freeman. Infolge Anstiegs des Tränenflüssigkeitsmeniskus am unteren Lidrand konnten die Linsen wieder beschwerdefrei getragen werden

erfolgreiche Tragen einer Kontaktlinse die regelmäßige Gabe einer Tränenflüssigkeit unvermeidlich, so sollte, wenn keine medizinische Indikation für
das Tragen einer Kontaktlinse vorliegt, auf diese besser verzichtet werden.
Allenfalls z.B. während einer vorübergehenden Behandlung mit Hormonen,
Antibiotika oder anderen die Tränensekretion beeinflussenden Präparaten
sollte eine Substitutionsbehandlung versucht werden. Das gleiche gilt auch in
der Schwangerschaft oder Stillphase, wo Kontaktlinsen oft infolge schnelleren
Austrocknens der präkornealen Tränenflüssigkeit schlechter vertragen werden. Gelingt es in diesen Fällen nicht, mit einer künstlichen Tränenflüssigkeit
die Beschwerden zu vermeiden, so sollte zumindest vorübergehend vom Tragen der Linsen abgeraten werden.

Eine weitere Methode (11) besteht darin, das trockene Auge des Kontakt-
linsenträgers mit dem Punctum-Plug nach Freeman (Abb. 11) oder dem Flow-
Controller (Abb. 12) zu therapieren. Während das Punctum-Plug den vollständigen temporären Verschluß des unteren und im Bedarfsfall auch des oberen
Tränenpünktchens ermöglicht, kann mit dem Flow-Controller ein zu rascher
Abfluß der Tränenflüssigkeit vermindert werden. In beiden Fällen läßt sich
der therapeutische Nutzen leicht durch die Höhe des Tränenmeniskus am
Unterlid bei liegender Kontaktlinse kontrollieren, weniger als 1 mm sind für
ein beschwerdefreies Linsentragen unzureichend. Sowohl das Punctum-Plug
sowie der Flow-Controller sollten jedoch nur bei den Patienten eingesetzt werden, bei denen die Linse medizinisch indiziert und infolge einer Tränensekre-

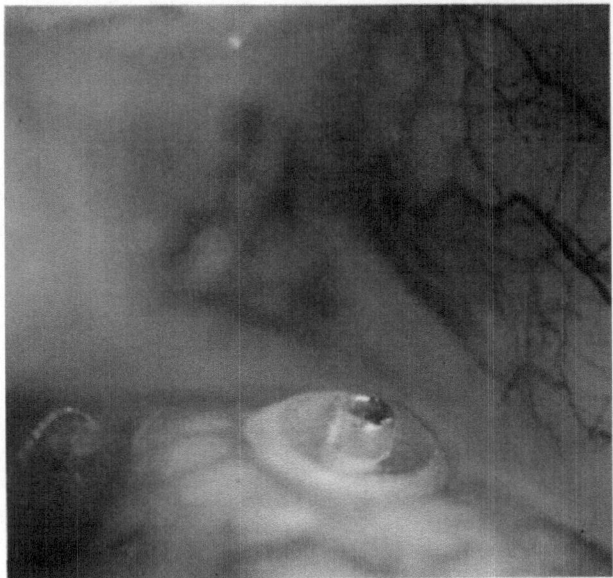

Abb. 12. Flow-Controller nach MacKeen und Roth. Durch Einsetzen eines kleinen Silikon-
Tränenstöpselchens mit verschiedenen Durchmessern ins untere Tränenpünktchen läßt
sich der Tränenabfluß gelegentlich mindern und ein Patient, der Kontaktlinsen tragen muß,
trotz Mangel an Tränenflüssigkeit erfolgreich therapieren

tionsstörung nicht komplikationslos getragen werden kann. Auch müssen
regelmäßige augenärztliche Kontrollen gewährleistet sein.

3.1 Therapie des trockenen Auges mit Hilfe von Kontaktlinsen

Kontaktlinsen können nicht nur zur Verbesserung der Sehfunktion, sondern
auch zur Behandlung chronischer oder rezidivierender Augenerkrankungen
eingesetzt werden. So zählt zu dem Indikationsgebiet auch der extreme oder
absolute Tränenmangel, der mit anderen konservativen Methoden nur unbefriedigend therapierbar ist und meist über Infektionen und Stoffwechselstö-
rungen der Hornhaut bis zum Verlust des Auges führt.

Das therapeutische System besteht darin, eine weiche, hydrophile oder eine
Kollagenlinse (12) mit einem Gesamtdurchmesser von mehr als 13 mm als
durchsichtigen Verband und Wasserspeicher anzupassen. Mit diesen Linsen
lassen sich die vorderen Augenabschnitte vor dem Austrocknen schützen,
sofern eine regelmäßige zusätzliche Gabe einer künstlichen Tränenflüssigkeit
erfolgt. Heute werden hierzu in der Regel weiche Kontaktlinsen mit einem
Wassergehalt von 40−80% gewählt, das Material besteht in der Regel aus
Polyhydroxymethacrylat (HEMA) oder einem Kopolymer. Auch Fluorsili-
koncarbonate werden in letzter Zeit vermehrt empfohlen.

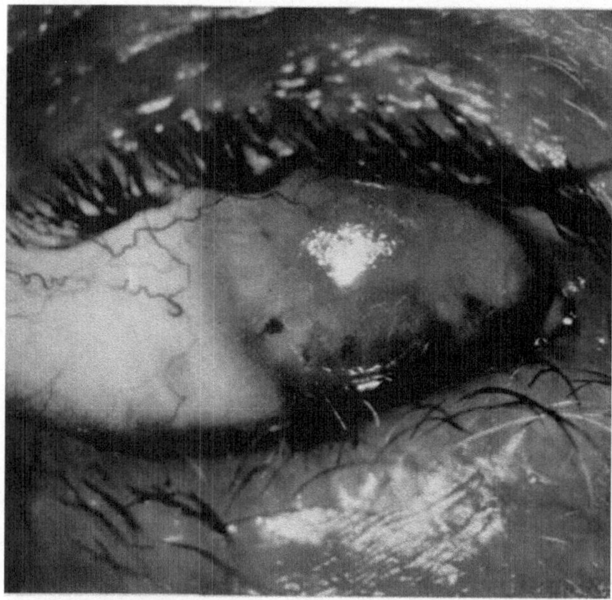

Abb. 13. Therapie des trockenen Auges mit hydrophilen Bandagelinsen. Infolge Zerstörung der Tränendrüse kam es zum Austrocknen des Auges, wiederholtem Auftreten von
Keratitiden mit nachfolgenden Hornhautnarben und Vaskularisation. Nach Anpassung
einer hydrophilen weichen Kontaktlinse mit einem Wassergehalt von 56% und zweistündli-
cher Gabe von Lens Fresh kam das Krankheitsbild zum Stillstand

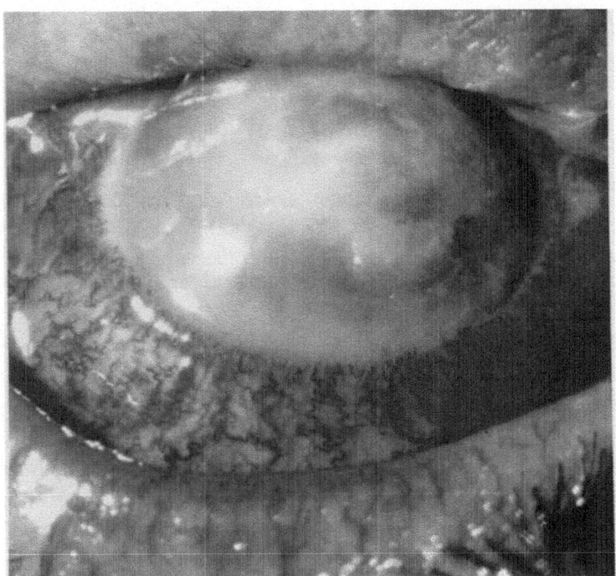

Abb. 14. Hornhautulkus nach Tragen einer weichen Kontaktlinse

Hydrophile Linsen wirken als Wasserspeicher (Abb. 13), der bei einer künstlichen Tränenflüssigkeit, die jedoch nicht allein aus Wasser und Schleimstoffen bestehen, sondern eher einer Nährlösung nahekommen sollte, das Auge benetzt. Dabei muß die Tropffrequenz unbedingt eingehalten werden, da bei einem Austrocknen der Linse ein Aufkleben auf die Hornhaut droht, was zum Tight-Lens-Syndrom oder Hornhautulkus führen kann. In diesem Fall darf die Linse nicht vom Auge entfernt werden, bevor sie durch die sofortige Gabe einer künstlichen Tränenflüssigkeit oder noch besser einer Pufferlösung 5mal 5 Tropfen im Abstand von 5 min wieder durchfeuchtet ist. Jeder Versuch, die Linse vorher zu entfernen, führt zu großflächigen Läsionen im Hornhautepithel, das dann an der Linseninnenfläche haftet.

Hieraus geht hervor, daß Kontaktlinsen beim trockenen Auge nur selten als Therapeutika in Frage kommen. Das „Ob" und „Wie" dieses Therapieverfahrens muß umsichtig abgeklärt werden und gehört in die Hand des Spezialisten.

3.1.1 Therapeutisches Vorgehen

Betragen die Werte des Schirmer-Tests II mehr als 2 mm bzw. der Benetzungszeit mehr als 4 s, so kann durchaus der Versuch unternommen werden, das trockene Auge mit einer weichen Kontaktlinse zu therapieren. Besonders erfolgversprechend ist die Therapie vor allem dann, wenn Störungen der Lidfunktion wie beispielsweise ein Ek- oder Entropium, narbige Veränderungen der Lidränder oder ein Lagophthalmus die Situation erschweren.

Der Erfolg einer Behandlung des trockenen Auges mit weichen, hydrophilen Kontaktlinsen hängt in erster Linie von der Wahl des Linsenmaterials, ins-

Tabelle 5. Kontraindikationen für den Einsatz von Kontaktlinsen oder Kollagen-Shields beim trockenen Auge

1) Akute und chronische Infektionen
2) Technische Anpaßhindernisse (Mikrokornea, Makrokornea, Keratokonus etc.)
3) Schirmer-Test I und II unter 2 mm
4) Benetzungszeit unter 2 s
5) Mangelhafte Mitarbeit des Patienten

besondere seinem Wassergehalt, der Anpaßtechnik sowie der Zusammensetzung der addierten künstlichen Tränenflüssigkeit ab.

Auch müssen vor Anpassung der Kontaktlinsen mögliche Kontraindikationen ausgeschlossen werden, sie sind in Tabelle 5 aufgelistet. Hierbei handelt es sich in erster Linie um akute und chronische Infektionen. Da in 85% aller therapeutischen Ansätze die Therapie wegen einer Infektion abgebrochen werden mußte, ist es empfehlenswert, einen Abstrich zur mikrobiologischen Untersuchung zu entnehmen und bis zur Probeanpassung dessen Ergebnis abzuwarten. Finden sich pathogene Keime, so ist eine zweiwöchige Vorbehandlung mit Antibiotika sowie ein anschließender Kontrollabstrich erforderlich. Auch die relativen Kontraindikationen entsprechen denen einer weichen Linse: Es handelt sich dabei um Fehlbildungen im Bereich der vorderen Augenabschnitte oder andere Veränderungen, die eine Stabilisierung der Linse vor der Hornhaut verhindern. Sie sind im Zweifelsfall im Rahmen einer Probeanpassung leicht zu diagnostizieren bzw. auszuschließen. Des weiteren muß gewährleistet sein, daß der Patient Verständnis für diese Therapie aufbringt und zu den regelmäßig notwendigen Kontrolluntersuchungen erscheint.

3.1.2 Anpaßtechnik

Die Wahl der Linsenparameter richtet sich nach den Richtlinien für die Anpassung wie für jede andere weiche hydrophile Kontaktlinse. Ihr Durchmesser sollte jedoch nicht unter 13,5 mm betragen um zu verhindern, daß die paralimbalen Sulkusgefäße durch die Linsenränder komprimiert werden und dadurch zum einen die Tränenzirkulation vor der Hornhaut beeinträchtigt, zum anderen die metabolische Situation der Kornea beim trockenen Auge noch weiter verschlechtert wird. Der Rückflächenradius ($r_{2/0}$) sollte so gewählt werden, daß die Linsenbeweglichkeit beim Lidschlag bzw. Lidschluß nicht weniger als 0,8 und nicht mehr als 1,2 mm beträgt. Hierdurch wird gewährleistet, daß der Tränenfilm unter der Linse regelmäßig ausgetauscht werden kann. Eine zu steile Anpassung führt in der Regel zum Tight-Lens-Syndrom und damit zur Gefahr eines irreversiblen metabolischen Hornhautschadens. Eine zu flache Anpassung bzw. zu hohe Linsenbeweglichkeit bei Lidschlag und Blickbewegung verursacht auf Dauer eine mechanische Läsion des Hornhautepithels. Auch fallen Linsen bei zu hoher Beweglichkeit leichter vom Auge. Die besten Anpaßergebnisse werden erfahrungsgemäß beim trockenen Auge mit Linsendurchmessern zwischen 14,0 und 15,0 mm bei einer Basiskurve von 8,8−9,2 mm erzielt. Bewährt hatte sich dabei, den zentralen Hornhautvorderflächenradius (K-Wert) zu bestimmen und für den Rückflächenradius $r_{2/0}$ einen Wert anzunehmen, der um 1,0−1,2 mm höher liegt. Gelingt es allerdings mittels Keratometrie aufgrund eines irregulären Astigmatismus oder von Hornhautnarben nicht, die Vorderfläche exakt zu vermessen, so hat es sich vor allem bei einseitigen Störungen bewährt, die Meßwerte des Partnerauges heranzuziehen, die in etwa 80% mit dem zweiten, erkrankten Auge übereinstimmen. Im Zweifelsfall ist immer eine Probeanpassung notwendig (13).

Die Linsenbrechkraft richtet sich nach den individuellen Gegebenheiten. Während nur wenige für den therapeutischen Einsatz geeignete weiche Kontaktlinsen mit anderen Werten als plan zur Verfügung stehen, können vor allem die Disposable-Lens-Systeme mit Brechwerten zwischen +4,0 und − 8,0 angepaßt werden, um gleichzeitig eine Fehlsichtigkeit auszugleichen. Bei der Aphakie wird dies zum Problem, obwohl gerade beim älteren Patienten nach Staroperationen das trockene Auge häufiger auftritt. In diesen Fällen ist es empfehlenswert, solange noch keine Disposable-Linse zur Verfügung steht, ein Linsenmaterial zu wählen, dessen Wassergehalt − sofern die Linse Tag und Nacht ohne Unterbrechung getragen werden soll − zwischen 60 und 80% beträgt. Ansonsten besteht das Risiko eines Over-Wear- oder Tight-Lens-Syndroms (14).

3.1.3 Anpaßvorgang

Die Anpassung einer weichen, hydrophilen Linse zur Behandlung des trockenen Auges sollte möglichst am frühen Morgen erfolgen, um nach 20 min, 2 h sowie 8 h Tragezeit ihre Benetzbarkeit und Beweglichkeit kontrollieren zu können. Letzteres ist notwendig, da es sich gezeigt hat, daß die Linsenbeweglichkeit beim trockenen Auge mit zunehmender Tragezeit abnimmt und daher erst nach mehreren Stunden bis Tagen endgültig entschieden werden kann, ob das System ohne Gefahr für das Auge getragen werden kann. Zeigt sich nach 8−12 h Tragezeit sowie bei den Folgekontrollen kein Festsitzen der Linse, so kann diese, sofern medizinisch indiziert bzw. vom v.T.-Typ, auch über Nacht am Auge verbleiben. In diesem Fall ist es jedoch erforderlich, ihre Beweglichkeit, Transparenz und Durchfeuchtung in kürzeren Abständen zu kontrollieren.

3.1.4 Tragezeiten

Die Tragezeit aller Therapielinsen ist begrenzt. Sie beträgt in der Regel nicht mehr als 14−18 h täglich. Lediglich die v.T.-Linsen dürfen auch über Nacht am Auge verbleiben, es sollte jedoch nach der augenblicklichen Auffassung (15) keine Linse mehr als 7 Tage ohne Unterbrechung am Auge verbleiben. Mindestens 1mal pro Woche muß die Linse vom Auge entfernt, gereinigt und in einer geeigneten, konservierungsmittelfreien Lösung desinfiziert werden. Währenddessen sollte über Nacht eine Tragepause eingelegt werden, sofern nicht medizinische Gründe dagegensprechen, dies ist z.B. bei drohenden Epithelschäden der Fall. Wird mit einem Disposable-Lens-System gearbeitet −

was sich vor allem aus wirtschaftlichen Gründen bewährt hat – so sollten die Linsen nicht gereinigt und desinfiziert, sondern besser jeweils nach 7 Tagen durch neue ersetzt werden.

3.1.5 Medikamentengabe

Nur in Ausnahmefällen ist die weiche, hydrophile Linse ohne weitere Medikation geeignet, einen Tränenmangel befriedigend zu therapieren bzw. die Hornhaut vor Austrocknung zu schützen. In der Regel muß eine künstliche Tränenflüssigkeit addiert werden. Hierbei ist zu beachten, daß sich alle Konservierungsmittel entweder an weiche Linsen anlagern oder sich in ihnen anreichern können und vor allem bei längerfristiger Gabe zu toxischen Keratopathien (16) führen. Empfehlenswert ist daher die Substitution mit einem konservierungsmittelfreien Tränenersatz. Die Tropffrequenz richtet sich nach der Ausgangssituation. Aufgrund eigener Untersuchungen (17) ist nur selten eine Applikation von mehr als einem Tropfen pro Stunde erforderlich, bewährt hat sich eine durchschnittlich 5malige tägliche Gabe der Substanz, wobei je nach Beschwerden, individueller Ausgangssituation sowie der addierten Tränenflüssigkeit häufigere wie auch seltenere Applikationen möglich sind.

Ölige, hoch visköse Tränenersatzmittel oder Augensalben sind in Kombination mit weichen Linsen zur Behandlung des trockenen Auges generell kontraindiziert. Sie setzen die Linsenbeweglichkeit herab, führen zum Verkleben mit dem Hornhautepithel und damit rasch zum Tight-Lens-Syndrom.

3.1.6 Komplikationen

Die häufigste Komplikation beim Tragen einer therapeutischen Weichlinse zur Behandlung des trockenen Auges sind Infektionen, vor allem mit den Problemkeimen Pseudomonas, Hämophilus influenzae, Staphylokokkus und Pneumokokkus (18). Dabei handelt es sich in der Regel um Handhabungs- und Tragefehler, denn das Risiko einer Infektion steigt mit zunehmender ununterbrochener Tragezeit. So wird gelegentlich eine prophylaktische Gabe von antibiotischen Augentropfen empfohlen, sie muß jedoch aufgrund des Risikos toxischer Reaktionen durch die Anreicherung und Potenzierung der Substanz im Linsenmaterial vor allem bei längerfristigem Tragen abgelehnt werden.

Auffallend ist, daß auch die Anzahl der Infektionen von der Menge der Tränenflüssigkeit selbst abhängt, je schlechter die Werte im Schirmer-II- und Benetzungstest sind, desto häufiger kommt es zu bakteriell und pilzbedingten Infektionen der Bindehaut und Hornhaut. Auch gerade aus diesem Grund sind beim Einsatz von Kontaktlinsen zur Behandlung des trockenen Auges wesentlich häufigere augenärztliche Kontrollen notwendig als bei dem Patienten, der aus optischen Gründen Kontaktlinsen trägt.

3.1.7 Flow-Controller, Punctum-Plug

Außer einer künstlichen Tränenflüssigkeit kann in Verbindung mit weichen Linsen ohne Probleme ein Punctum-Plug nach Freeman bzw. Flow-Controller nach MacKeen und Roth in das untere oder auch beide Tränenpünktchen eingesetzt werden um die Beschwerden des Patienten zu mildern. Die Methode hat sich vor allem bei zu raschem oder unkontrolliertem Abfluß der Tränenflüssigkeit bewährt.

3.1.8 Kollagen-Shields

Anstelle von weichen, hydrophilen Kontaktlinsen werden in der letzten Zeit auch vermehrt Kollagen-Shields in Kontaktlinsenform zur Versorgung des trockenen Auges angepaßt. Von Vorteil ist ihre einfache Handhabung, auch können sie generell nur einmal verwendet werden. Bewährt haben sich vor allem die Bio-Cor-24-HR-Shields von Bausch & Lomb. Gefertigt werden sie aus Skleragewebe des Schweins, einem Kollagen des Typs I mit geringen Mischungen des Typs III. Der Durchmesser beträgt 14,5 mm, die Basiskurve 9 mm. Sie sind zwischen 12 und 71 μ dick.

Das Einsetzen erfolgt wie bei einer Kontaktlinse, die Haltbarkeit beträgt, da sich die Linsen auflösen, in der Regel nur 24 h, so daß sich ihr Einsatz nur für kurzfristige Behandlungsdauer lohnt.

Obwohl diese Behandlungsmethode noch nicht zur Routine gehört, ist zu erwarten, daß Kollagen-Shields in den nächsten Jahren durch preisgünstigere Herstellung eine Alternative zur weichen Therapielinse darstellen.

Literatur

1. Roth HW, Roth-Wittig M (1980) Contactlenses. Harper & Row, Hagerstone
2. Roth HW (1986) Das Tight-Lens-Syndrom: weitere Untersuchungen zur Ätiologie und Pathogenese. Contactologia 8:49−52
3. Holly FJ (1978) On the wetting and drying of epithelial surfaces. Academic Press, San Francisco, pp 439−450
4. Thomas CI (1955) The cornea. Thomas, Springfield
5. Neuhann Th, Blassmann K, Roth HW (1978) Pilzwachstum auf weichen Linsen. Klin Monatsbl Augenheilkd 173:648−653
6. Roth HW (1990) Zur Ätiologie und Pathogenese des Hornhautulkus beim Kontaktlinsenträger. Contactologia 12:110−114
7. Allansmith MR, Korb DR, Greiner JV (1977) Giant papillary conjunctivitis in contact lens wearers. Am J Ophthalmol 83:697−708
8. Meisler DM, Krachmer JH, Goeken JA (1981) An immunopathologic study of giant papillary conjunctivitis associated with an ocular prothesis. Am J Ophthalmol 92:368−371
9. Wechsler S (1989) Disposable contact lenses. In: Weinstock FJ (ed) Contact lenses. Lippincott, Philadelphia
10. Farris RL (1986) Tear osmolarity in contact lens wearers. In: Holly FJ (ed) The preocular tear film. Lubbock, Texas
11. Freeman JM (1975) The punctum plug: Evaluation of a new treatment for the dry eye. Trans Am Acad Ophthalmol Otolaryngol 79:874−876
12. Pillunat LE, Marquardt R (1989) Klinische Erfahrungen mit einer therapeutischen Kollagenkontaktschale. Fortschr Ophthalmol 86:192−194
13. Marquardt R, Roth HW (1975) Weiche Kontaktlinsen, Indikation, Verträglichkeit. Bücherei des Augenarztes 66:95−105

14. Roth HW (1991) Complications wearing contactlenses, an overview. CLAO J (in press)
15. Roth HW (1990) Kontaktlinsen für Einmalgebrauch, Indikation, Verträglichkeit. Contactologia 12:173−177
16. Krieglstein GK (1981) Konservierungsstoffe in ophthalmologischen Arzneimitteln. Z Prakt Augenheilkd 2:59−70
17. Roth HW (1990) Zur Therapie des trockenen Auges mit einer künstlichen Tränenflüssigkeit. Der Augenspiegel 11/90:44−51
18. Wilson LA, Schlitzer L, Ahearn G (1981) Pseudomonas corneal ulcers associated with soft contact lens wear. Am J Ophthalmol 92:546−554

Sachverzeichnis